제발 잠 좀 잡시다!
수면 처방전 123

기적의 수면법

스가와라 요헤이 지음 | 허슬기 옮김

길벗

서 문

저는 재활 치료를 전문으로 하는 작업 치료사입니다. 일본에 있는 클리닉에서 수면 외래를 담당하는 동시에 기업을 대상으로 사원들의 수면 리듬을 조절해 생산성을 향상시키고 사고를 방지하는 활동을 하고 있어요.

클리닉이나 기업 연수에서 다양한 상담과 질문을 받습니다. 그 내용은 일상에서 생길 법한 사소한 의문부터 몇 년 동안 고민해온 것까지 무척 다양합니다. 저는 지금까지 상담을 통해 수면 문제에 대해 의학적인 시각으로 답변하며 해결책을 제시해왔습니다.

그 해결책과 해결에 이르게 한 포인트를 한데 모아 정리한 것이 바로 이 책입니다. 수면 문제를 해결하려면 과학적으로 검증된 자료와 확실한 근거가 있는 방법이 필요합니다. 그러나 근거 있는 자료를 소개하는 것만으로는 수면 문제를 해결할 수 없습니다. 정보는 인터넷으로 검색하기만 하면 얼마든 얻을 수 있지만, 그 정보를 일상생활에 반영하는 것은 어렵기 때문입니다.

그래서 이 책에서는 일단 한번 해보면 몸의 변화를 확실히 체험할 수 있는 방법을 소개했습니다. 그리고 과학적 자료에 치중하기보다 실제 현장에서 활용하는 방식을 중심으로 집필했습니다.

이 책의 TIPS는 1~4페이지로 이루어져 있습니다. 앞부터 읽어나가면 수면 문제를 해결하는 데 필요한 습관을 차례대로 익힐 수 있지만, 궁금한 부분부터 확인해도 괜찮습니다. 궁금한 내용을 찾아 바로 실천할 수 있도록 구성했으니 바쁜 와중에도 틈

틈이 읽고 활용할 수 있으리라 생각합니다.

우리는 대부분 잠에 대해 배울 기회가 없었습니다. 지금까지 수면 문제에 제대로 대처하지 못한 건 우리 잘못이 아니에요. 그저 몸의 기능을 잘 몰랐기 때문입니다. 수면의 구조를 파악하면 수월하게 개선할 수 있는 문제가 꽤 많습니다. 언젠가 이 책에 수록된 내용이 상식이 되는 때가 오면, 잠 때문에 불안해하거나 초조해하는 사람이 많이 줄어들 겁니다.

이 책을 통해 수면을 '골칫거리'에서 '활용할 수 있는 도구'로 바꾸어 여러분의 하루하루를 충실하게 누리시기를 바랍니다.

스가와라 요헤이

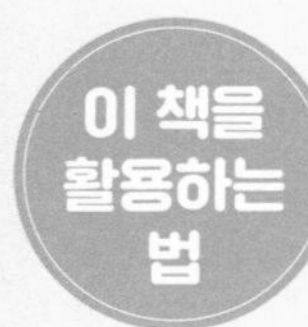

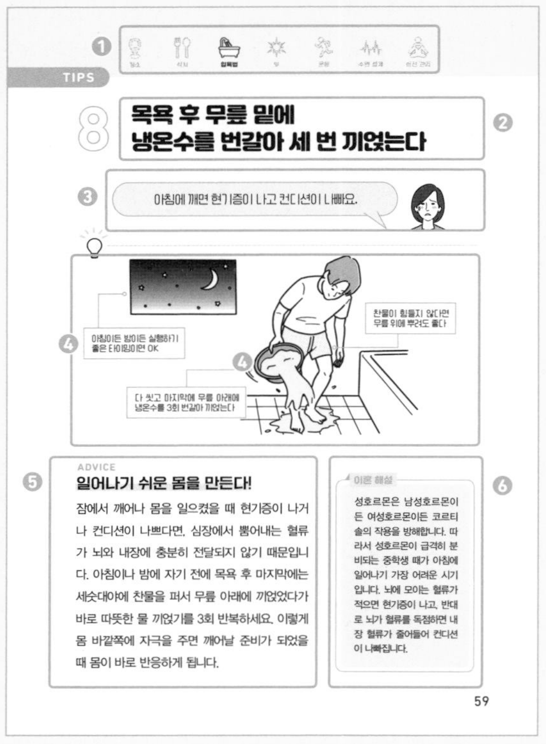
1

TIPS

8 목욕 후 무릎 밑에 냉온수를 번갈아 세 번 끼얹는다 2

3 아침에 깨면 현기증이 나고 컨디션이 나빠요.

4 아침이든 밤이든 실행하기 좋은 타이밍이면 OK

찬물이 힘들지 않다면 무릎 위에 뿌려도 좋다

4 다 씻고 마지막에 무릎 아래에 냉온수를 3회 번갈아 끼얹는다

5 ADVICE

일어나기 쉬운 몸을 만든다!

잠에서 깨어나 몸을 일으켰을 때 현기증이 나거나 컨디션이 나쁘다면, 심장에서 뿜어내는 혈류가 뇌와 내장에 충분히 전달되지 않기 때문입니다. 아침이나 밤에 자기 전에 목욕 후 마지막에는 세숫대야에 찬물을 퍼서 무릎 아래에 끼얹었다가 바로 따뜻한 물 끼얹기를 3회 반복하세요. 이렇게 몸 바깥쪽에 자극을 주면 깨어날 준비가 되었을 때 몸이 바로 반응하게 됩니다.

6 이론 해설

성호르몬은 남성호르몬이든 여성호르몬이든 코르티솔의 작용을 방해합니다. 따라서 성호르몬이 급격히 분비되는 중학생 때가 아침에 일어나기 가장 어려운 시기입니다. 뇌에 모이는 혈류가 적으면 현기증이 나고, 반대로 뇌가 혈류를 독점하면 내장 혈류가 줄어들어 컨디션이 나빠집니다.

59

❶ 아이콘

무엇에 관련된 수면 솔루션인지 한눈에 보여줍니다. '장소, 식사, 입욕법, 빛, 운동, 수면 설계, 심신 관리' 일곱 가지 아이콘으로 표시했습니다.

❷ 솔루션

고민에 대한 해결책을 한눈에 알 수 있습니다. 목차에서 본인의 문제와 상황에 따라 할 수 있는 것부터 골라 시작하면 됩니다.

❸ 고민

저자가 자주 문의받은 고민을 소개했습니다. 공감 가는 고민이라면 이 TIPS를 읽어보세요.

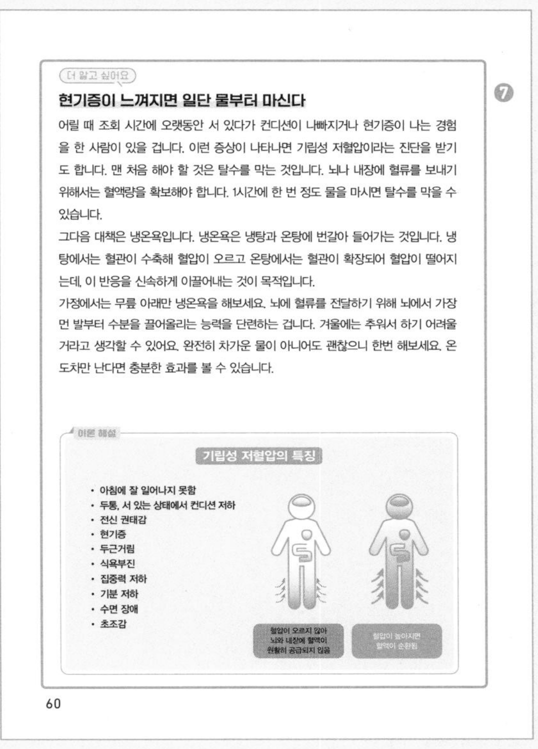

더 알고 싶어요

현기증이 느껴지면 일단 물부터 마신다

❼

어릴 때 조회 시간에 오랫동안 서 있다가 컨디션이 나빠지거나 현기증이 나는 경험을 한 사람이 있을 겁니다. 이런 증상이 나타나면 기립성 저혈압이라는 진단을 받기도 합니다. 맨 처음 해야 할 것은 탈수를 막는 것입니다. 뇌나 내장에 혈류를 보내기 위해서는 혈액량을 확보해야 합니다. 1시간에 한 번 정도 물을 마시면 탈수를 막을 수 있습니다.

그다음 대책은 냉온욕입니다. 냉온욕은 냉탕과 온탕에 번갈아 들어가는 것입니다. 냉탕에서는 혈관이 수축해 혈압이 오르고 온탕에서는 혈관이 확장되어 혈압이 떨어지는데, 이 반응을 신속하게 이끌어내는 것이 목적입니다.

가정에서는 무릎 아래만 냉온욕을 해보세요. 뇌에 혈류를 전달하기 위해 뇌에서 가장 먼 발부터 수분을 끌어올리는 능력을 단련하는 겁니다. 겨울에는 추워서 하기 어려울 거라고 생각할 수 있어요. 완전히 차가운 물이 아니어도 괜찮으니 한번 해보세요. 온도차만 난다면 충분한 효과를 볼 수 있습니다.

이론 해설

기립성 저혈압의 특징

- 아침에 잘 일어나지 못함
- 두통, 서 있는 상태에서 컨디션 저하
- 전신 권태감
- 현기증
- 두근거림
- 식욕부진
- 집중력 저하
- 기분 저하
- 수면 장애
- 초조감

60

❹ 일러스트

고민에 대한 솔루션을 일러스트로 해설해 포인트를 한눈에 알 수 있습니다.

❺ 어드바이스

해당 솔루션을 실천하면 좋은 이유와 실천할 때 주의해야 할 점 등을 자세히 설명했습니다.

❻ 이론 해설

솔루션에 관련된 연구 결과나 과학적인 이론 등의 수면 메커니즘을 설명했습니다. 해당 솔루션이 효과적인 이유를 더 쉽게 이해할 수 있습니다.

❼ 더 알고 싶어요

수면에 더 도움이 될 수 있는 내용을 심층적으로 소개했습니다. 수면과 내 몸의 기능에 대해 더 깊게 이해할 수 있어요.

CONTENTS

제2장
아침 일찍 일어날 수 있는 기상 솔루션

제3장
피곤한데 잠이 오지 않을 때 유용한 취침 솔루션

제4장
밤중에 갑자기 깨어나지 않는 숙면 솔루션

제5장
낮에 졸음이 쏟아지지 않게 하는 졸음 퇴치 솔루션

제6장
불규칙한 생활 속에서도 푹 자는 숙면 솔루션

제7장
잠자리가 바뀌어서 생기는 수면 장애를 해결하는 수면 환경 솔루션

제8장
일과 학습, 생활의 능률을 높이는 숙면 솔루션

제9장 수면을 개선하기 위한 수면 기록 사용법과 팁

인트로

우리는 왜 잠을
잘 자야 할까?

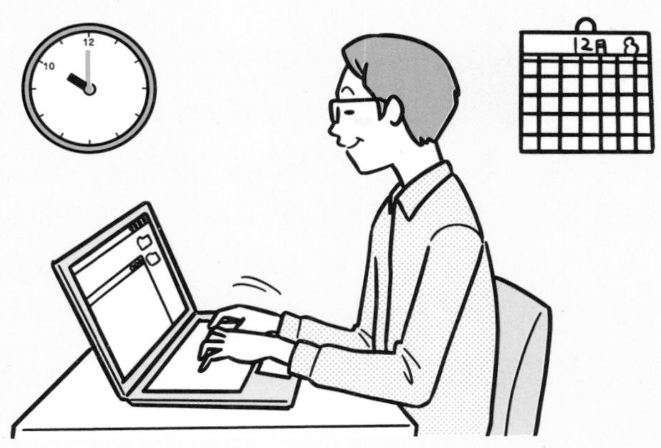

1

수면으로 치매를 예방한다

◆ 뇌의 노폐물은 치매의 원인이다

수면의 역할 중 하나는 '디톡스(detox)'입니다. 뇌는 신경 활동으로 생겨난 노폐물을 수면 중에 혈관에서 나오는 수분인 림프액을 통해 배출합니다. 그런데 수면이 부족하면 노폐물이 배출되지 않아요. 이처럼 노폐물이 배출되지 않아 쌓인 상태를 '수면 부채'라 부릅니다. 이는 치매의 원인이 될 수 있기 때문에 반드시 줄여야 합니다.

◆ 자는 동안 림프액을 통해 노폐물을 배출한다

우리가 잠을 자는 동안 뇌에서는 단백질을 정리하는 작업을 합니다. 그리고 남은 단백질은 뇌 신경세포 표면에 존재하게 되며 이는 치매의 원인 물질이기도 해요. 수면 중에 림프액을 통해 동맥에서 정맥으로 배출되는데, **수면 시간이 줄어들면 이 단백질이 배출되지 않고 뇌에 그대로 남습니다.** 이처럼 수면 부채가 치매 위험을 높인다는 사실이 보도되면서 치매 발병을 걱정하는 고령층의 외래 진료가 급증하기도 했죠.
물론 **수면 부족은 뇌를 포함한 몸 전체에 좋지 않은 영향을 미치지만, 그 전에 경계해야 할 것은 수면에 대한 과도한 불안입니다.** '잠을 제대로 자지 않으면 위험하다'고 생각하는 순간 수면 만족도가 떨어지며 불안과 스트레스가 생깁니다. 수면은 계절이나 나이에 따른 변화, 자연재해 등으로 흐트러질 수 있어요. 그렇기 때문에 우선 자신의 수면을 객관적으로 파악하고 수면을 개선하는 방법을 통해 수면 불안을 해소해보길 추천합니다.

2

수면으로 정서를 안정시킨다

◆ 수면으로 뇌를 억제한다

밤이 되면 웃음이 많이 나거나 지나치게 우울해지는 등 정서가 불안정해지는 경우가 종종 있습니다.

뇌의 전두엽은 자극에 민감하게 반응하지 않도록 억제하는 역할을 하는데 수면이 부족하면 이 역할을 수행하지 못합니다. 수면이 부족하면 뇌에서 감정을 담당하는 영역은 활성화되고, 행동을 담당하는 영역과의 결합은 저하되기 때문에 감정을 억제하는 기능이 잘 작동하지 않습니다. 그래서 지나치게 별 이유도 없이 웃거나 우울감에 빠지게 되는 거죠. 즉 뇌가 자극에 강하게 반응하는 것입니다.

수면은 여러 뇌 영역의 결합을 활성화해 자극에 민감하게 반응하지 않도록 억제하는 기능을 회복시키는 역할을 합니다. 그렇기 때문에 누적 수면량이 많아지면 정서가 안정됩니다.

◆ 수면으로 시각 영역을 제어한다

뇌는 시각 반응을 억제하는 역할도 합니다. 뇌에서는 **눈에 들어온 영상을 모두 보여주는 것이 아니라 당장 필요하지 않은 정보는 보이지 않게 합니다.** 시각 정보가 처음 들어오는 1차 시각 영역을 이후 단계의 시각 영역에서 제어하는 것입니다. 그런데 수면이 부족하면 그 이후의 시각 영역에서도 억제할 수 없어요. 자기 전에 SNS를 보고 다른 사람의 게시글에 필요 이상으로 반응하는 것도 억제가 불가능해졌다는 증거일 수 있습니다.

3

수면으로 스트레스를 해소한다

◆ 수면이 부족하면 스트레스에 쉽게 노출된다

수면이 부족한 상태에서는 사소한 소리나 말투에도 스트레스를 느낄 수 있습니다. 이것은 **뇌가 약해져 있으니 가능한 한 빨리 위험을 파악하고 회피하라**는 반응입니다.

◆ 수면으로 스트레스에 강한 뇌를 만든다

수면이 부족하면 세로토닌이 부족해집니다. 세로토닌은 급격한 자극에 놀라지 않도록 뇌를 편안하게 해주는 물질입니다. 따라서 세로토닌 양이 줄어들면 **사소한 것에도 쉽게 불쾌해지죠.**

불쾌한 자극을 학습해야 할 해마의 활동도 수면 부족으로 저하되기 때문에 자극을 피하지 못하게 됩니다. 그러면 어떤 자극에 더욱 큰 스트레스를 받는 악순환에 빠지죠.

해마의 기능이 떨어지는 것은 우울하거나 과도한 스트레스를 받는 사람의 뇌에서도 볼 수 있는 현상입니다. 수면을 충분히 취하지 못하는 것만으로 우울증이 있는 사람의 뇌 상태와 비슷해지는 것입니다.

우울한 상태나 과도한 스트레스를 피하는 것은 어려운 일이지만 수면 부족은 스스로 개선할 수 있습니다. **즉 수면을 관리할 수 있다면 스트레스를 쉽게 받지 않는 상태를 만들 수 있습니다.**

4

수면으로 행동을 개선한다

◆ 수면 습관을 개선해야 행동이 변한다

수면이 부족하면 실망이나 죄책감을 느끼게 하는 뇌 영역인 도피질의 기능이 저하됩니다. 따라서 수면이 부족한 사람은 잘못된 행동에 대해 실망이나 죄책감을 잘 느끼지 못하며 행동을 개선할 필요성도 느끼기 힘듭니다. 그래서 **수면이 부족한 사람에게 충고를 한다 해도 행동이 개선되기는 힘들다는 것이죠.** 그래서 상대의 행동을 바꾸기 위해서는 먼저 수면 습관을 개선하는 것이 중요해요.

◆ 실패에서 교훈을 얻기 위해서는 수면이 중요!

앞서 말했듯이 수면이 부족하면 실패해도 실망감을 느끼지 않기 때문에 학습 의욕이 떨어집니다. 뇌의 도피질은 몸의 여러 감각을 결합해 자기 감각(Sense of Self)을 만들어내는 역할을 합니다. 그래서 어떤 일에 대해 주체성을 느끼는 데는 충분한 수면을 취해 도피질을 활성화하는 것이 반드시 필요합니다.

만약 기업에서 정신 건강 개선을 위한 대책을 세운다면 수면을 충분히 취하는 것부터 권해보세요. 업무를 보다 원활하게 진행할 수 있을 겁니다.

숙면이라는 과제는 직원이든 사장이든, 건강한 사람이든 건강이 좋지 않은 사람이든 누구에게나 중요하죠. 수면을 개선하는 방법은 평생 적용할 수 있습니다.

수면을 개선하면 도피질의 움직임이 활발해지기 때문에 문제 행동도 개선하기 쉬울 거예요.

5

수면으로 집중력을 높인다

◆ 대화에 집중하지 못하는 것은 뇌 때문!

누군가와 대화하는 동안 상대의 사소한 행동이 신경 쓰이거나 얼굴 혹은 몸짓에 눈길이 가서 대화 내용이 기억나지 않는 것은 수면이 부족해 뇌의 집중력이 다른 곳으로 옮겨 갔기 때문입니다.

대화하는 동안 뇌는 중심 정보(화자)와 주변(청자)으로 나누어 정보를 처리합니다. 뇌가 각성할수록 집중력은 주변 정보에서 중심 정보로 향하고, 범위가 좁아집니다.

◆ 뇌의 네트워크를 바꿀 필요가 있다

시각을 사용한 정보처리에 관련된 간단한 실험을 해봅시다. **검지손가락을 세워 숫자 '1'을 만든 다음 얼굴 앞에 가져가세요. 그리고 손가락 끝에 초점을 맞춰봅시다.** 중심 정보를 받아들일 때는 정보를 얻는 중앙 경영 네트워크(Central Executive Network)를 사용합니다.

다음은 손가락 끝이 흐려지도록 주위에 초점을 맞춰봅시다. 뇌는 주변 정보를 처리하는 디폴트 모드 네트워크(Default Mode Network)를 사용합니다. 눈의 움직임에 따라 뇌의 네트워크가 전환되는 거죠. 이 영역은 멍한 상태이거나 몽상을 할 때 활발해집니다.

자는 동안에는 디폴트 모드 네트워크가 사용되어야 하는데, 수면이 부족해서 이 네트워크가 충분히 사용되지 않으면 낮 동안 사용되므로 집중력이 떨어지고 멍해지는 거예요. 따라서 **낮 동안의 수행 능력을 높이기 위해서는 상황에 따라 뇌의 네트워크를 효율적으로 전환해야 합니다.** 자는 동안 디폴트 모드 네트워크가 원활하게 움직이면 낮에 쓸 수 있도록 뇌에 있는 정보를 정리해두어 집중하기가 더 쉬워져요.

6

수면으로 학습력을 향상시킨다

◆ 뇌는 수면 중에 아이디어를 떠올린다

무언가로 고민하다가 다음 날 아침이 되면 해결되는 경험을 한 적이 있지 않나요? 아이디어는 그냥 생겨나는 것이 아닙니다. **가득 쌓인 정보가 분해되고 연결되는 과정을 거친 다음 전혀 상관없다고 생각한 곳에서 새로운 관계성이 생겨나는 것이 아이디어입니다.** 뇌는 자는 동안 이런 작업을 하죠. 그래서 어려운 문제를 다룰 때는 필요한 지식을 머리에 담아두고 잠자리에 들어보세요. 선잠을 자도 아이디어를 보다 쉽게 떠올릴 수 있을 거예요.

◆ 뇌는 자면서 복습을 한다

교재의 음원을 들으면서 자면 자는 동안 학습할 수 있다고 하지만 실제로는 반대로 **자는 동안 소리가 들려오면 낮에 학습한 것을 잊어버리기 쉽습니다.** 자는 동안 이루어지는 학습은 새로운 정보를 입력하는 것이 아니라 복습이기 때문이에요. 특히 자기 전에 사용한 부위에만 깊은 수면의 뇌파가 나타나 그 행동이 숙달되도록 복습합니다. 그러므로 **외부의 소리로 뇌를 자극하는 것은 피하는 게 좋아요.**

수면의 깊이는 뇌파의 비율로 판단할 수 있습니다. 하지만 뇌 전체에서 동일한 뇌파가 나타나는 것은 아닙니다. 깊은 수면 시 나타나는 뇌파인 델타파가 자기 전에 행동했던 부위에만 나타나기도 해요. 이것을 국소 수면(Local Sleep)이라고 합니다. 이러한 움직임은 뇌가 스스로 만들어내는 것이기에 의도적으로 조작할 수 없어요. 그저 학습한 후 깊은 수면을 취하기만 하면 되는 거죠.

7

수면을 통해 정보를 기억으로 저장한다

◆ 2단계 수면에서 기억이 저장된다

공부를 마치고 잠을 자지 않은 A군과 충분히 잔 B군이 있습니다. 여러 연구에서 잠을 충분히 잔 B군의 성적이 향상되었다는 사실이 밝혀졌습니다. 즉 수면을 통해 학습 능률이 향상된 것이죠.

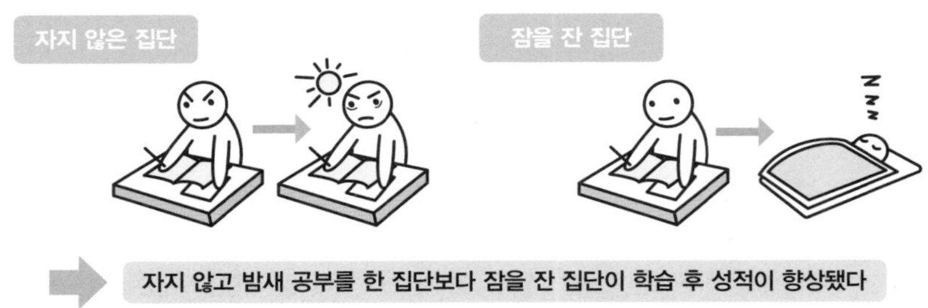

자지 않고 밤새 공부를 한 집단보다 잠을 잔 집단이 학습 후 성적이 향상됐다

수면 2단계에서는 실타래 같은 파형이 나타나는데, 이를 방추파라고 합니다. 수면 중에는 뇌에서 정보가 재편성됩니다. 특히 수면 2단계에서 나타나는 방추파는 정보의 장기 저장과 관련이 있습니다. 얕은 수면 단계지만 중요한 역할을 하는 것이죠.

학습한 것을 해마에서 먼저 단기 기억으로 저장하고, 이후 측두엽으로 보내 장기 기억으로 저장합니다. 이 작업을 하는 동안 수면 방추파가 나오는 것이죠.

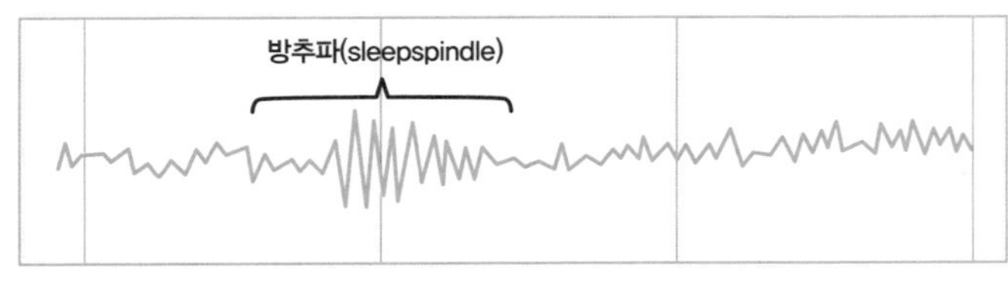

수면 2단계에서 나타나는 뇌파인 방추파는 기억의 장기 저장과 연관이 있다

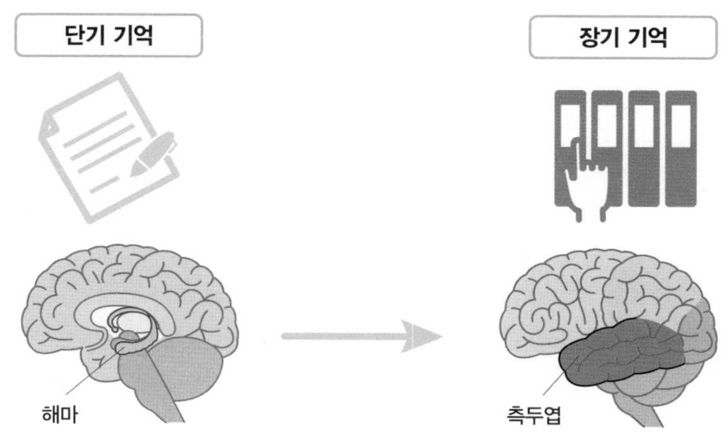

◆ 침대에서 스마트폰을 보는 것이 안 좋은 이유

방추파가 나오는 동안 뇌의 작업을 방해하는 요인이 있어요. 바로 침대 위에서 스마트폰을 보는 것입니다. 교감신경을 활발하게 하는 행동이 뇌의 움직임을 저하시키기 때문이에요.

교감신경을 자극해 수면을 취하게 되면 몸을 깨우는 호르몬인 코르티솔이 증가합니다. 이 코르티솔이 교감신경의 활동에 의해 과도하게 분비되면 기억이 저장되기 어려워요.

그리고 렘수면 비율이 늘어납니다. **렘수면은 감정에 관련된 기억을 촉진하기 때문에 학습 중 힘들었던 감정만 기억하고 학습 내용은 잊게 됩니다.**

제 1 장

숙면을 위한 기초 상식

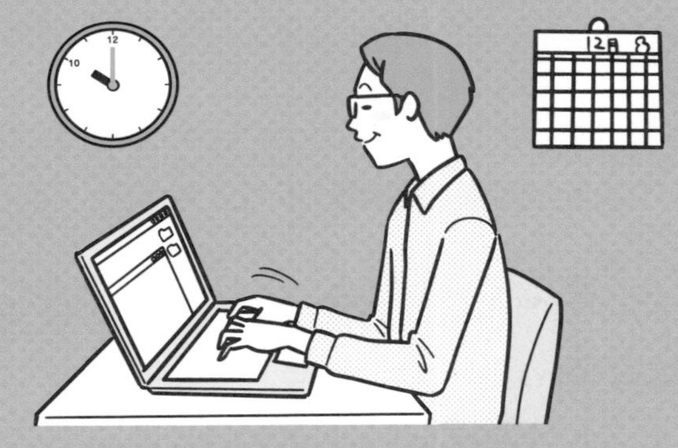

자신의 수면 상태를 알 수 있는 방법부터 질 좋은 수면의 조건 등
수면에 관련한 기본적인 지식을 소개합니다.
수면에 대해 제대로 배운 적이 없는 우리에게 꼭 필요한 정보만 골랐습니다.

1

수면 부족 자가 테스트

9개 문항 중 몇 개에 해당합니까?

- [ ] 가구 모서리에 자주 발을 찧는다
- [ ] 사탕을 깨물어 먹는다
- [ ] 컴퓨터 작업 중 머리나 얼굴을 만진다
- [ ] '어? 뭐 하려고 했더라?' 한다
- [ ] 다리를 꼬고 턱을 괸다
- [ ] 야식 먹는 걸 참을 수 없다
- [ ] 주변이 시끄러우면 집중이 안 된다
- [ ] 문장 중 같은 부분을 두 번 읽는다
- [ ] 상대방의 행동이나 말을 받아넘기지 못한다

자세한 해설은 다음 페이지

해 설

□ 가구 모서리에 자주 발을 찧는다

유독 자주 가구 모서리에 발가락을 찧을 때가 있습니다. 이는 뇌가 파악하는 **신체의 이미지와 실제 몸의 움직임에 차이가 날 때 일어나는 현상입니다.** 근육은 수집한 정보를 뇌에 전달해 지금 몸이 어떻게 움직이고 있는지 알려줍니다. 이를 고유감각이라 합니다.

수면이 부족하면 고유감각이 전해주는 정보에 무뎌집니다. 어느 정도 다리를 뻗었는지 근육이 확실하게 인지하지 못하면 뇌에 전달된 정보보다 발을 크게 내딛게 됩니다. 그런 상태이기 때문에 발을 찧게 되는 겁니다. 마찬가지로 문에 어깨가 부딪치거나, 메고 있던 가방이 걸린다거나, 부엌칼로 손을 베거나, 들고 있는 물건을 떨어뜨리는 것도 수면이 부족해 고유감각 정보를 제대로 인지하지 못할 때 일어납니다.

□ 사탕을 깨물어 먹는다

사탕을 마지막까지 녹여 먹지 않고 깨물어 먹는다면 세로토닌이 부족한 상태라 할 수 있습니다. 세로토닌은 뇌에 작용하는 신경전달물질입니다. 뇌를 각성시키는 물질 중 하나로, 자극에 갑작스럽게 반응하지 않도록 서서히 각성시키는 역할을 담당합니다.

세로토닌은 리듬감 있는 운동을 할 때 잘 분비됩니다. 자기도 모르게 볼펜을 똑딱거리거나, 다리를 떨거나, 책상을 톡톡 두드리거나, 왔다 갔다 할 때가 있습니다. 이는 뇌가 부족한 세로토닌을 보충하기 위해 몸에 움직이라고 명령하기 때문에 일어나는 현상입니다.

□ 컴퓨터 작업 중 머리나 얼굴을 만진다

컴퓨터 작업 중 머리카락이나 눈썹, 코와 입 근처를 만지지는 않나요? 혹은 넥타이나 목걸이, 귀고리를 만지는 사람도 있습니다. 이는 뇌를 각성시키는 히스타민이라는 물질이 과도하게 늘어나고 있다는 신호입니다.

수면이 부족한 상태에서 컴퓨터 작업이나 대화를 하면, 낮은 수준의 각성 상태를 급격하게 끌어올리기 위해 히스타민이 과도하게 분비됩니다. **히스타민이 지나치게 많이 분비되면 몸의 민감한 부분이 간지러워져요.**

□ '어? 뭐 하려고 했더라?' 한다

하려고 했던 일을 자주 까먹는다며 건망증을 의심해 병원을 찾는 분이 많습니다. **이럴 때는 원래 있던 자리로 돌아갔다가 오면 번뜩 생각이 날 거예요.** 실제로 잊어버린 게 아니기 때문에 건망증이 아닙니다. 그저 부주의로 인한 현상일 뿐입니다. 뇌에는 기억한 것을 일단 저장하고 그것과는 관계없는 일을 하다가, 필요할 경우에 저장해둔 기억을 떠올리는 '워킹 메모리'라는 기능이 있습니다. 이 기능 덕분에 가사나 업무 등 여러 일을 동시에 진행할 수 있습니다. 그런데 수면이 부족하면 이 기능이 저하됩니다. 그래서 자기도 모르게 실수를 자주 하고, 다른 생각을 하다가 일을 할 경우 어디부터 시작해야 할지 알아채는 데 시간이 걸리기도 합니다. 그 때문에 워킹 메모리가 제 역할을 하지 못하면 생산성이 눈에 띄게 떨어집니다.

□ 다리를 꼬고 턱을 괸다

걷는 자세를 지탱하고 중력에 대항해 힘을 쓰는 근육을 항중력근이라 부릅니다. 항중력근은 턱, 배, 엉덩이, 허벅지, 복부, 등에 있으며, 활동을 유지하고 몸을 지탱해 줍니다.

수면 부족으로 뇌의 각성 수준이 낮아지면 항중력근의 활동성이 떨어져 자세가 흐트러집니다. 이러면 앉아 있을 때 자꾸 다리를 꼬게 되고 양 발바닥을 진득하게 땅에 대고 있지 못합니다. 더불어 턱을 괴거나 앞으로 빼 등이 굽고 거북목이 됩니다. 자기도 모르게 이런 자세를 취하게 된다면 수면이 부족하다는 신호예요. 이럴 때는 눈을 감고 한 발로 서보세요. 10초도 못 넘기고 기우뚱거리다 바닥에 발을 짚는다면 수면 부족이라 판단할 수 있습니다.

□ 야식 먹는 걸 참을 수 없다

아침에 눈뜬 후 18시간 이상 계속 깨어 있으면, 특별히 작업을 하지 않더라도 뇌는 에너지 부족 상태가 됩니다. 6시에 기상했다면 한밤중인 자정 무렵에 에너지가 떨어지죠.

에너지가 부족해 활동의 한계를 넘으면 뇌는 포만감을 느끼게 하는 호르몬인 렙틴을 줄이고 식욕 촉진 호르몬인 그렐린을 늘리라는 명령을 내립니다. 그러면 배가 조금 고픈 듯한 느낌이 들거나 입이 심심해져서 단것이 당기거나 무언가가 씹고 싶어져요.

그러나 이런 현상은 뇌가 에너지 부족이라고 착각하는 것일 뿐, 실제로 배가 고픈 것은 아닙니다. 이 현상은 밤늦게까지 잠을 자지 않으면 누구에게든 일어나지만, **평소 잠을 충분히 자는 사람은 배가 조금 고픈 듯하더라도 먹지 않을 수 있습니다.**

□ 주변이 시끄러우면 집중이 안 된다

머리가 맑아 업무에 집중이 잘될 때는 주위가 시끄러워도 신경이 쓰이지 않습니다. 유독 **주위 소음이 신경 쓰인다면 수면 부족으로 뇌의 각성 수준이 저하되었다는 뜻입니다.** 뇌의 활동을 나타내는 뇌파를 살펴보면 각성하고 있을 때는 베타파(14Hz 이상)가 많이 보이지만, 수면 부족으로 뇌의 각성 수준이 저하되면 8~13Hz의 알파파가 나타납니다. 알파파가 늘어나면 청각이 예민해지고, 그 때문에 주변 소음에 과도하게 신경이 쓰이는 겁니다.

□ 문장 중 같은 부분을 두 번 읽는다

문장을 읽을 때 같은 줄을 두 번 읽거나, 타이핑을 하다가 오타를 내거나, 대화 중 상대방의 이야기를 따라가지 못한 경험이 있을 겁니다. 이는 '마이크로슬립'이라는 현상입니다. 자각하지 못하지만 뇌가 잠든 상태인 것인데, 수면이 부족할 때 자주 일어납니다.

졸음은 뇌에서 보내는 활동 한계 신호예요. 그런데 그 신호를 무시하고 활동해야 할 때가 있습니다. 그러면 뇌는 현재 하고 있는 작업에 영향이 없는 범위 내에서 짧게라도 신경 활동을 쉬게 하는 마이크로슬립으로 어떻게든 활동을 유지하려 합니다. **마이크로슬립은 2~7초의 아주 짧은 수면이라 보통은 자고 있다는 것을 알아차리지 못합니다. 그러나 이럴 때 50% 이상의 확률로 실수가 발생합니다.** 대개 큰 실수는 아니지만, 이를 방치한 채 작업을 계속하면 큰 사고로 이어질 수 있습니다.

□ 상대방의 행동이나 말을 받아넘기지 못한다

건강한 사람을 수면 부족 상태로 만들어 뇌 영상을 관찰했더니 편도체의 활동이 활발해졌다는 실험 결과가 있습니다. 편도체란 뇌 안에 있는 아몬드 모양의 작은 부위로, 보고 들은 자극이 자신에게 해가 될지 여부를 판단하고, 이에 대항하거나 도망가기 위해 신진대사를 활성화해 준비하는 역할을 합니다.

편도체가 과도하게 작용하면 작은 자극에도 과민 반응을 합니다. 아무 문제가 없는데도 타인의 언행에 피해의식을 느끼거나 불필요하게 공격적이 될 수 있어요. '왜 별것도 아닌 일에 그렇게까지 짜증이 났지?' 하고 생각한 적이 있나요? 수면 부족으로 의한 편도체 과잉 활동 때문에 그랬을 가능성이 높습니다.

2

적절한 수면 시간을 알아보는 방법

point ① 6시에 일어나는 사람은 10시가 지적 작업의 절정
point ② 산만해지면 생체 리듬 가다듬기
point ③ 유전자, 나이, 계절에 따라 수면 시간이 달라진다

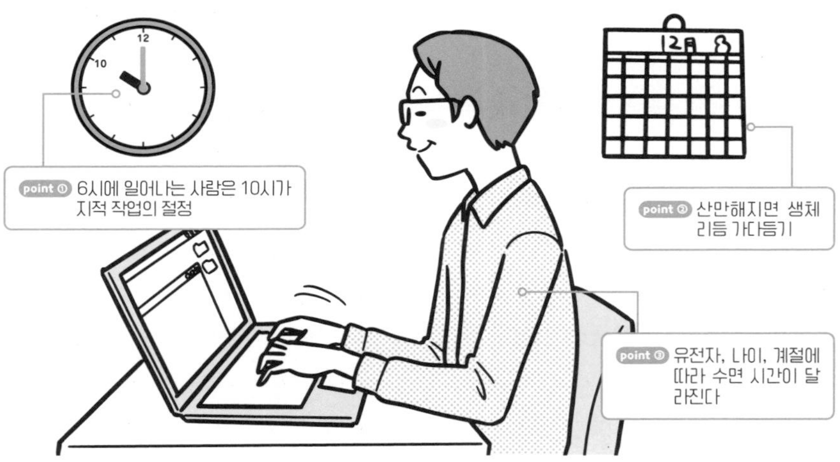

◆ 작업 능률을 최고조로 만든다

본인에게 적절한 수면 시간이 몇 시간인지 궁금해하는 사람이 많을 겁니다. 적절한 수면 시간은 사람에 따라, 혹은 계절이나 나이에 따라 다릅니다. 그러나 **모든 조건에 들어맞는 판단 기준이 있습니다.** 바로 기상 4시간 후가 졸리지 않는 시간이라는 것입니다. **기상 4시간 후는 뇌파 활동이 가장 활발해 하루 중 머리가 가장 맑은 시간대입니다. 이 시간에 작업 능률을 최고조로 만드는 것을 목표로 수면 리듬을 만들어보세요.** 유전자에 따라 적절한 수면 시간이 모두 다르므로 다른 사람과 비교하기보다 자신만의 기준을 찾는 것이 중요합니다. 수면 시간은 일조 시간에 의존하므로 여름철과 겨울철에는 2시간 정도 차이 납니다. 그리고 나이가 들수록 수면 시간이 짧아지는데, 이는 기초대사량이 떨어지고 수면 중 정보를 처리하는 능력이 향상되기 때문입니다.

3

질 좋은 수면의 세 가지 조건

① 수면 효율

질 좋은 수면이란 우선 수면 효율이 85% 이상인 것을 말합니다. 그리고 눈을 떴을 때 머리나 몸이 가볍고, 자기 전과 비교해 컨디션이 회복되었다는 느낌이 들며, 기상 4시간 후 졸리지 않고 집중력을 발휘한다면 수면의 질이 높다고 할 수 있습니다.

② 하루 두 번 졸음을 느끼는 생체리듬

아침에 일어나 8시간이 지나면 생체리듬의 영향으로 졸음이 옵니다. 그 시간대가 지나면 다시금 머리가 맑아지고 취침 전에 또 잠이 옵니다. 이런 식으로 하루에 두 번만 졸음을 느끼고 그 외 시간대에는 잠이 오지 않는 것이 이상적이에요.
단순히 수면량만 부족할 경우, 적절하지 않은 시간대에 잠이 쏟아지더라도 수면 시간을 늘리면 졸음이 사라집니다. **적절한 수면량의 기준은 주당 50시간 이상입니다.** 이보다 적게 자면 신체적, 정신적 컨디션이 떨어집니다.

③ 수면 만족도

수면에 대해 너무 높은 기준을 세우면 수면 만족도가 떨어집니다. 예를 들어 '언제든 자려고 마음먹으면 바로 잠들고 아침까지 깨지 않는 것'을 이상적인 수면이라고 생각한다면, 한밤중에 깨어났다가 바로 잠들더라도 아침에 만족감을 느낄 수 없습니다. 반대로 '밤중에 깨더라도 낮에 건강하면 충분해'라고 생각한다면 수면 만족도가 높다는 뜻입니다. 이 책을 통해 자신에게 딱 맞는 수면 리듬을 만들어나간다면 수면 만족도가 저절로 높아질 거예요.

4 수면 효율을 높이는 방법

① 침대에서는 수면 외의 행동을 하지 않는다

point ① 스마트폰은 침대 밖에서
point ② 잠이 오면 침대로 이동

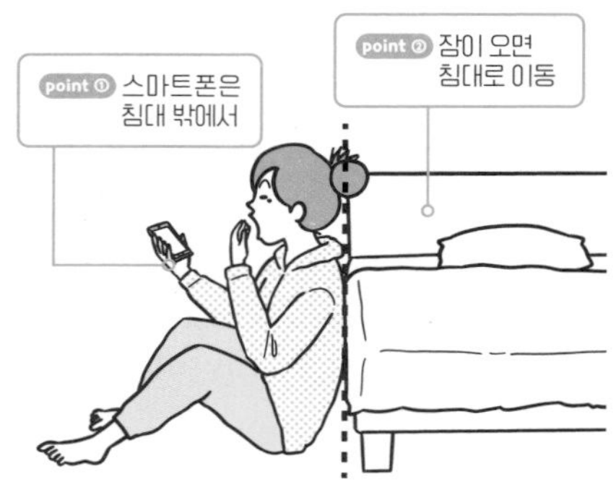

뇌의 영역 중 해마에서는 어떤 장소에서의 행동 정보를 기억해둡니다. 한 장소에서 같은 행동을 며칠 동안 반복하면 습관이 생겨납니다. 뇌는 행동과 장소를 세트로 기억하고, 다음에 같은 장소에 갔을 때 재빨리 예전과 같은 행동을 할 수 있도록 준비합니다. 침대에서 스마트폰을 보거나 책을 읽으면 뇌는 침대가 동영상을 보거나 글을 읽는 장소라고 기억합니다. 이 기억 때문에 숙면을 취하기 힘들 수 있으니 침대는 수면이라는 행동만 수행하는 장소라고 인식시킬 필요가 있습니다. **침대에서는 수면 외의 행동은 하지 않도록** 주의하고, 졸음이 오면 빈손으로 침대에 들어가세요. 습관화에 필요한 시간은 4일이니, 그 안에 바람직한 습관 회로를 만드는 것이 중요해요.

② 졸리지 않을 때는 침대에 눕지 않는다

취침 시간을 늦추면 수면량이 줄어들까 봐 불안해하는 사람이 많습니다. 하지만 졸리지 않을 때 억지로 침대에 누워봤자 잠이 오지 않는 건 똑같습니다. 그저 잠들지 못한 채 침대에 누워 있을 뿐이죠. 침대에 있으나 다른 곳에 있으나 실제 수면 시간은 달라지지 않습니다. 보통은 자리에 누워 눈을 감고 10분 정도 지나면 잠듭니다. 그러나 15분이 지나도 잠들지 못하면, 뇌 구조상 그 후 1시간 동안은 잠들지 못

합니다. **침대에서 잠들지 못하고 생각이 꼬리를 물고 이어질 때, 뇌는 침대가 생각을 하는 장소라고 학습해버립니다.** 그러니 너무 이른 취침을 피하되 적절한 타이밍에 졸리는 리듬을 만들 필요가 있어요.

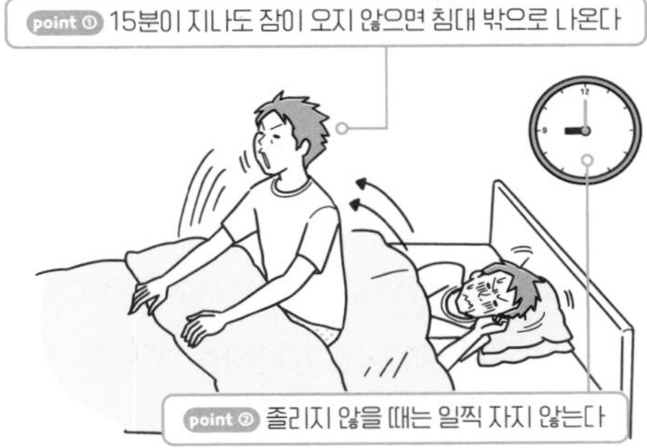

수면에 문제가 없다고 여겨지는 기준은 수면 효율 85% 이상입니다. 수면 효율 85%는 잠자리에 누운 뒤 약 30분 내에 잠들고, 잠에서 깬 다음 약 30분 내에 잠자리에서 일어나는 것입니다. 이런 상태를 2주간 지속하면 잠자리에 드는 시간을 앞당겨도 쉽게 잠들게 됩니다. 취침 시간을 1시간 이상 앞당기면 수면이 중간에 끊겨 밤중에 깨기도 하니, 30분씩 앞당기면서 잠이 잘 오고 낮에 졸음을 느끼지 않는 최적의 시간을 찾아보세요.

수면 효율 계산식 예시

① 몇 시경 잠자리에 들었습니까? [   ] 시 [   ] 분

② 몇 시경 일어났습니까? [   ] 시 [   ] 분
※한번 깼다 잤을 경우 마지막 일어난 시간

③ 실제 잔 시간은 어느 정도입니까? [   ] 시 [   ] 분
※한번 깼다 잤거나 선잠 잔 시간은 합산하지 않는다

④ ①부터 ②까지의 시간(잠자리에 있던 시간) [   ] 시 [   ] 분

⑤ ③ ÷ ④ × 100 = [   ] %

계산식 예시

① 0시 10분 ② 6시 40분 ③ 6시간 ④ 6시간 30분=6.5시간
⑤ 6 ÷ 6.5 × 100 ≒ 92.3%

③ 생체리듬을 2주 단위로 관리한다

대략 1일의 주기를 '서캐디언circadian 리듬'이라 합니다. 1주의 리듬은 서캐셉턴circaseptan 리듬, 2주는 서캐다이셉턴circadiseptan 리듬입니다. 수면은 2주 단위로 변화하며, 최초 2주의 리듬이 강화되면 다음 2주간도 잘 조절됩니다. 생체리듬은 비율이 큰 리듬을 따라가므로 어떤 리듬이 계속 반복되면 그것을 기준으로 삼습니다. 여기서 **리듬을 강화하는 행동은 주 4일 이상 실천**하는 것을 목표로 삼습니다. 그러면 수면 장애가 없어지진 않지만 횟수가 줄어드는 효과를 볼 수 있습니다. **수면 장애 횟수가 줄면 생체리듬이 개선되는 중**이라고 생각하세요.

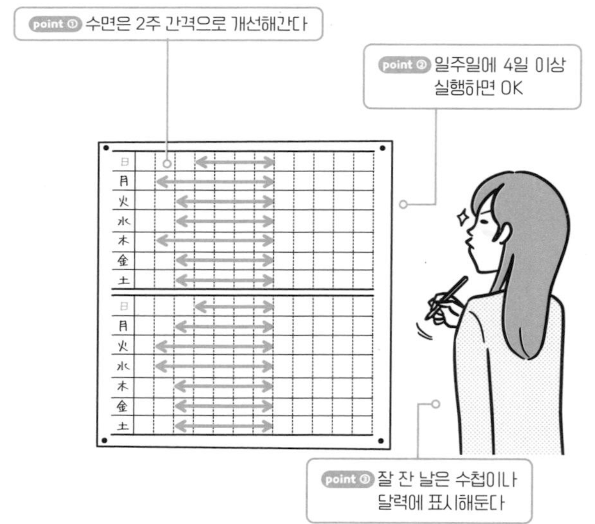

5

수면 개선이 쉬워지는 방법

① 기상 시간을 규칙적으로 만들기

우리는 어릴 때부터 '일찍 자고 일찍 일어납시다'라고 배웠습니다. 자는 것이 먼저고 일어나는 것을 나중으로 인식해서인지, '규칙적인 생활=취침 시간 당기기'로 생각하는 사람이 많습니다. 뇌는 인간이 눈을 떠 빛을 감지하면 그로부터 약 16시간 후 잠이 오는 구조로 이루어져 있습니다. 즉 기상 시간을 맞추지 않으면 밤이 되어도 잠이 오지 않는다는 얘기입니다. 취침 시간만 맞춰봤자 잠들기가 힘들 뿐이에요. '규칙적인 생활'을 위해 기상 시간을 맞추는 것도 중요하다는 점을 알아두세요.

기상 시간과 취침 시간의 상관관계

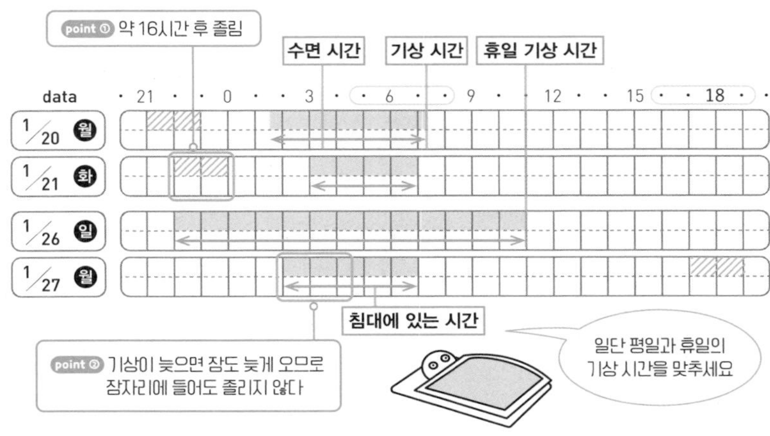

② 수면 개선은 휴일 전날부터 시도하기

수면 패턴을 개선하는 과정에서 어떤 날은 '졸릴 때까지 기다리다가는 아침까지 못 자는 게 아닐까' 하고 걱정할 수도 있습니다. 우선 잠을 못 자도 괜찮은 휴일 전날에 수면 패턴 개선을 시도하길 추천합니다.

또 제9장에서 설명할 수면 기록도 추천합니다. 수면 패턴을 기록해두면 자신의 뇌가 잠드는 시간을 알 수 있으므로, 그보다 1시간 일찍 잠자리에 들어봤자 잠이 오지 않는다는 것을 눈으로 확인하고 실감할 수 있습니다. '전혀 못 잤다'고 느끼더라도 새벽에는 1, 2시간 정도 졸았다는 사실도 알게 됩니다.

잠을 못 이루는 것 자체는 큰 문제가 아닙니다. 잠이 안 오는 것에 대해 불안해하거나 초조해하는 것이 문제입니다. 억지로 자려고 애쓰지 말고 실제로 잔 시간을 파악해보세요. 일단 조금이라도 수면을 취하기는 했다는 것을 깨닫게 되어 마음이 무척 편해질 거예요.

③ 침대에서는 수면 외의 행동을 하지 않는다

앞에서도 말했듯이 자지도 않으면서 침대에 누워 있지 마세요. 취침 전뿐 아니라 기상한 후에도 마찬가지입니다. 깨어나서도 자리에 누워 스마트폰을 본 적이 있을 거

두 가지 시간대 비교

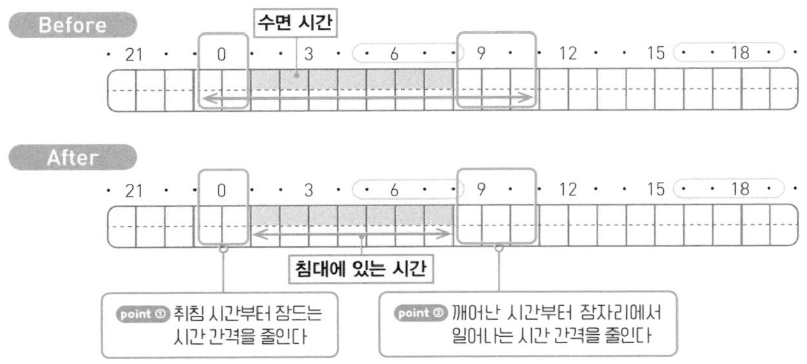

예요. 이때도 뇌는 침대에서 시각이나 언어를 사용한다는 것을 학습합니다. 그러므로 잠에서 깨면 일단 자리에서 일어나 이불 밖으로 나와야 합니다. 창가로 간다면 가장 좋겠지만, 일단 침대에서 빠져나와 스마트폰을 사용하기만 해도 괜찮습니다.

낮에 침대에 누워 쉬고 싶을 때도 있습니다. 그럴 때는 쉬는 곳과 자는 곳을 구분하세요. **뇌에 쉬는 것과 자는 것은 완전히 다른 작업입니다.** 잘 때만 침대를 사용하면 수면의 질이 한결 높아집니다.

④ 원룸에서도 쾌적하게 자기 위한 방법

원룸에서 생활하며 식사와 업무, 수면을 모두 같은 장소에서 하는 사람은 어떻게 해야 하느냐는 상담을 받은 적이 있습니다. 이때도 뇌가 시각적으로 영역을 제한하도록 학습하면 됩니다.

평소에는 침대의 다리 쪽 절반만 사용하고, 나머지 머리 쪽 절반은 깨어난 뒤에는 들어가지 말고 물건도 놓지 마세요. 잘 때만 머리 쪽 절반을 포함한 침대를 사용합니다. 이런 식으로 영역을 제한하면 원룸에서도 자는 곳을 구분하게 됩니다.

또 이부자리를 사용할 경우, 같은 장소라도 이부자리를 개면 시각적으로 다른 장소로 만들 수 있어요. 자기 전 스마트폰을 보는 습관이 있다면 이부자리를 개어둔 상태에서 보다가, 스마트폰을 다 본 다음 자기 직전에 펴는 것을 추천합니다.

6

생체리듬을 조절하는 빛 접근법

① 멜라토닌 리듬을 강화한다

멜라토닌은 아침에 망막에서 빛을 감지하면 분비가 멈추고 16시간 후 늘어납니다. 이 리듬을 강화하면 아침에 개운하게 깨어나고 밤에는 자연스럽게 졸음이 옵니다. 리듬을 강화하려면 **아침에 눈 뜨자마자 최대한 빨리 창가에서 1m 이내로 이동하세요.** 창가에서 1m 이내에 있으면 10분 정도 안에 멜라토닌이 줄어들기 시작합니다. 스마트폰이나 신문을 보는 등 평소 아침마다 하는 행동을 창가에서 하면 자연스럽게 밤에 졸음이 오는 리듬이 생겨납니다. 임상적으로는 바깥에 1분 정도만 머물러도 리듬을 조절할 수 있다고 합니다. 베란다도 좋아요. 휴일에 깼다가 다시 자고 싶으면 창가에서 1m 이내의 어두운 장소에서 잠을 청하세요. 그렇게 하면 수면 리듬이 흐트러지는 것을 방지할 수 있습니다.

멜라토닌 리듬(6시에 기상할 경우)

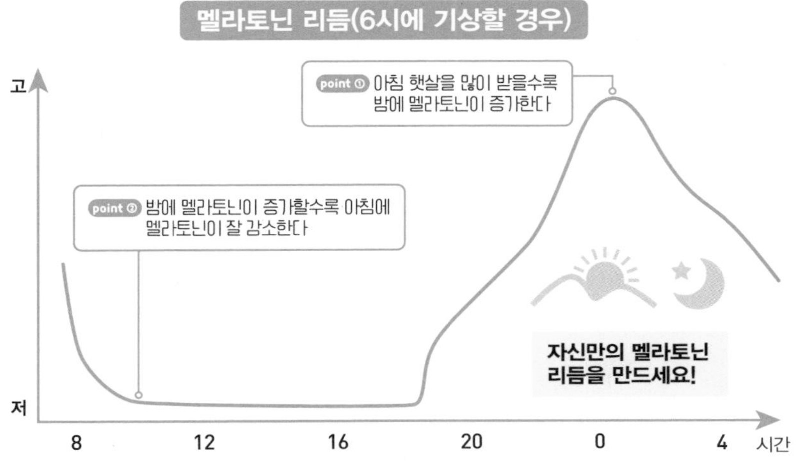

② 빛을 감지하는 시간대를 조절한다

빛을 감지하는 시간대에 따라 멜라토닌 리듬이 앞으로 당겨지느냐 뒤로 밀리느냐가 결정됩니다. 주기적으로 반복되는 하루의 생체리듬을 '위상'이라고 합니다. 평균적으로 기상 시간 2시간 전이 이 위상의 반응이 바뀌는 분기점입니다. **기상 2시간 이상 전(6시에 기상할 경우 4시 이전)에 강한 빛을 감지하면 위상이 뒤로 밀려 밤샘을 하거나 늦잠을 잘 수 있는 리듬이 됩니다.** 밤에 잠들기 전 방을 밝게 해두면 잠이 잘 오지 않는 것은 이 때문입니다.

기상 2시간 이후에 빛을 감지하면 위상이 앞으로 당겨져 일찍 자고 일찍 일어나는 리듬이 됩니다. 위상의 반응이 가장 강하게 나타나는 것은 기상 후 1시간 이내이므로 빛으로 생체리듬을 조절하기가 가장 쉽습니다. 그 뒤에는 시간이 경과할수록 빛에 대한 위상의 반응이 약해집니다. 기상 후 4시간이 지나면 빛을 감지해도 위상이 앞으로 당겨지지 않으므로, 외출하지 않더라도 기상 후 4시간 안에는 창문에서 1m 이내에 머무르거나 밖으로 나가야 합니다.

위상 반응 곡선(6시에 기상할 경우)

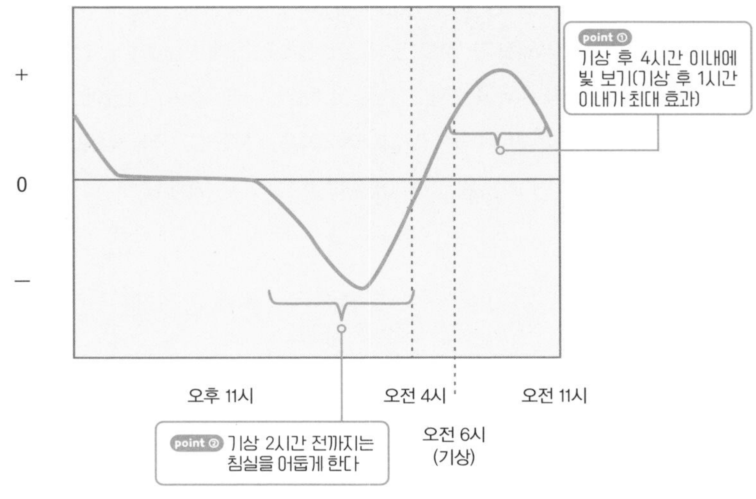

③ 취침 3시간 전부터 주위를 어둡게 만든다

아침에 빛을 받는 것과 마찬가지로 밤에 주위를 어둡게 만드는 것도 중요합니다. 요즘은 밤에도 낮처럼 밝으므로 의도적으로 어두운 환경을 만들어야 멜라토닌이 늘어납니다. 일반적으로 방 전체를 밝히는 조명을 켰을 때 밝기는 500룩스 정도입니다. 퇴근했을 때부터 취침 시까지 밝기가 500룩스인 방에서 3시간을 보내면 밤에 분비되는 멜라토닌이 50% 줄어듭니다. **멜라토닌은 낮 동안 몸에 축적된 활성산소를 제거하는 작용을 하므로, 멜라토닌 수치가 낮아진 상태에서 잠들면 몸에 피로가 남습니다.**

그러므로 가능한 한 방 전체 조도를 낮추세요. 사용하지 않는 방의 조명은 끄고 독서등을 주변에 두는 등 눈에 직접 빛이 들어가지 않도록 합니다. 나흘 정도 지나면 어두운 환경에 익숙해집니다.

④ 멜라토닌과 광감수성을 활용한다

망막에서 빛을 감지하면 뇌에서는 멜라토닌 분비를 멈추라는 지시를 합니다. 사람에 따라 다르지만, 보통은 멜라토닌 분비가 멈추는 작용을 통해 24시간을 1일로 인식해 체내시계가 만들어집니다.

또 빛에 대해 반응하는 강도는 유전자에 따라 다릅니다. 광감수성이 높은 유전자를 지닌 사람은 망막세포가 많고 빛의 영향을 강하게 받습니다. 장마철에 흐린 날이 지속되면 아침부터 우울해지고 겨울철 해가 늦게 뜰 때 아침에 잘 못 일어난다면 빛의 영향을 많이 받는다는 뜻입니다. 이를 자각하고 적극적으로 아침과 밤의 환경을 개선하면 수면 리듬을 쉽게 바로잡을 수 있을 거예요.

7

생체리듬을 조절하는 체온 접근법

① 초저녁에 자지 않는다

내장 온도인 심부 체온 리듬 또한 하루 사이에 높아지거나 낮아집니다. 기상 11시간 후 가장 높아지고, 22시간 후 가장 낮아지는 주기입니다. **인간은 심부 체온이 높을수록 건강하고 낮을수록 잠이 오는 상태가 됩니다.** 심부 체온은 보통 체온계로 재는 표면 체온과는 다르며, 직장을 통해서만 측정할 수 있습니다. 외부 기온이 높아지면 땀을 내 열을 식히고, 추워지면 소름이 돋게 해 열을 보존하는 방식으로 심부 체온을 유지합니다.

이 심부 체온은 시간이 지나면서 변합니다. 심부 체온 리듬을 잘 이용해야 낮에 활발하게 활동하고 밤에 푹 잘 수 있습니다. 그래서 심부 체온이 가장 높아지는 초저녁에 잠들면 밤에 잠이 오지 않는 것입니다.

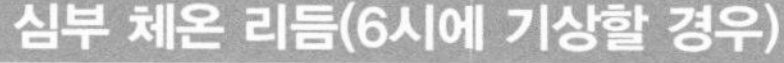

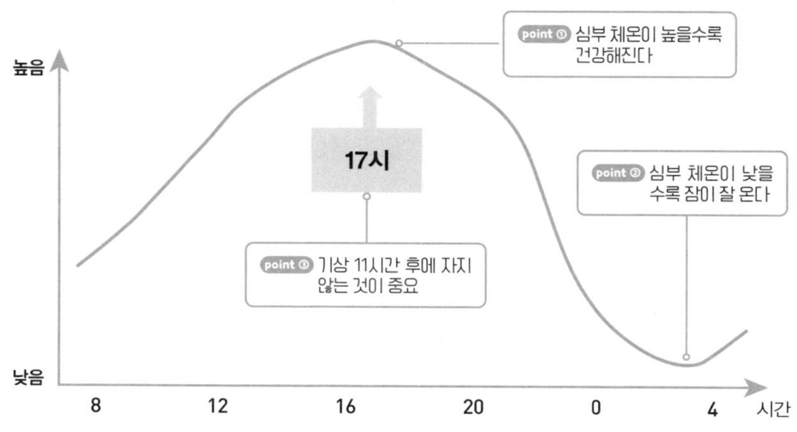

② 심부 체온의 리듬을 활용한다

심부 체온은 표면 체온보다 높으며, 최고 체온과 최저 체온이 1℃ 정도 차이 납니다. 심부 체온이 높을수록 건강하다는데, 왜 오르내리는지 궁금할 수 있습니다. 심부 체온이 높다는 것은 세포분열이 자주 이루어져 뇌와 몸에 부담을 준다는 뜻입니다. 이것이 하루 내내 지속되면 세포가 사멸하므로 세포 활동을 억제해 부담을 줄일 필요가 있습니다. 뇌가 손상되었을 때 더 이상 손상되지 않도록 체온을 떨어뜨려 뇌 활동을 억제하는 뇌 저온 요법이라는 치료가 있습니다. 이와 같은 일이 매일 밤 온몸에서 행해진다고 생각하면 됩니다. 심부 체온이 내려간 덕분에 다음 날에도 건강하게 활동할 수 있습니다. 따라서 낮에 활발하게 활동하기 위해서는 밤에 효율적으로 심부 체온을 낮출 필요가 있습니다.

③ 저녁에는 몸을 움직인다

푹 자고 싶을 때 절대 해서는 안 될 일이 무엇일까요? 바로 저녁에 자는 겁니다. 심부 체온 리듬이 가장 높아지는 저녁에 잠들면 그 시간대의 심부 체온이 떨어집니다. 그러면 리듬의 진폭이 좁아져 밤에 떨어져야 할 심부 체온이 잘 떨어지지 않게 됩니다. 심부 체온이 급격하게 내려가야 깊은 잠에 빠지므로, 설령 잠을 자더라도 수면의 질이 떨어집니다.

반대로 심부 체온이 가장 높은 시간대에 체온을 더욱 올린다면 밤에는 급격하게 내려가므로 잠이 잘 오고 수면의 질도 향상됩니다. 따라서 양질의 수면을 취하려면 저녁에 체온을 높이는 것이 중요합니다.

효과적으로 심부 체온을 올리는 방법은 열을 생성하는 기관인 근육을 움직이는 것입니다. 즉 저녁에 몸을 많이 움직일수록 잠이 더 잘 옵니다.

④ 유산소 운동보다 근력 운동을 한다

최근 근력 운동을 통해 수면의 질이 향상된다는 사실이 명확히 밝혀졌습니다. 근육량을 늘리면 몸을 움직이는 것만으로도 심부 체온이 효율적으로 올라갑니다. 수면의 질을 높이려면 일주일에 하루 정도 격렬한 운동을 하고 그 외에는 운동을 하지 않는 것보다 가벼운 운동을 주 4일 하는 것이 더 효과적입니다. 운동하기 힘들다면, 우선 휴일 저녁에 잠자는 일만큼은 피하세요. 저녁에 잠을 자면 그다음에 반짝 기운이 나지만, 이후에 밤잠을 못 자게 됩니다. 저녁에 자지 않으려면 처음부터 아예 눕지 않는 게 좋아요.

저녁에 운동을 하면 체온이 더욱 올라갑니다. 앉아 있을 때보다 걸을 때 체온이 더 잘 올라 갑니다. 일상생활을 하는 것만으로도 자연스럽게 체온이 올라가도록 스케줄을 짜보세요. 그러면 어떤 근력 운동이 가장 좋을까요? 지금까지 해본 적 있는 운동이 가장 좋습니다. 익숙하고 쉬운 운동은 꾸준히 하기가 좋기 때문입니다. 특별한 운동보다는 꾸준히 할 수 있는 운동을 우선시하세요.

유산소 운동
• 마라톤
• 수영
• 요가 등
무산소 운동
• 팔굽혀펴기
• 단거리 달리기
• 덤벨 운동 등

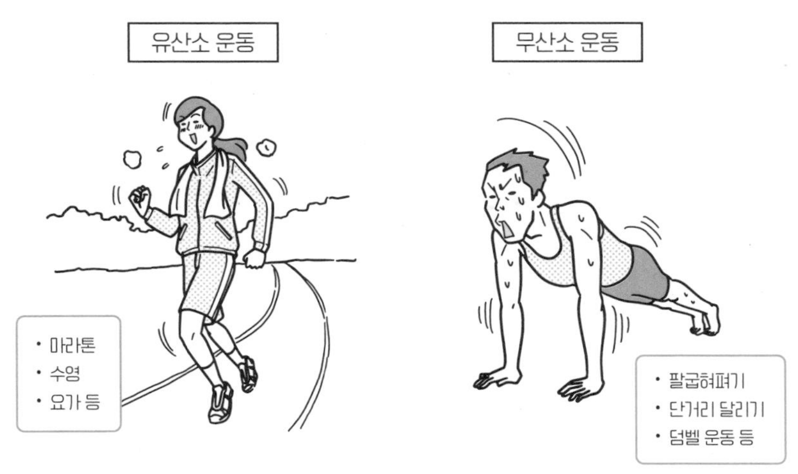

⑤ 몸을 따뜻하게 해서 심부 체온을 낮춘다

심부 체온을 낮춘다는 것을 자기 전에 몸을 차게 만드는 게 좋다는 얘기로 받아들이는 사람이 있습니다. 오히려 반대로 **몸을 따뜻하게 해야 심부 체온이 떨어집니다.** 이 부분은 오해가 없도록 주의하세요. **자기 전 몸을 차게 하면 몸은 체온을 유지하기 위해 심부 체온을 높입니다.** 그 상태로 잠들면 깊은 수면을 취하지 못하므로 아

침에 일어났을 때 나른한 느낌이나 피로가 남습니다.

잘 때 몸은 따뜻하게 하는 것이 좋지만 전기장판이나 전기난로 등으로 일정한 온도를 유지하면 몸에서 열을 방출하려고 땀을 흘려도 심부 체온이 내려가지 않아 수면의 질이 떨어집니다. 자기 직전에만 수면 환경을 유지하면 된다고 생각해서는 안 됩니다. **저녁에 체온을 올리는 것을 기본으로 하되, 자기 전에는 열을 방출하기 쉬운 환경을 만드세요.**

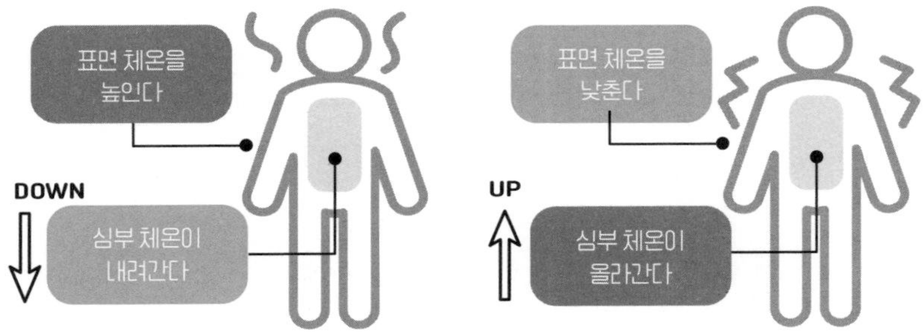

8

생체리듬을 조절하는 뇌 접근법

① 뇌는 무조건 하루에 두 번은 쉰다

뇌는 하루에 두 번, 무조건 졸음이 오는 리듬을 갖추고 있습니다. **졸음이 오는 시간대는 기상한 지 8시간 후와 22시간 후입니다.** 점심 식사 후 졸음이 쏟아지는 것이 식곤증 때문이라고 알려져 있습니다만, 실험에 따르면 소량의 식사를 1시간마다 먹은 경우와 금식한 경우에도 같은 시간대에 졸음이 쏟아졌습니다. **식사와는 관계없이 졸음이 오는 리듬이 있음이 밝혀진 것**입니다. 기상 22시간 후에 느끼는 졸음은 졸리지 않다가도 새벽녘에는 조금 자게 된다거나, 밤을 새우는 와중에 깜빡깜빡 조는 경험을 통해 실감하는 사람이 있을 겁니다. 뇌가 제대로 힘을 발휘하도록 하려면, 이 리듬을 조절해 수면과 각성을 잘 조절해야 합니다.

수면-각성 리듬(6시에 기상할 경우)

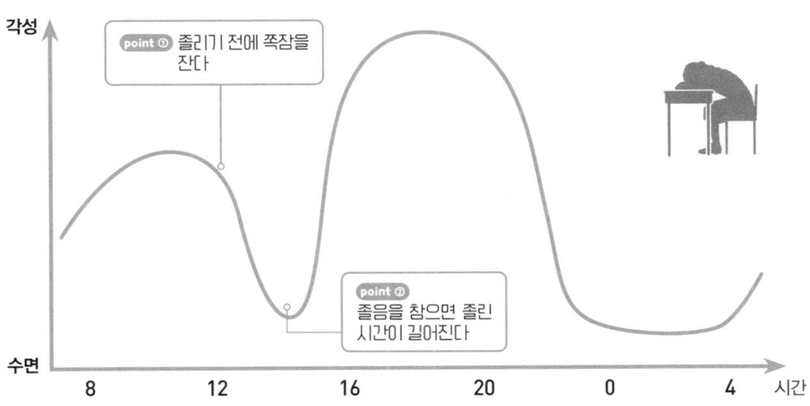

② 계획적 쪽잠을 활용한다

기상한 지 8시간 후에 졸음이 오는 것은 수면-각성 리듬에 따른 자연스러운 현상입니다. 그런데 **졸음을 참다가 꾸벅꾸벅 졸면, 잠이 깬 뒤에도 다시금 졸게 될 때**가 있어요. 이것은 수면 관성이라는 현상입니다. 일단 수면 뇌파가 나오면 깨어난 뒤에도 수면 뇌파가 섞입니다. 그러면 머리가 무겁고 멍해지고, 심할 때는 두통이 생길 수도 있습니다. 수면은 갑자기 멈출 수 없습니다. 평소 충분히 잠을 자거나 계획적으로 쪽잠을 자는 사람일수록 수면 관성이 일어나지 않습니다. 수면 관성을 방지하면 생산성이 높아집니다. 뇌의 활동을 객관적으로 관리하고 싶다면 아래의 네 가지 포인트로 계획적 쪽잠을 활용해보세요.

❶ 졸리기 전에 눈을 감는다

수면 관성을 막기 위해 졸음이 오기 전에 미리 눈을 감아 잠자는 것을 방지합니다. 기상 6시간 후 정도가 적절합니다.

❷ 눈을 감는 시간은 1~30분까지

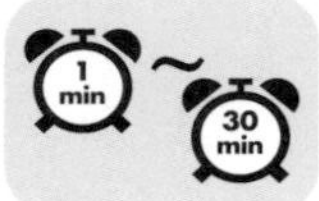

계획적 쪽잠이라고 실제로 잘 필요는 없습니다. 눈만 감아도 뇌파에서는 느린 알파파가 나옵니다. 이것만으로도 눈을 뜬 뒤 개운한 느낌을 받을 수 있어요.

❸ 앉은 채 눈을 감는다

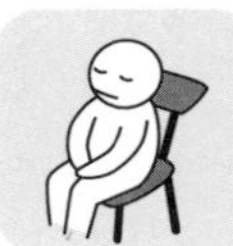

누워서 자면 밤에 필요한 깊은 수면이 미리 이루어져 야간 수면의 질이 떨어집니다. 등받이 의자에 앉거나 어딘가에 기대는 등 머리를 수직으로 세운 채 졸음만 쫓으세요.

❹ 일어날 시간을 세 번 외친다

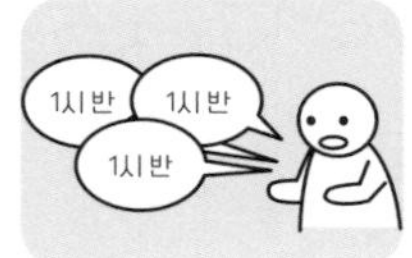

예를 들어 1분 후 일어난다고 세 번 외치고 눈을 감으면 1분 조금 전에 심박수가 증가해 몸이 일어날 준비를 한다는 것이 밝혀졌습니다. 계획적 쪽잠에 대해서는 5장에서 더 자세하게 소개하겠습니다.

9

위험을 감지하고 반응하는 렘수면 시스템

① 렘수면으로 위험을 감지한다

위험한 자극에 반응하는 것이 렘수면의 역할입니다. 인간 또한 생물이기에 자는 동안에 위험을 감지하는 렘수면 시스템을 갖추고 있습니다. 그래서 자다가도 위험한 상황에서 눈이 저절로 떠집니다. 렘수면은 보통 하루 수면의 25% 정도를 차지합니다. 생체리듬이 흐트러져 렘수면이 늘어나면 아주 작은 소리에도 쉽게 깨어납니다. 이럴 때는 깊은 수면의 형태를 만들어 신체 회복과 위험 관리를 모두 챙기는 것이 중요합니다.

② 침대에서 안심하고 잘 수 있는 환경을 만든다

렘수면 중에 작동하는 위험 감지 시스템이 쓸데없이 작동할 때가 있습니다. 바로 침대 위에 수면과 관계없는 물건이 있을 때입니다. 스마트폰, 태블릿, 라디오, 책, 음료수 등 주의를 끄는 대상이 침대에 놓여 있으면 뇌는 '안전해야 할 보금자리에 적이 있다'고 반응해 잠에서 깨어나도록 만듭니다. 뇌가 안심하고 잘 수 있도록 침대에서는 잠드는 행위 외에는 하지 말고, 침대 위에 수면과 관계없는 물건을 올려놓지 마세요.

10

수면은 인생을 즐기기 위한 수단

① 이론보다 편안함이 중요하다

수면은 인생의 목적이 아니라 목적을 달성하기 위한 수단입니다. 해결책을 실행할 때는 본인이 편안한지 여부를 최우선으로 하세요. 이론에 따른다고 졸리지 않을 때 잠자리에 들어서는 안 됩니다. 하지만 침대 밖에 있는 게 불편하다면 침대에서 독서를 하는 것이 좋습니다.

깼다가 다시 자거나 주말에 밤을 새우는 것은 수면이 흐트러지게 하는 행동이지만, 그게 즐겁다면 그 시간을 확실하게 즐기세요. 불안이나 고통이 수면 개선의 가장 큰 적입니다. 가장 피했으면 하는 것은 밤을 새우려고 한 건 아닌데 동영상을 보다 보니 시간이 훌쩍 흘러버리는 식의 패턴입니다. 이렇게 의도하지 않은 행동을 하면 그 행동 자체도 즐겁지 않고 수면 리듬이 흐트러지기까지 합니다. '매일 일찍 잠자리에 들어야 해', '휴일에도 일찍 일어나야 해'라고 정하면 숨이 막힙니다. 차라리 '오늘은 밤 새워야지'라고 결심하고 확실히 밤을 새우도록 준비하세요. 그러면 흐트러진 리듬을 금세 되돌릴 수 있습니다. 수면의 기술은 인생을 보다 잘 즐기기 위해 활용하는 것임을 잊지 마세요.

② 나에게 편안한 것이 최고다

수면을 개선하는 데는 과학적 근거와 논리가 필요하지만, 그것만으로는 행동이 바뀌지 않습니다. 자신을 객관화해 그 행동이 본인에게 편안한지 체크해보세요. 선입견이나 속설에 휘둘리지 말고 자신의 감각을 중시하고 기분 좋은 시간을 늘려가세요.

COLUMN

업무에 지나치게 열중하는 워커홀릭을 지양하자

지나치게 일에 의존하는 워커홀릭

'강박적인 동시에 지나치게 열심히 일하는 경향'을 말하는 워커홀릭. 회사나 경제적인 이유 등 외적 요인 때문이 아니라 '일을 해야 해!'라는 내적 충동성을 제어할 수 없는 상태입니다. 휴일에도 일을 하지 않으면 불안해하는 사람을 예로 들 수 있겠죠. 워커홀릭은 개인의 성격이나 사고방식의 문제라고 여겨지기 쉽습니다. 하지만 수면의 양과 질이 저하되면 워커홀릭이 될 가능성이 높다는 사실이 밝혀졌습니다.

누적 수면량을 늘려 워커홀릭에서 벗어난다

워커홀릭은 수면과 깊은 관계가 있습니다. 간호사를 대상으로 행한 연구에서 워커홀릭인 사람은 그렇지 않은 사람에 비해 수면 부족감은 3.4배, 과도한 졸음은 5.4배, 기상 곤란은 2.6배 더 느낀다는 결과가 나왔습니다. 그래서 과도하게 업무에 의존하는 것을 방지하기 위해서는 수면을 개선하는 것이 중요합니다. 매일 아침 같은 시간에 일어나 업무를 보는 것을 습관화하고, 야근한 다음 날은 쪽잠을 자 누적 수면량을 늘려가세요.
또 직업 스트레스에 관련된 조사에서 업무 시간이 61~80시간인 남성, 즉 업무 시간이 긴 사람은 피로감을 느끼면서도 활기가 넘친다는 결과가 나왔습니다. 업무 시간이 너무 길면 도취감 같은 감각을 느끼는데, 여기에 β엔도르핀이 관여한다고 추측됩니다. β엔도르핀이 초래하는 '러너스 하이' 작용으로 **본인은 활기가 저하되었다는 것을 자각하지 못하지만, 몸에는 부담이 갑니다. 그런 상태로 계속 일하면 심장 질환이나 우울증이 발생할 위험이 있으니 주의해야 합니다.**

제 2 장

아침 일찍 일어날 수 있는 기상 솔루션

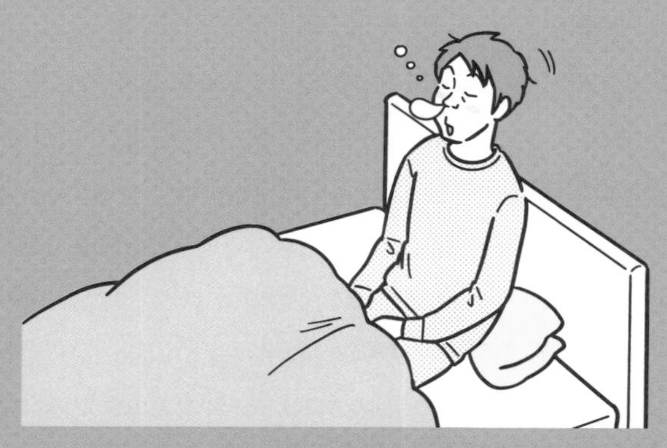

아침 일찍 일어나고 싶은 마음은 굴뚝같지만
그러기 힘든 분들을 위한 기상 솔루션을 소개합니다.
이제 더 이상 잠에 휘둘려 하루의 시작을 망치지 마세요!

TIPS

1 깼다가 다시 잘 때는 침대에 앉아서 잔다

아침에 눈을 떴다가도 금방 또 잠들어버려요.

등을 기대고 앉아서
다시 잔다
머리를 높이 두는 것만으로도 OK

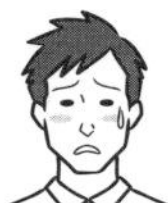

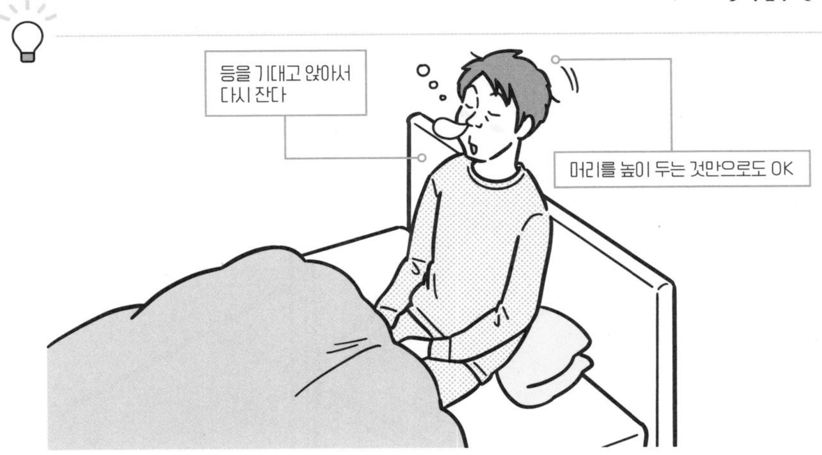

ADVICE

뇌에 가해지는 중력 방향을 바꾼다

깼다가 다시 잠들어 늦게 일어나는 것을 방지하려면 머리 위치를 바꿔보세요. 처음 깼을 때 베개를 높이거나 침대 헤드보드에 기대는 등, 누워 있던 머리를 최대한 수직으로 들어 올립니다. 그러면 다시 잠들더라도 머리가 들린 채로는 오랜 시간 잘 수 없고, 깼다가 다시 자는 데서 비롯되는 피로 또한 줄일 수 있습니다. 이 행동을 반복하면 잠에서 깨 침대 밖으로 나오기까지의 시간이 점점 짧아집니다.

이론 해설

몸을 일으키면 중력에 의해 혈액이 발 부근으로 모입니다. 뇌는 이에 대비해 혈액을 모아두기 위해 기상 3시간 전까지 혈압을 올리는 호르몬인 코르티솔을 분비합니다. 깼다가 다시 잠든 사이에도 혈압이 상승하니 미리 머리를 들면 나중에는 혈압을 조금만 조절해도 되므로 몸에 부담이 적습니다.

2 커튼을 열고 잔다

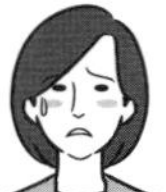

주말 밤에 늦게 잠들다 보니 다음 날 늦게 일어나요.

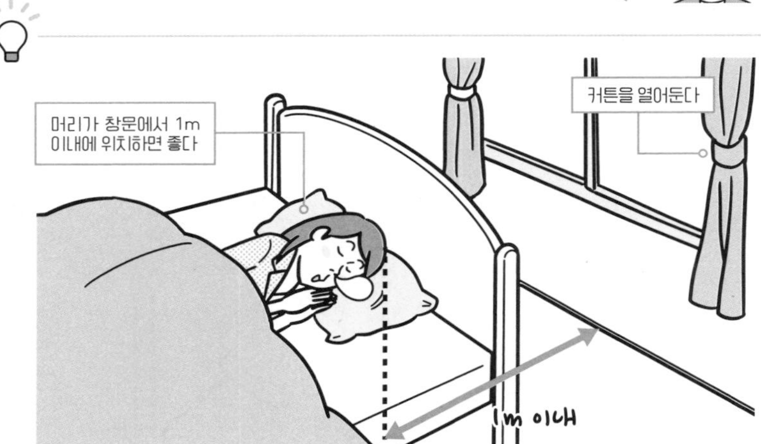

ADVICE

뇌에 빛을 전달한 후에 결정하기

주말에 몰아 자는 습관이 있는 사람이 갑작스레 평일처럼 일찍 일어나기는 어렵습니다. 우선 뇌에 빛을 전달하는 것만 지키세요. 그다음에 눈을 뜨고 일어날지 다시 잘지는 마음 내키는 대로 결정하는 겁니다. 이를 주말마다 반복하면 아침에 자연스럽게 눈이 떠집니다. 반대로 아침까지 방을 어둡게 해둔 채 깼다가 다시 자는 것은 반드시 피하세요.

이론 해설

망막에 집중적으로 분포된 멜라놉신이라는 수용체가 빛을 받으면 멜라토닌이 줄어듭니다. 눈을 감고 있어도 어느 정도 줄어들기는 하지만, 눈을 뜨고 있어야 멜라토닌이 더 쉽게 줄어듭니다. 창가에서 1m 이내에 있으면 직사광선이 아니라도 멜라토닌을 줄일 수 있습니다.

더 알고 싶어요

가족과 생활 리듬이 다르다면?

함께 사는 가족이 아침 햇살을 받길 싫어한다거나 늦게 일어나는 스타일이라 커튼을 열지 못하는 경우가 있습니다. 개인의 유전자는 모두 다르기 때문에 빛에 영향을 받는다고 생각한다면 깨자마자 침실에서 나와 거실 창가에 머무르거나, 가족과 빛의 환경에 대해 이야기를 나눠보세요. **일단 본인이 빛에 민감한지 아닌지 확인하는 것이 좋습니다.** 다음과 같은 경향이 있다면 의도적으로 아침은 밝게, 밤은 어둡게 조성하는 게 좋습니다.

- 아침 햇살을 받으면 머리가 맑아지고 잠이 깨는 듯한 느낌이 든다.
- 밤에 전자 제품에서 작은 불빛만 나와도 눈부시다고 느끼고, 편의점같이 밝은 곳에서 일정 시간을 보내면 잠이 잘 오지 않는다.
- 외출하지 않은 날, 즉 강한 빛을 받지 않은 날 밤에는 잠이 잘 오지 않는다.

코로나19의 영향으로 외출을 자제하게 되면서 잠이 잘 오지 않는다는 사람이 늘어났습니다. 재택근무를 하는 경우 창밖을 내다보지도 않고 업무를 시작하므로, 아침 햇살로 유도되는 밤의 졸음이 사라집니다. 이런 이유로 밤에 잠을 못 자는 사람이 늘어나는 것입니다. 특히 외출하지 않는 날에는 깨어나자마자 창가 1m 이내로 가거나 베란다로 나가세요.

이론 해설

빛에 민감한 사람이 빛이 잘 들지 않는 집으로 이사한 이후 밤에 잠을 못 자게 되는 경우도 있습니다. 이처럼 이사를 하거나, 자는 방을 바꾸거나, 창문에 암막 커튼이나 블라인드를 설치하는 바람에 수면 패턴이 바뀔 수도 있습니다. 잠들거나 깨는 데 문제가 생긴다면 실내의 빛 환경에 주의를 기울여보세요. 혹은 유전자 검사를 통해 광감수성에 관련된 OPN4라는 유전자에 대한 경향성을 알아볼 수 있습니다.

TIPS

3 전날 '몇 시에 일어난다'라고 세 번 말하고 자는 자기 각성법

알람이 울려도 못 듣고 잘 때가 많아요.

잠들기 전 일어날 시간을 세 번 외친다
7시에 일어난다
7시에 일어난다
7시에 일어난다
2월
말로 하면 뇌에 더 잘 입력된다
만일의 경우에 대비해 습관화해둔다

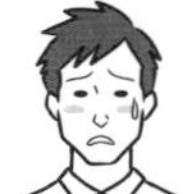

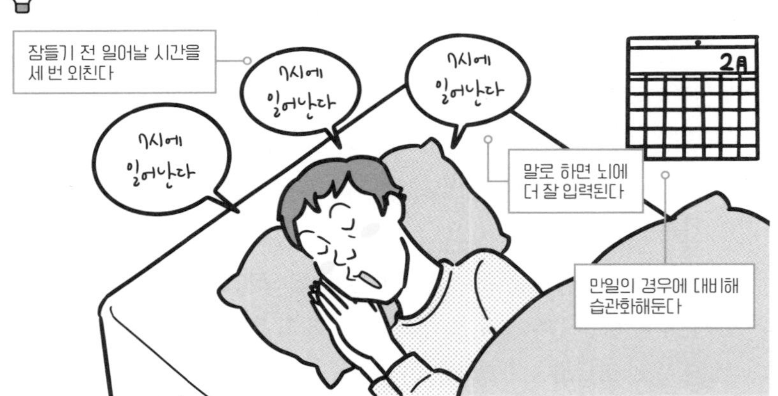

ADVICE

뇌에 기상 준비 알람을 설정해두자!

알람 소리를 못 듣고 계속 잔다면 뇌에 일어날 준비를 시켜보세요. 자기 전에 다음 날 아침 일어나고 싶은 시간을 세 번 말하는 겁니다. 입 밖으로 소리를 내 외치면 뇌에 더 잘 입력되지만, 소리 내지 않고 마음속으로만 말해도 괜찮아요. 평일부터 이렇게 준비해두면 절대 늦어서는 안 되는 날 원하는 시간에 딱 맞춰 일어나게 됩니다.

이론 해설

기상 준비를 담당하는 코르티솔 분비는 언어화된 시간에 의존하는 경향이 있습니다. 자기 각성법 실험에서는 기상 시간을 언어화하고 잔 사람 중 약 60%가 '자연스럽게 눈이 떠지는' 체험을 했다고 합니다. 또 이를 실시하는 날이 늘어날수록 자연스럽게 눈이 떠지는 비율도 증가하는 것으로 확인되었습니다.

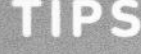

취침 시간을 30분 늦춰본다

더 자도 되는데 너무 일찍 일어나요.

노화에 따른 멜라
토닌 감소 때문일
수도 있다
다음부터는 자는 시간을
30분 늦춘다
졸음을 참다 30분
후에 취침한다

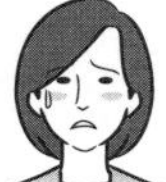

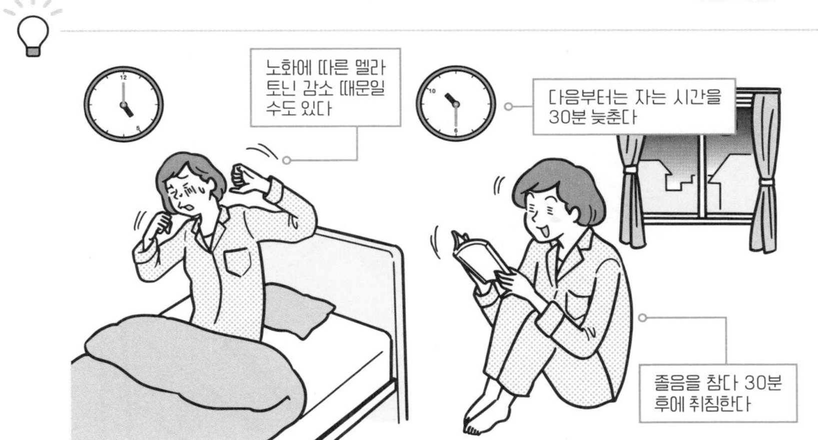

ADVICE

아침 기상 시간에 맞추어 잠든다

너무 일찍 일어난 날 밤, 평소보다 더 일찍 자면 그 다음 날에는 더 이른 시간에 일어나게 됩니다. '일찍 잔다=수면 시간이 늘어난다'가 아니에요. 원하는 시간에 일어나려면 '늦게 자고 늦게 일어나기'가 답입니다. 우선 취침 시간을 30분 늦춰보세요. 며칠간 그 시간으로 고정했다가 다시 30분 늦추기를 반복하면 됩니다.

이론 해설

나이가 들어 멜라토닌 분비량이 줄어들면 수면 리듬 전체가 앞당겨져 일찍 졸리고 일찍 일어나게 되기도 합니다. 멜라토닌 리듬에만 의존하지 말고 잠자는 타이밍을 조절해보세요. 취침 시간을 늦춘다 해도 실질적인 수면 시간은 달라지지 않을 거예요.

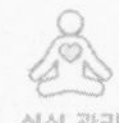

'다시 알림' 기능에 너무 의지하지 않는다

이른 시간에 알람을 맞추고 '다시 알림' 기능을 사용하고 있어요.

다시 알림을 사용하면
자기 각성법도 반드시 행해야
여러 개의 알람 설정은
어디까지나 보험
NG
7:00
7:05
7:10
7:15
실제 일어나야 하는 시간과 알람 설정
시간의 차이를 줄인다

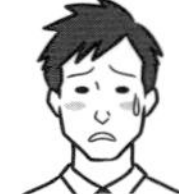

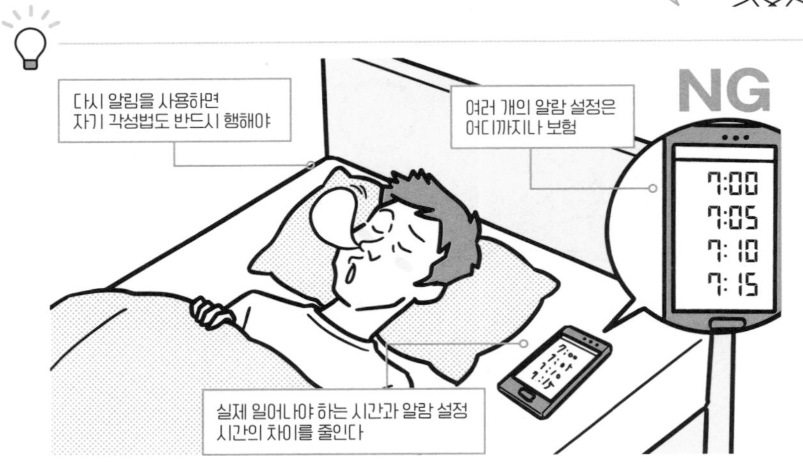

ADVICE

'다시 알림'을 사용할수록 못 일어난다

알람을 꺼도 5분 뒤에 알람이 울리는 '다시 알림' 기능을 사용하는 사람이 많습니다. 하지만 이 기능을 사용하면 할수록 원하는 시간에 일어나지 못한다는 것이 실험을 통해 밝혀졌습니다. 다시 알림 기능은 보험이라고 생각해야 합니다. 다시 알림 기능을 사용할 경우, 자기 각성법(TIPS 3)도 반드시 함께 시행하세요. 자기 각성법을 2주간 지속하면 다시 알림 기능이 필요 없어집니다.

이론 해설

코르티솔에 의한 기상 준비는 깨어난 시간부터 역산해 진행됩니다. 다시 알림 기능은 이러한 목표를 뒤로 미루게 하는 셈입니다. 자기 각성법으로 예고도 하지 않은 채 소리 자극으로 수면을 방해받고, 이를 5분씩 반복하면 깨어날 타이밍을 찾기 어려워집니다.

실제 일어난 시간에 알람을 맞춘다

아침 6시에 일어나고 싶은데 10시까지 자버려요.

주말 등 휴일에 시도
하는 게 좋다
2月
그날 일어난 시간을
알람으로 설정한다

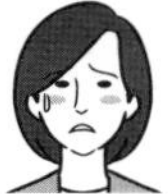

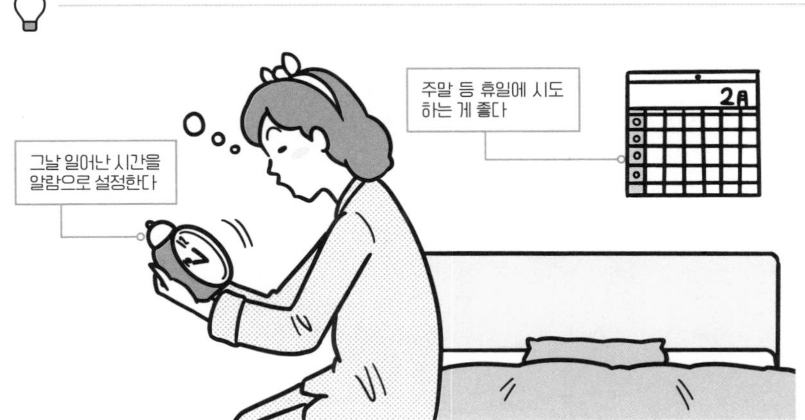

ADVICE

현재의 생체 리듬에 맞춰 시작한다!

오전 10시에 깨어났다면 뇌가 최종적으로 기상 준비를 마친 시간이 10시라는 이야기입니다. 실제로 일어난 시간인 10시에 알람을 맞추고 자기 전 "10시에 일어난다"라고 세 번 외치면 다음 날 아침 9시 50분 정도에 눈이 떠지기도 합니다. 9시 50분에 알람을 맞추면 다음 날 아침은 9시 30분에 눈이 떠집니다. 이를 반복하면 원하는 시간에 깰 수 있습니다.

이론 해설

빨리 일어나고 싶다는 것은 생체리듬을 앞당기고 싶다는 뜻입니다. 생체리듬은 현재의 리듬에 맞춰 완벽하게 일어나게 된 다음에야 비로소 앞당길 수 있습니다. 지금의 기상 시간에 맞추어 확실하게 일어나는 것을 목표로 삼으면 생체리듬을 서서히 앞당길 수 있습니다.

기상 시 맥박을 수면 개선의 지표로 삼는다

아침부터 몸이 나른해서 눈이 안 떠져요.

깨어나면 똑바로 누워 맥박을 잰다
15초 동안의 맥박수를 4배해 1분간의 맥박수를 어림잡는다
60
15
30
45
맥박이 빠르면 수면의 질이 낮다는 증거

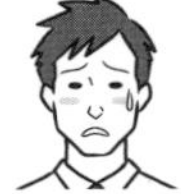

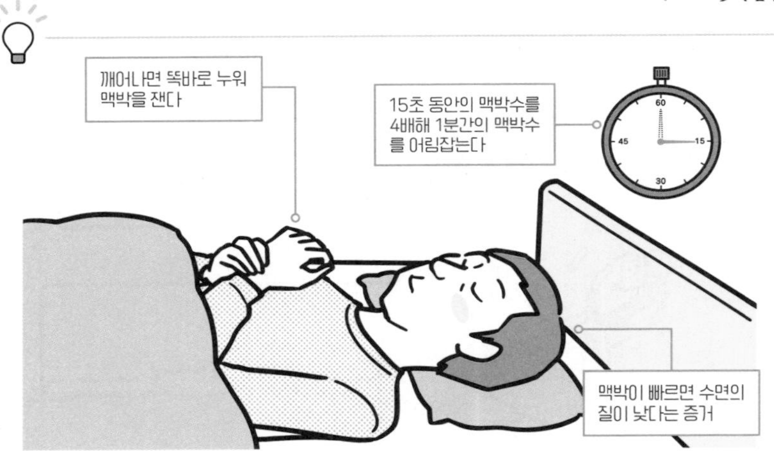

ADVICE

수치화로 수면의 질을 높인다!

아침에 일어났을 때 맥박수를 재보세요. 수면 중에는 혈압이나 호흡수, 심박수가 떨어지므로 기상한 직후에는 평상시보다 느린 게 정상입니다. 보통 깨어 있을 때 맥박수는 분당 60~100회지만, 일어났을 때는 그보다 더 적을 수 있습니다.

며칠 동안 측정해보면 피곤할 때나 낮에 졸음이 쏟아진 날에는 맥박이 빠르다는 걸 깨달을 겁니다. 이를 수치로 기록해두면 자신의 수면 상태를 객관적으로 볼 수 있고 잠을 푹 자기 위해 노력하는 데 동기부여가 될 거예요.

이론 해설

심박수를 재는 것은 **수면의 질을 파악할 수 있는 가장 간편한 방법이라 운동선수의 컨디션 관리에도 활용됩니다.** 계속되는 야근이나 출장 후 며칠 동안 쉬어야 컨디션이 돌아오는지 알고 싶다면 이 지표를 활용해보세요. 보다 과학적으로 휴식을 취할 수 있습니다.

기상 시 심박수에는 야간 수면 중 자율신경 활동이 흐트러지는 경향이 반영됩니다. 자율신경은 하루 동안 활발하게 활동했다 진정되는 패턴을 보인다는 것이 밝혀졌습니다. 아침에 깨어나기 3시간 전부터 혈압과 심박수가 오르기 시작해, 깨어난 뒤 14시간이 지났을 때부터 급격하게 떨어집니다. 7시에 일어날 경우, 새벽 4시부터 심박수가 오르고 밤 9시부터는 급격하게 떨어집니다. **이러한 자율신경의 리듬은 타고난 것입니다. 이 리듬에 생활을 맞추면 뇌와 몸의 활동성을 높일 수 있습니다.**

더 알고 싶어요

한밤중에 스마트폰을 보고 싶지 않다면?

수면 외래에서는 "스마트폰을 보다가 취침 시간이 자꾸 늦어져요"라는 상담에 **"21시에 끝내는 걸로 하면 어떨까요?"** 하고 답할 때가 있습니다.

끝내는 시간이 정해져 있고 이를 바꿀 수 없다고 여기면, 그 시간까지 해야 할 일을 끝내기 위해 모든 행동을 조절하게 됩니다.

언제 어디서나 무엇이든 할 수 있는 환경은 언뜻 편리하게 느낄 수 있으나, 모든 행동을 스스로 선택해야만 한다는 심리적 압박감이 있습니다. 그리고 최적의 행동을 일일이 선택하는 것은 상당히 힘든 일이라 뇌에 부담이 됩니다. 뇌는 어떤 행동을 선택하는 데 에너지를 소비하므로 **어느 정도 행동에 제한을 두어야 쓸데없는 에너지 소모를 줄일 수 있습니다.**

건강한 성인의 24시간 혈압 및 심박수 변동

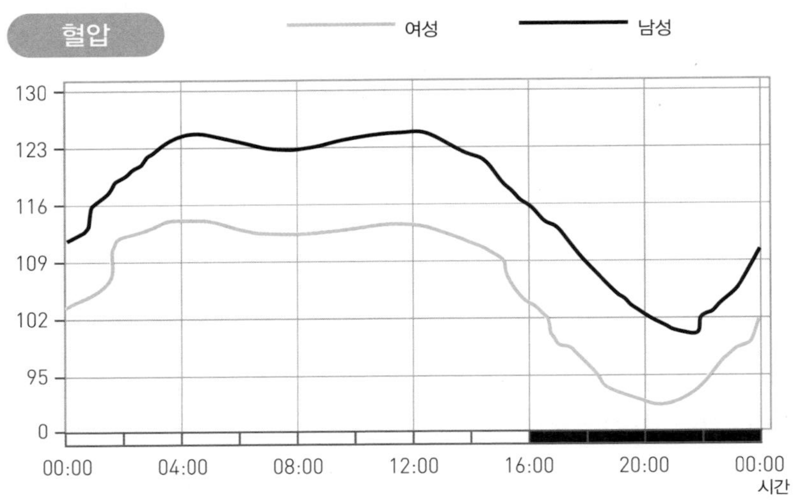

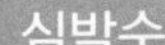

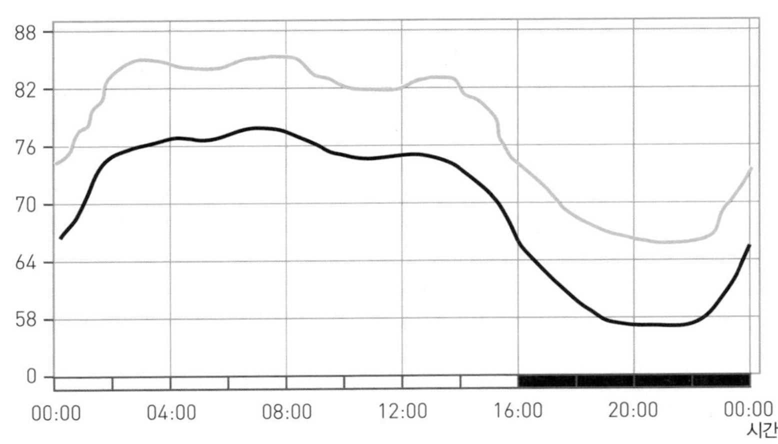

※가로축은 아침에 깨어났을 때를 00:00으로 가정한 시각, 검은색 바는 수면 시간대를 나타낸다. 위는 수축기와 확장기의 혈압(mmHg), 아래는 24시간 동안의 심박수(bpm) 변동을 나타낸다.

8 목욕 후 무릎 밑에 냉온수를 번갈아 세 번 끼얹는다

아침에 깨면 현기증이 나고 컨디션이 나빠요.

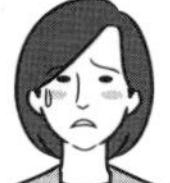

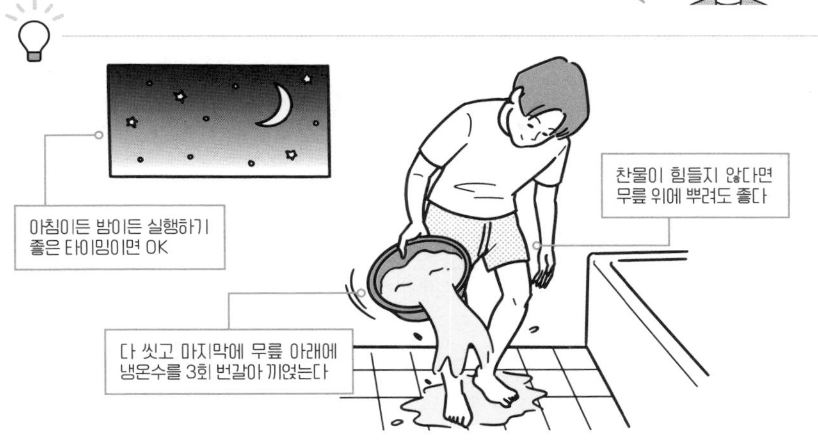

ADVICE

일어나기 쉬운 몸을 만든다!

잠에서 깨어나 몸을 일으켰을 때 현기증이 나거나 컨디션이 나쁘다면, 심장에서 뿜어내는 혈류가 뇌와 내장에 충분히 전달되지 않기 때문입니다. 아침이나 밤에 자기 전에 목욕 후 마지막에는 세숫대야에 찬물을 퍼서 무릎 아래에 끼얹었다가 바로 따뜻한 물 끼얹기를 3회 반복하세요. 이렇게 몸 바깥쪽에 자극을 주면 깨어날 준비가 되었을 때 몸이 바로 반응하게 됩니다.

이론 해설

성호르몬은 남성호르몬이든 여성호르몬이든 코르티솔의 작용을 방해합니다. 따라서 성호르몬이 급격히 분비되는 중학생 때가 아침에 일어나기 가장 어려운 시기입니다. 뇌에 모이는 혈류가 적으면 현기증이 나고, 반대로 뇌가 혈류를 독점하면 내장 혈류가 줄어들어 컨디션이 나빠집니다.

더 알고 싶어요

현기증이 느껴지면 일단 물부터 마신다

어릴 때 조회 시간에 오랫동안 서 있다가 컨디션이 나빠지거나 현기증이 나는 경험을 한 사람이 있을 겁니다. 이런 증상이 나타나면 기립성 저혈압이라는 진단을 받기도 합니다. 맨 처음 해야 할 것은 탈수를 막는 것입니다. 뇌나 내장에 혈류를 보내기 위해서는 혈액량을 확보해야 합니다. 1시간에 한 번 정도 물을 마시면 탈수를 막을 수 있습니다.

그다음 대책은 냉온욕입니다. 냉온욕은 냉탕과 온탕에 번갈아 들어가는 것입니다. 냉탕에서는 혈관이 수축해 혈압이 오르고 온탕에서는 혈관이 확장되어 혈압이 떨어지는데, 이 반응을 신속하게 이끌어내는 것이 목적입니다.

가정에서는 무릎 아래만 냉온욕을 해보세요. 뇌에 혈류를 전달하기 위해 뇌에서 가장 먼 발부터 수분을 끌어올리는 능력을 단련하는 겁니다. 겨울에는 추워서 하기 어려울 거라고 생각할 수 있어요. 완전히 차가운 물이 아니어도 괜찮으니 한번 해보세요. 온도차만 난다면 충분한 효과를 볼 수 있습니다.

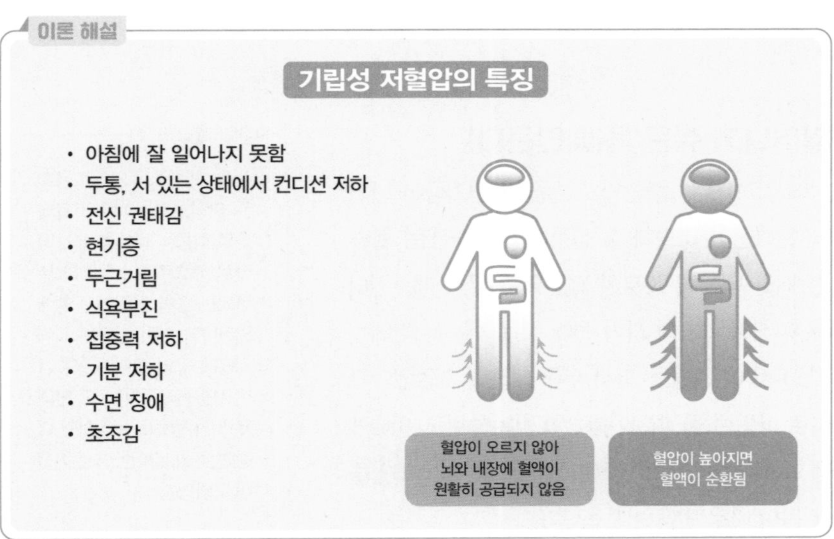

9 잠에서 깨면 바로 옷을 갈아입는다

아침에 몸이 많이 가려워요.

눈을 뜨자마자 제일 먼저 옷을 갈아입는다
귀가 후에도 바로 갈아입는다
노폐물이 피부에 닿지 않게 하는 것이 중요

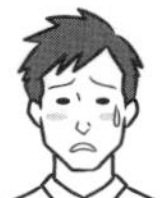

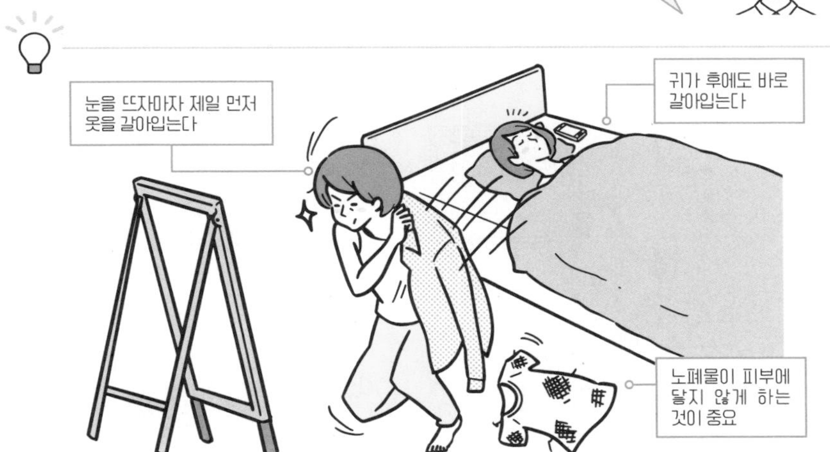

ADVICE

수면 중 배출된 노폐물이 몸에 닿지 않게 한다!

수면 중에 몸은 땀을 통해 노폐물을 배출합니다. 뇌가 깨어날 때 증가하는 히스타민은 염증이나 알레르기 반응에 관여합니다. 그래서 이 물질이 늘어나는 아침에 노폐물이 피부에 닿으면 간지러워집니다. 깨자마자 잠옷을 벗어 노폐물이 피부에 닿지 않게 하면 가려움증이 줄어들 거예요.

이론 해설

히스타민이 과도하게 증가하면 알레르기 반응이 일어납니다. 알레르기 약으로 항히스타민제를 사용하는 이유입니다. 항히스타민제의 부작용으로 졸음이 오는 것은 히스타민이 뇌의 각성에 관여하기 때문이에요. 항히스타민제의 졸음 유도 현상을 이용한 수면 보조제를 약국에서 판매하기도 합니다.

TIPS

10 아침 식사 전 10시간 동안 공복을 유지한다

아침 식사가 중요하다는데 먹어도 기운이 안 나요.

휴일 저녁 식사 시간을 앞당기는 게 좋다
전날 밤부터 10시간 금식이 목표
음료는 당분 제로인 것으로

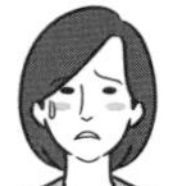

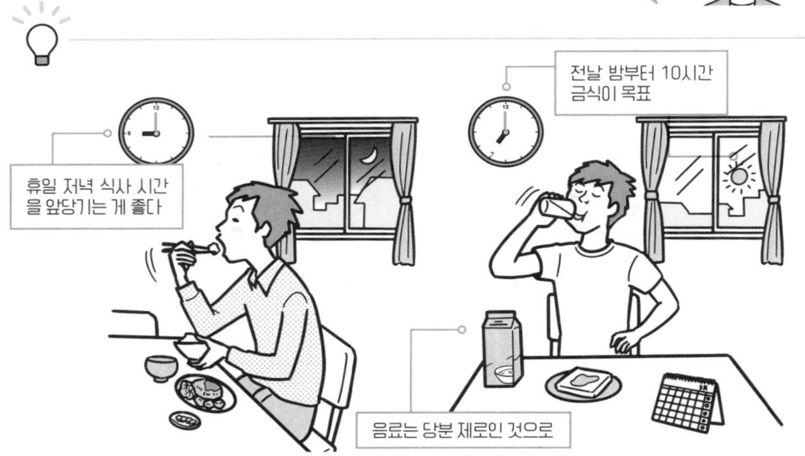

ADVICE

10시간 금식 후 아침 식사를 한다!

생체리듬은 긴 공복 시간을 거친 후 식사하는 것으로 시작됩니다. 보통 1일 3식을 하는 경우, 저녁 식사 후부터 아침 식사까지 공복 시간이 가장 깁니다. 긴 공복의 기준은 10시간입니다. 연휴 마지막 날 저녁 식사 시간을 앞당기고 당분이 많은 음료를 피하며 공복 시간을 늘려보세요. 다음 날 아침 식사를 하는 시점에 생체리듬이 확실하게 시작되어 오전부터 멍해지는 휴일 후유증을 방지할 수 있습니다.

이론 해설

식사는 빛이나 심부 체온과는 다르게 독립적으로 생체리듬에 영향을 줍니다. 금식은 여분의 에너지 소비를 억제하고 에너지 효율을 높이는 생물학적 전략입니다. 반대로 간식을 계속 먹다 보면 생체리듬이 무너져 에너지 효율이 떨어지고 피로를 쉽게 느낍니다.

11 아침에 단것을 먹는다

아침에 일어나면 제대로 활동할 힘이 안 나요.

아 침
저 녁
당분이 많은 대표적인 채소는 감자와 당근
저녁에는 메밀국수나 요구르트, 샐러드를 추천
아침은 밥과 감자, 당근 등 GI 지수가 높은 메뉴로
저녁에는 GI 지수가 높은 식품을 피한다

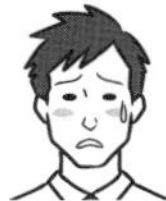

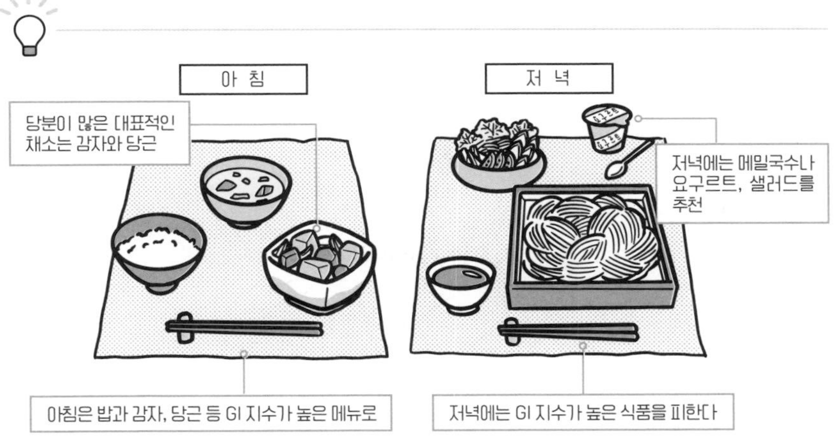

ADVICE

GI 지수가 높은 식품을 먹으면 생체리듬이 쉽게 활성화된다

아침 식사 때 단 음식을 하나 추가해보세요. GI 지수가 높은 식품은 생체리듬을 큰 폭으로 움직입니다. 가장 좋은 것은 기상 2시간 후에 먹는 것으로, 그러면 생체리듬이 앞당겨져 활동하기 좋아집니다. 반대로 취침 전에 GI 지수가 높은 식품을 먹으면 생체리듬이 뒤로 밀려 아침에 일어나기 힘들어져요. 아침은 든든하게, 저녁은 가볍게 먹으면 생체리듬을 조절하기 쉽습니다.

이론 해설

GI(글리세믹 인덱스) 지수란 식후 혈당치 상승도를 식품별로 나타낸 수치입니다. 달거나 기름진 음식은 GI 지수가 높고 해조류나 건강한 식품은 낮습니다. GI 지수를 검색해 아침에 추가할 식품과 밤에 출출할 때 먹을 것을 정해두면 좋습니다.

TIPS

12 기상 1시간 전부터 난방으로 실온을 올린다

겨울에는 이불 밖으로 나가기 싫어서 못 일어나겠어요.

기상 후에는 따뜻한 음료를 마신다
타이머로 기상 1시간 전에 난방을 켜둔다

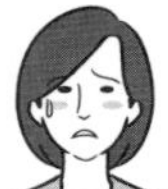

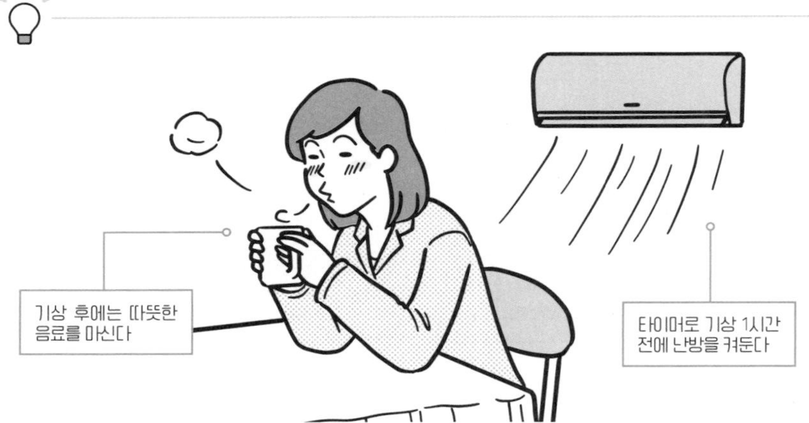

ADVICE

실온을 높여 심부 체온 리듬을 조절

기상 2시간 전부터 올라가기 시작하는 심부 체온 리듬을 조절하면 겨울에도 쉽게 일어날 수 있습니다. 아침에 실내 기온이 낮으면 심부 체온이 잘 올라가지 않아 일어나기 힘들어져요. 그러니 기상하기 1시간 전에 타이머로 난방을 예약해 실내 온도를 높여두세요. 그러면 이불 밖으로 나오기 쉬워집니다. 또 기상한 후에 따뜻한 음료를 마시면 심부 체온을 직접적으로 올릴 수 있습니다.

이론 해설

기상 2시간 전 최저 체온일 때는 춥다고 느끼기 때문에 활동력이 극단적으로 저하됩니다. 그때부터 심부 체온이 자연스럽게 상승하는데, 큰 폭으로 상승할수록 아침에 활동하기 쉬워집니다. 이 리듬을 조절하면 심부 체온이 자연스럽게 올라가 일어나기도 쉬워집니다.

13 깼다가 다시 자는 것이 효과적인지 스스로 평가한다

아침에 깼다가 다시 자는 버릇이 안 고쳐져요.

깼다가 다시 잤는데 개운하다면 수면량을 늘린다
깼다가 다시 잤는데 나른하다면 다음부터는 앉아서 잔다

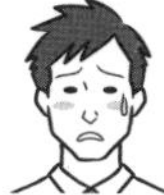

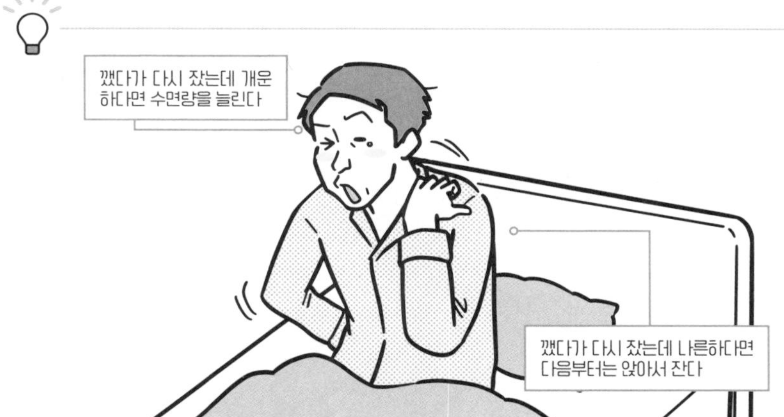

ADVICE

깼다가 다시 자면 회복되어야 한다

깼다가 다시 자고 일어나면 처음 일어났을 때보다 몸이 회복되어야 합니다. 다시 잤다가 일어났을 때 자신의 상태를 체크해보세요. 개운한 느낌이 든다면 수면량이 부족하다는 뜻입니다. 평상시보다 몇 분이라도 일찍 자서 누적 수면량을 늘리세요. 반대로 다시 잤다가 일어났을 때 몸이 나른하다면 처음 눈을 떴을 때 이미 수면이 끝난 것이므로 과감하게 일어나 앉기를 추천합니다.

이론 해설

기상 준비가 끝났음에도 다시 누워서 잠들면 코르티솔 분비가 불규칙해지고 일어나기 힘들어집니다. '주말이니까 몰아 자서 체력을 회복해야지'라는 생각으로 다시 잠들기를 반복했다가는 역효과가 날 수 있습니다. 깼다가 다시 자는 것이 효과적인지 스스로 평가보세요.

TIPS

14 평일과 휴일 기상 시간을 3시간 차 이내로 유지한다

휴일에 몰아 자면 더 졸려요.

3月
서서히 평일 기상 시간에 맞춰가는 게 베스트
3시간 이상 차이가 나면 코르티솔이 과다 분비된다
3시간까지는 평일보다 더 늦게 일어나도 OK

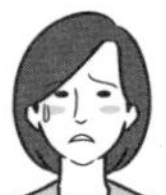

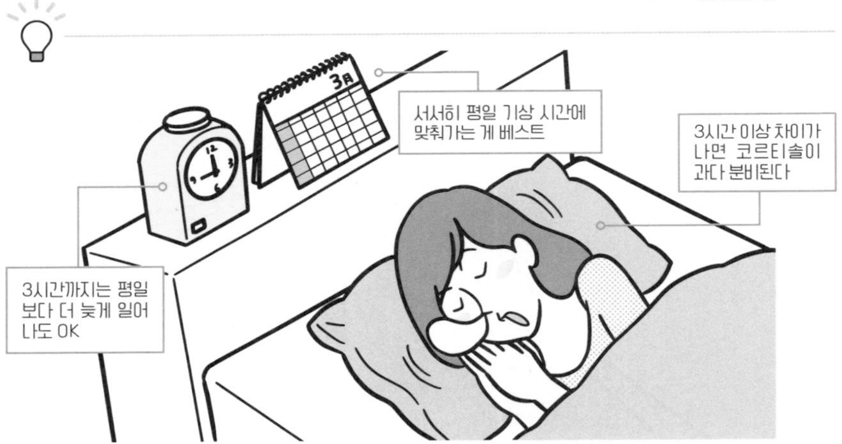

ADVICE

기상 시간 차이는 3시간까지!

평일과 휴일의 기상 시간 차이가 3시간 이내인 사람 중 정신 건강이 좋지 않은 사람은 적습니다. 반대로 정신 건강이 나빠지기 시작할 때는 아침에 일어나기 어려워집니다. 의도적으로 주말에 몰아 자는 것을 반복하다가는 정신 건강이 악화될 수 있습니다. 기상 시간은 일정할수록 좋지만 갑작스레 시간을 맞추기는 어렵습니다. 우선 평일과 휴일 기상 시간을 3시간 차 이내로 유지하는 것을 목표로 삼으세요.

이론 해설

휴일에 평소 기상 시간보다 3시간 이상 더 늦게 일어났다가 깨면 짜증이 나거나 집안일 등이 하기 귀찮아지기도 합니다. 이는 낮에 코르티솔이 증가하면서 일어나는 반응입니다. 기상 시간의 차이를 줄이는 것은 뇌를 건강하게 유지하는 데 중요한 포인트입니다.

15 휴일에는 수면 한도를 정해 깨어 있는 시간을 늘린다

휴일에는 하루 종일 잠만 자요.

중간에 일어난 시간을 기억해둔다
3시에 일어나자.
지난번에 마지막으로 중간에 깬 시간을 기상 시간으로 한다
3:00

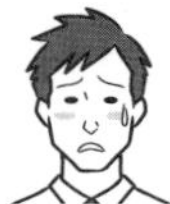

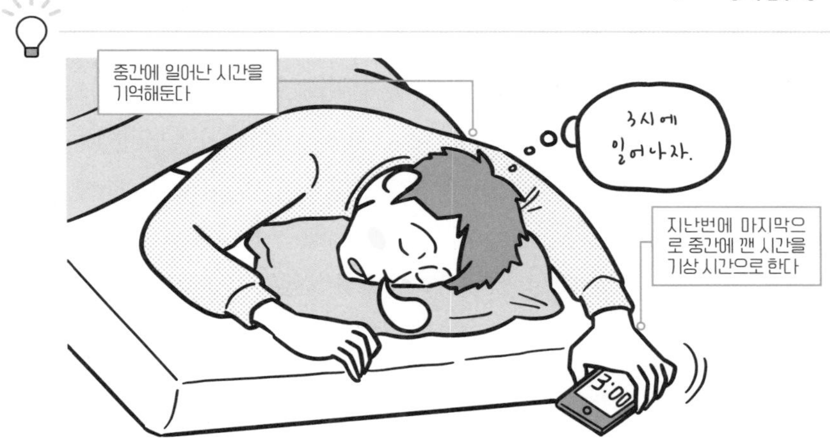

ADVICE

휴일에 깨어 있는 시간대를 연장한다!

아무리 오랜 시간 잠을 자는 사람이라도 오후 7시부터 9시까지는 깨어 있는 경우가 많습니다. 깨어 있는 시간대를 연장하면 총 수면 시간은 줄어들지만 개운하게 일어날 수 있습니다. 예를 들어 오전 7시, 10시, 오후 1시, 3시, 6시에 계속 깼다면, 우선 오후 3시 이후에는 자지 않도록 하세요. 일주일 동안 실천했다면 다음에는 오후 1시 이후에 자지 않는 식으로 깨어 있는 시간대를 늘려갑니다.

더 알고 싶어요

오후까지 자는 사람이 체크해야 할 것

아침 일찍 일어나고 싶지만 자꾸 오후까지 자버린다며 좌절감이나 죄책감을 느끼는 사람이 많습니다. 아침에 일찍 일어나보겠다고 무리하게 알람을 몇 번이나 맞춰두고 깼다 자기를 반복한다는 사람도 있습니다. **오랫동안 수면을 취한 다음 일어났을 때 개운한지부터 체크해보세요.**

며칠에 한 번씩, 혹은 휴일에만 오래 잠을 잔다면, 일어났을 때 개운하고 밤에도 별문제 없이 잠들 수 있습니다. 이는 수면 욕구에 의한 잠이므로 **생활에 지장이 없다면 억지로 이 리듬을 늦출 필요는 없습니다. 다만 오랫동안 잘 때 수면 시간대를 비슷하게 맞추는 것을 목표로 삼으세요.** 자는 시간대가 제각각이면 사소한 일에도 수면 시간대가 흐트러져 밤에 잠들기 어려워지거나 아침에 일어나기 힘들어집니다. 평일 밤의 메인 수면 시간대와 휴일에 오랫동안 잘 때의 수면 시간대 외의 시간에는 자지 않는다는 식으로 수면과 각성 시간대를 구분해두세요.

한편 오랫동안 자다 깼을 때 나른하거나 너무 늦은 오후까지 자버려 밤에 잠이 안 올 경우에는 수면을 밤에만 집중시키는 대책을 세워야 합니다. 가장 먼저 해야 하는 것은 수면을 통해 뇌와 몸을 회복하는 것입니다.

잠을 잤는데도 나른하다면 그 수면은 여분의 수면이라고 생각하고, 그 전에 깬 시간대부터는 쭉 일어나 있으세요. 그러면 수면-각성의 리듬이 확실해집니다. 이런 행동을 반복하면 수면의 질이 향상되어, 하루에 한 번 밤에만 자면 낮에는 자지 않는 리듬으로 조절됩니다.

이론 해설

수면 시간과 깨어 있는 시간대가 명확하게 구분되면 수면-각성 리듬이 뚜렷해집니다. 각성과 수면의 밀고 당기기가 강력하므로 수면의 질이 향상되어 짧게 자더라도 개운하게 일어날 수 있습니다.

쾌면을 위한 휴일 솔루션

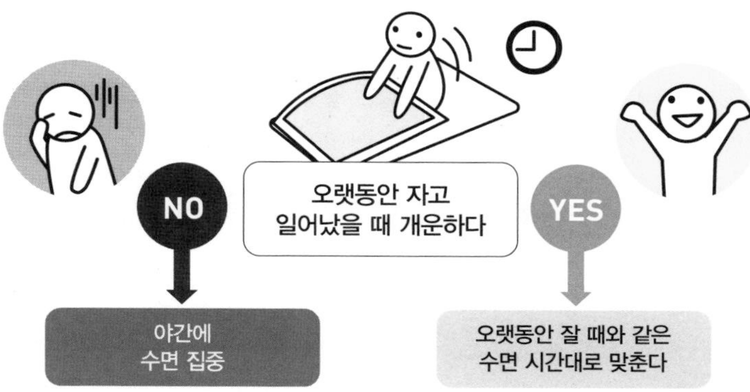

이론 해설

적어도 최근 7일 이상 매일 10시간 이상 잤다면 장시간 수면자라고 할 수 있습니다. 남성의 약 2%, 여성의 약 1.5%가 이에 해당된다는 보고가 있습니다. 오래 자도록 타고난 것인지, 어떤 요인에 의해 오랫동안 수면을 취하게 되는 것인지는 밝혀지지 않았습니다. 이런 사람들은 낮에만 자는 어긋난 수면 리듬을 보이는 일이 적고, 오래 잘수록 개운해지며, 강제적으로 야간에 오랫동안 자면 낮에 졸리지 않고 개운한 것이 특징입니다.

"인터넷 기사 같은 걸 찾아보니 저도 장시간 수면자 같아요"라고 상담을 청하는 사람도 많습니다. 이럴 경우, 나른함 때문에 취하는 수면과 욕구에 근거한 수면으로 나누어 관찰합니다. 몸이 나른해서 누웠다가 오랫동안 자는 건 장시간 수면이 필요해서가 아닙니다. 확실하게 각성하지 않아 수면에 들거나, 깨어났음에도 수면 뇌파가 남아 수면 관성 때문에 잠을 자는 경우가 많습니다.

따라서 몸이 나른해 잠들었다면 오랫동안 자더라도 개운하지 않고 컨디션이 나쁠 때가 많습니다. 수면 한도를 정해두고 그 시간대 이후에는 자지 않도록 각성 시간대를 설정해두세요. **수면과 각성 시간대를 구분하면 수면 시간이 점점 짧아집니다. 오히려 이렇게 하면 컨디션이 좋아지는 것을 느낄 거예요.**

16 일찍 일어나야 하는 날 전날 아침에는 밖에 나간다

약속 때문에 일찍 일어나야 하는데 일찍 잠자리에 들어도 잠이 안 와요.

전날 아침에 강한 빛을 쬔다
빛을 받은 16시간 후 졸음이 온다
편의점 24
아침에 편의점에 가는 것도 추천

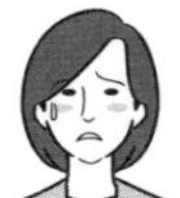

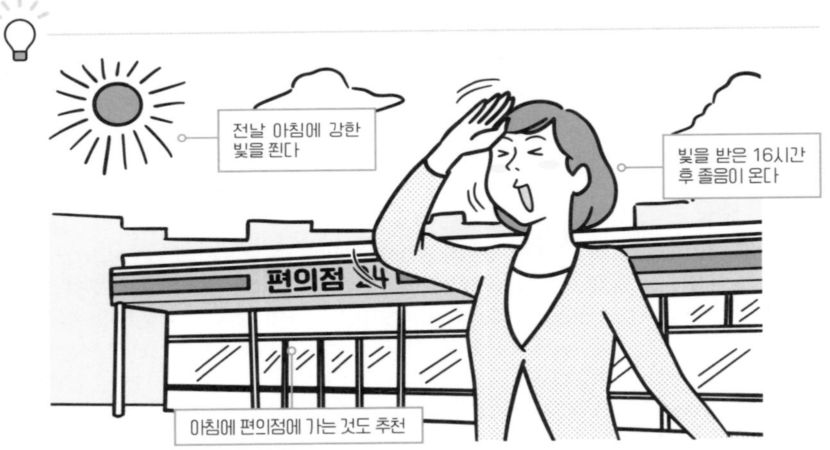

ADVICE

일찍 일어날 준비는 전날 아침부터!

일찍 일어나고 싶은 날의 전날 아침에는 바깥으로 나가 강한 햇살이 뇌에 전달되도록 하세요. 그러면 16시간 후에 졸음이 오는 멜라토닌 리듬의 진폭이 강해져, 밤에 일찍 잠이 오게 됩니다. 졸음이 오는 타이밍에 잠자리에 들면 취침 시간을 앞당겨도 잠이 잘 오고, 아침에 일찍 일어나기도 쉬워집니다. 며칠 전부터 아침에 밖으로 나가면 원하는 날에 일찍 일어날 확률이 높아집니다. 편의점 조명을 받는 것도 효과적이에요.

이론 해설

생체리듬은 전날 리듬에 영향을 받으므로 갑자기 일찍 일어나거나 잠들기는 어려우며, 취침과 기상에 악영향을 미칩니다. 생체리듬을 잘 활용하려면 미리 뇌에 강한 아침 햇살을 전달하는 것으로 준비해두어야 합니다.

17 2월 말과 9월 말에는 더욱 오래 아침 햇살을 받는다

5월이 되면 의욕이 없어져요.

일출 시간이 크게 달라지는
시기에는 빛이 중요
두 달 전부터 뇌에 계절
변화를 준비시킨다

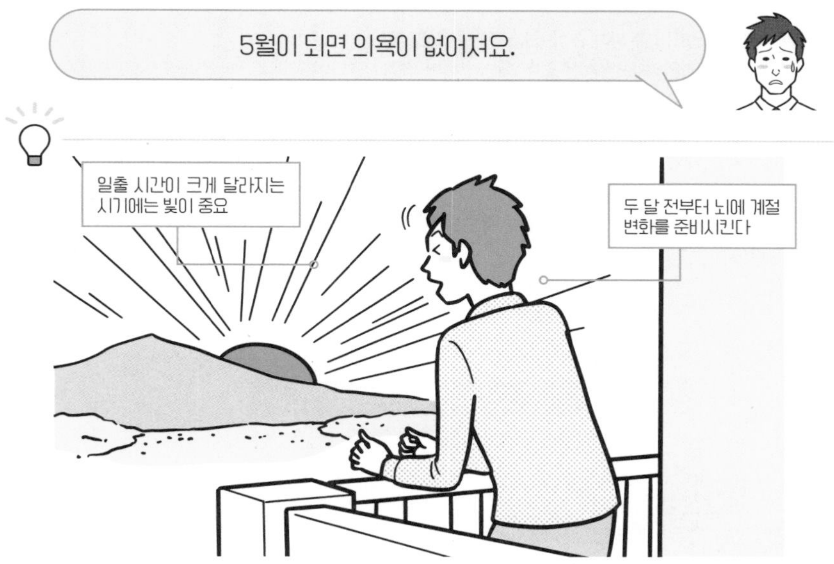

ADVICE

2월 말의 빛으로 계절성 우울증을 예방한다!

일출 시간이 크게 달라지는 2월 말과 8월 말에 뇌에 빛을 전달해두면 계절성 우울증을 예방할 수 있습니다.

2월 말은 아직 춥고 8월 말은 해가 길기 때문에 계절의 변화를 느끼기 어렵습니다. 그러나 이 시기부터 다음 계절을 맞을 준비를 하기 위해 눈을 뜨자마자 베란다로 나가거나 창가에서 1m 이내로 이동하면 봄의 나른함이나 의욕 상실, 운동 부족, 계절성 우울증 및 과식, 불면을 줄일 수 있습니다.

이론 해설

우리나라는 북반구에 있기 때문에 여름에는 기압이 내려가면서 기온이 오르고, 겨울에는 그 반대가 됩니다. 이러한 계절의 변화에 맞추어 자율신경계 또한 몸을 조절합니다.

초봄부터 기온이 오르기 시작하면 신진대사가 상승 곡선을 그리므로 몸에 부담이 됩니다. 또 위장 등 내장의 활동에 따른 부담을 줄이기 위해 부교감신경이 활발해집니다. 기분은 평온하고 내장 활동은 활발해지는 것입니다.

그러나 초봄에 이사를 하거나 환경이 변화해 교감신경이 활발해지면, 그 반동으로 부교감신경이 과도하게 작용해 갑작스레 의욕이 떨어지거나, 운동 부족이 되거나, 빠르게 에너지로 변하는 단 음식을 지나치게 많이 섭취하는 증상이 나타날 수 있습니다.

계절이 흘러 가을이 오면 체온을 유지하기 위한 교감신경의 영향으로 혈압이 높아지고 심박수가 증가합니다. 그래서 해가 빨리 지는데도 밤늦게 자면 교감신경이 진정되지 않아 짜증을 내거나 극단적인 과식을 하게 될 수 있습니다.

이렇게 몸은 계절이 변화하기 두 달 전부터 적응할 준비를 시작합니다. 그 기준은 바로 일출 시간대와 빛의 세기입니다. **계절의 변화와 관계없이 잠에서 깨면 창가 1m 이내로 이동하세요. 그러면 뇌가 빛을 통해 정보를 얻고 준비해두기 때문에 계절이 바뀌어도 몸과 마음의 컨디션이 나빠지지 않습니다.**

계절 변화에 따른 몸의 변화

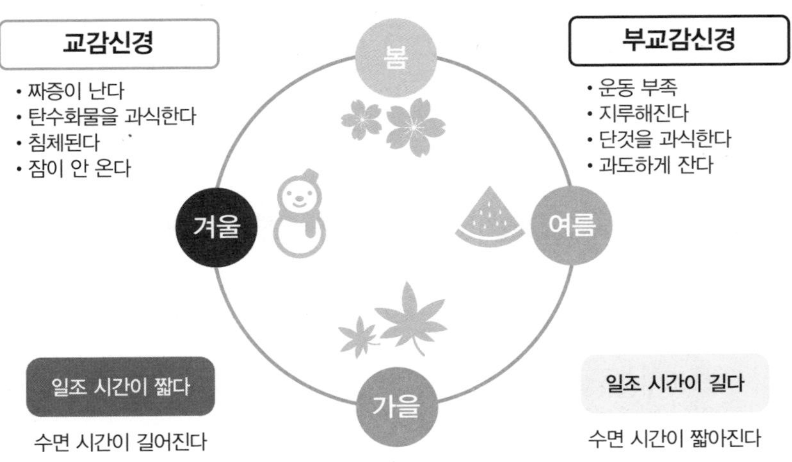

COLUMN

4일간 실행하면 습관이 된다

뇌에 성공 경험을 적립해간다!

매번 좋은 습관을 들이는 데 실패해 좌절하는 사람이 있습니다. 행동을 바꾸려면 '못하는 건 선택하지 말자'라고 딱 잘라 결정해두세요. 뇌는 예전 행동에 대한 기억을 토대로 다음 행동을 준비하므로, 행동을 단번에 바꿀 수는 없습니다. 그 대신 한 가지 순서를 더하거나, 행동 순서를 바꾸는 것은 할 수 있습니다. 이를 주 4일간 실행하면 그것이 기본 행동이 됩니다. 뇌는 기본 행동 외의 행동을 선택지에서 제외해 에너지를 절감하려고 하므로 습관을 바꾸기가 더 쉬워집니다.

주말 + 평일 2일 동안 실행하면 합격으로 친다

뇌 기능을 활성화하려면 확실하게 할 수 있는 과제를 선택하고, 실패하지 않는 학습 과정을 설정하는 것이 중요합니다. 힘든 과제는 할 수 있는 만큼 쪼개는 겁니다. 그 작은 과제를 일주일의 과반수인 4일 이상 실천하면 습관화됩니다. 그러면 업무나 집안일에서 작은 성공을 적립해갈 수 있습니다.

예를 들어 '방 정리하기'가 잘 안 될 경우 서류를 파일에 정리하기, 책을 책장에 꽂기, 사용한 물건 제자리에 놓기, 스마트폰을 충전기 주변에 놓기와 같이 충분히 할 수 있을 만한 과제로 쪼갭니다. 쪼갠 과제가 많다면 그걸 다 실행하려고 할 필요는 없습니다.

9개의 칸을 그리고, 쪼갠 과제를 각각의 칸에 적어보세요. 빙고 게임을 하듯이 하나 성공하면 그 칸을 지우고, 가로세로 사선 중 쉽게 한 줄이라도 다 지워보세요. 이런 식으로 **해야 할 일을 9개의 칸으로 나눠 실행하면 쉽게 작은 성공 경험을 차곡차곡 적립해갈 수 있습니다.**

제 3 장

피곤한데 잠이 오지 않을 때 유용한 취침 솔루션

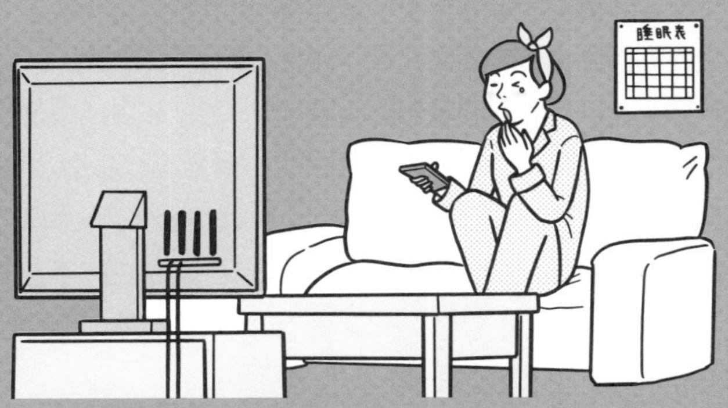

쌓이고 쌓인 피로 때문에 침대에 누우면 바로 잘 수 있을 거라 생각했지만,
막상 누우면 잠이 오지 않는다는 분들이 많습니다.
이런 상황에서도 푹 잘 수 있는 수면 솔루션을 소개할게요.

18 졸음 신호를 찾는다

밤에 졸리지가 않아요.
졸음 신호가 올 때까지 취침하지 않는다
睡眠表
1주간 취침이 늦어지면 졸음을 인지하지 못하게 된다
사소한 신호를 '졸음'이라 정의한다

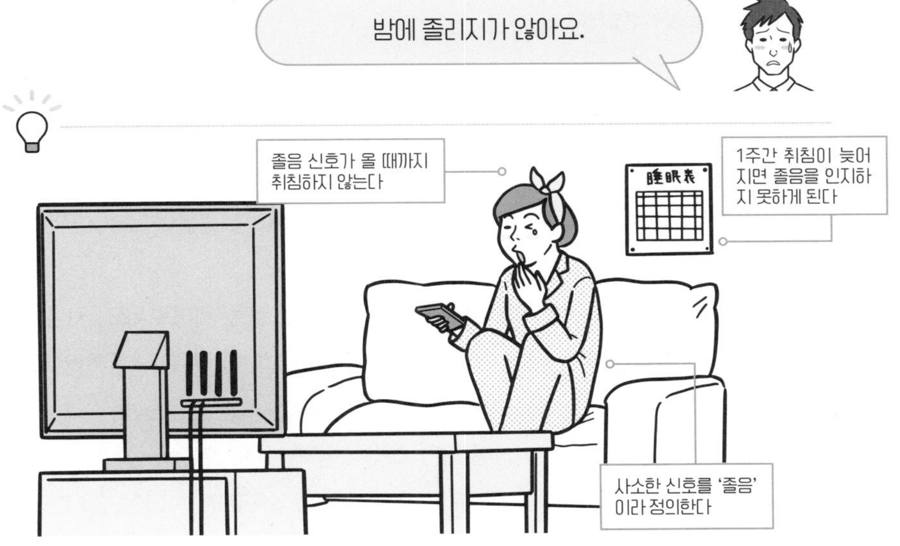

ADVICE

일주일 동안 늦게 자면 졸음을 인지하지 못한다!

평소 자정에 잠들던 사람이 일주일 동안 새벽 1시까지 깨어 있으면 자정에 느끼던 졸음을 더 이상 느끼지 못하게 됩니다. 졸리지 않으니 늦게 취침하는 것이 습관화되어 잠자리에 들어도 잠이 잘 오지 않는 것입니다. '졸리니까 잔다'기보다 '시간이 됐으니까 잔다'는 느낌이라, 취침이 스트레스로 다가올 수도 있습니다.

졸리지 않더라도 대뇌에서는 졸음 신호를 내보냅니다. 하품이 가장 알아채기 쉬운 졸음 신호예요. 졸음을 알리는 사소한 신호가 있어야만 진짜 졸린 것이라고 생각하면 됩니다. 생체리듬을 조절하며 졸음 신호가 있는 날을 체크하다 보면, 신호를 감지하는 날의 비율이 늘어날 거예요.

이론 해설

실험을 통해 자극에 대한 반응 속도와 졸음을 얼마나 잘 인지하는지에 대해 조사했습니다. 실험은 밤샘 그룹과 침대에 4시간, 6시간, 8시간 있는 그룹으로 나누어 시행했습니다. 그 결과, 수면 시간이 짧을수록 자극에 대한 반응 속도가 저하되는 걸로 나타났습니다. 그러나 졸음을 느끼는 정도는 밤샘 그룹에서는 날이 갈수록 높아졌지만, 그 외 4시간 이상 침대에 있는 그룹에서는 그렇지 않았습니다. 처음 일주일 동안은 졸음이 늘었지만 그 후에는 더 이상 졸음을 느끼지 못하게 된 것입니다. 대뇌는 일주일 만에 졸음에 익숙해지고 자극에 대한 반응이 저하되는데, 이 반응 속도가 떨어지는 것을 자각하지 못합니다. **'내버려둬도 잠이 온다'라고 생각하지 말고, 밤이 되면 졸리도록 대뇌의 기능을 관리하는 것이 중요합니다.**

더 알고 싶어요

일주일 동안 밤샘을 한 후에 수면 사이클 되돌리는 법

대뇌는 일주일 동안 계속 밤을 새우면 졸음에 익숙해져 더는 졸음을 느끼지 못하게 됩니다. 졸음을 다시 느끼려면 적어도 한 달은 걸립니다.

이럴 때는 생체리듬을 조절한 다음 **취침 전 졸음을 느낀 날을 세어보세요.** 처음 2주 동안은 취침 전 하품을 하는 날이 하루 있을까 말까 할 겁니다. 2주간 시행하면서 수면 패턴을 되돌리는 행위를 더욱 강화하세요. 2주 뒤에는 취침 전 졸음을 느끼는 날이 3~4일로 늘어나고 주 4일 이상이 되면 그것이 생체리듬의 표준이 됩니다. 그리고 자기도 모르게 늦게 자는 패턴이 고정되지 않도록 의도적으로 자는 타이밍을 조절하세요. 졸음을 느끼는 신호가 온다면 바로 취침하면 됩니다.

이론 해설

졸음을 느끼지 못해 만성적으로 수면이 부족한 상태에서는 낮 동안의 뇌 각성도가 떨어집니다. 그러면 자극이 있을 때는 깨어 있지만, 자극이 사라지면 갑작스레 졸음이 쏟아집니다. 예를 들어 회의 중에 본인이 발언할 때는 전혀 졸리지 않다가도, 다른 사람이 토론을 시작하면 갑작스레 졸음이 밀려오는 식입니다. 마찬가지로 텔레비전을 끄면 갑자기 졸리거나, 조용하면 집중하지 못하고 음악을 틀어두곤 합니다. 이런 경우 행동 유발성 수면 부족 증후군일 확률이 높습니다. 이때 진단 기준으로 꼽는 것은 아래와 같습니다.

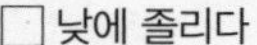 낮에 졸리다 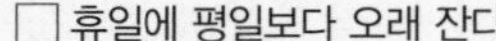 휴일에 평일보다 오래 잔다 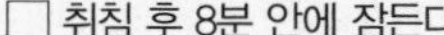 취침 후 8분 안에 잠든다

TIPS

19 목욕 후 1시간 뒤에 취침한다

목욕한 뒤에는 졸음이 달아나요.

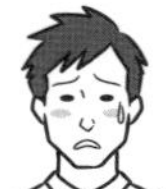

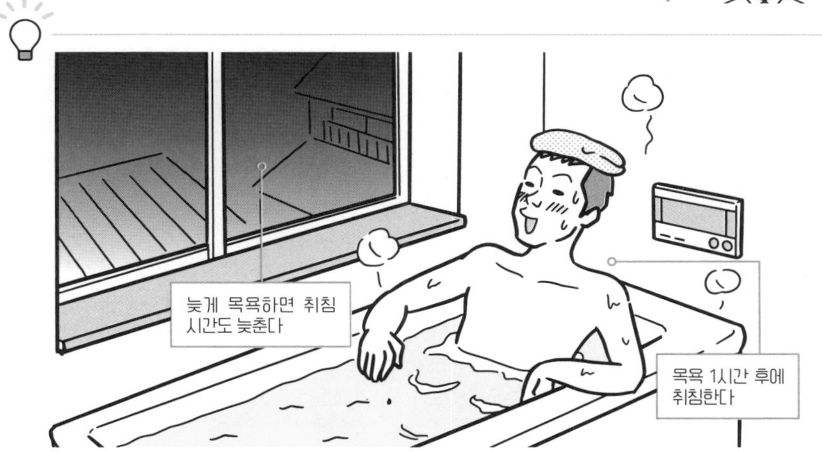

ADVICE

목욕으로 심부 체온 리듬에 반동을 준다!

기상한 지 11시간이 지난 후부터 취침을 위해 떨어지는 심부 체온은 목욕 후 다시 올라갔다가 그 반동으로 약 1시간 후부터 급격하게 떨어집니다. 이 타이밍을 노리면 쉽게 잠들 수 있고 수면의 질도 높일 수 있습니다. 만약 귀가가 늦어져 목욕하는 시간도 늦어진다면 일찍 잠자리에 들어봤자 잠이 오지 않습니다. 적어도 30분에서 1시간 정도 취침을 늦추면 수면의 질이 높아집니다.

더 알고 싶어요

뜨거운 물로 목욕한다면 취침 시간을 더 늦춰보자

"목욕을 하고 언제 자야 하나요?"라고 묻는 사람이 많습니다. 취침 전에 체온이 높이 올라갈수록 떨어지는 데 더 많은 시간이 걸립니다. **42℃ 이상의 뜨거운 물로 목욕하면 그만큼 체온이 높아지므로**, 취침 1시간 30분이나 2시간 전에는 목욕을 끝내는 것이 좋아요.

또 열을 지속시키는 성분이 많은 입욕제를 넣은 물이나 온천물에 오래 들어가 있으면 잠이 잘 안 온다는 상담도 자주 받습니다. 높은 체온이 오래 지속되면 그만큼 잠든 후 깊은 수면이 이루어지기 어렵고, 도중에 깨어나는 원인이 되기도 합니다. 이럴 때는 일부러라도 취침을 늦추세요. **열이 방출되면 하품 등의 졸음 신호가 옵니다.**

이론 해설

심부 체온 리듬은 몸 외부가 더워지거나 추워지면 일단 내부 온도를 반대로 조절해 체온을 중앙치로 되돌립니다. 이 현상을 호메오스타시스homeostasis, 즉 항상성이라고 부릅니다. 이 원리를 이용해 심부 체온을 올려두면, 머리나 발바닥에서 열을 방출해 수면 초반의 심부 체온을 떨어뜨릴 수 있습니다. 이는 환경에 적응해 몸을 기준치로 되돌리려는 생리학적 체계입니다. 기온이나 기후의 변화, 심리적 압박감이나 운동에 따라 대사가 변화되면 그로 인해 생긴 체내의 변화를 원상태로 되돌리려는 반응이 일어납니다. 이 과정에서 갑자기 원래대로 돌아가는 게 아니라, 반대편으로 크게 흔들리는 진자와 같은 원리로 크게 반대쪽으로 갔다가 서서히 진폭이 잦아들며 중앙값으로 돌아옵니다. 이때 변화에서 되돌아오는 기준인 중앙값은 일정하지 않고, 시간의 경과에 따라 달라집니다. 이 체계가 생체리듬입니다. **생체리듬의 진자 활동을 알고 있으면 자신의 뇌와 몸이 언제 어떻게 활동하는지 파악할 수 있으므로, 항상성에 크게 부담을 주지 않는 선에서 변화를 이끌어낼 수 있습니다.**

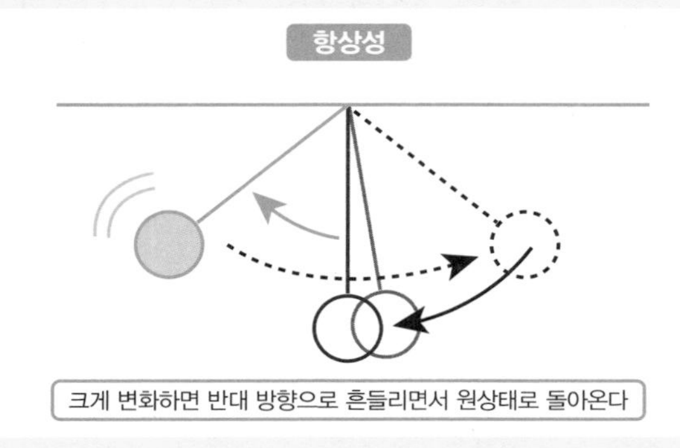

TIPS

20 욕실 조명을 끄고 목욕한다

밤에 오히려 머리가 맑아져요.

목욕 중 욕실의
조명을 끈다
탈의실 조명만
켜둔다

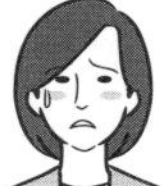

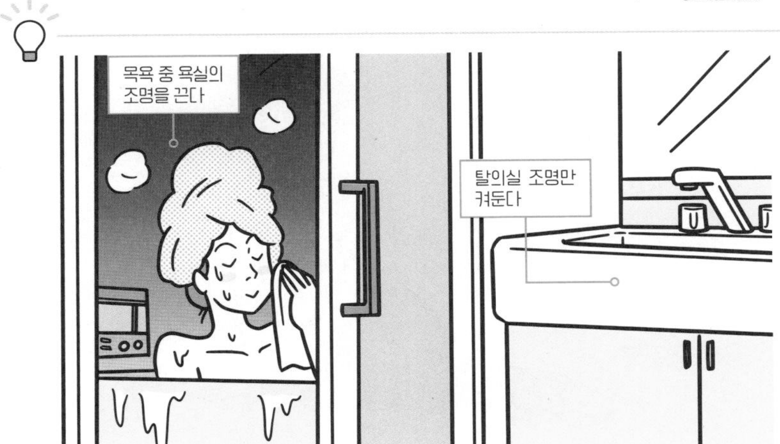

ADVICE

뇌에 '밤'을 알린다

욕실은 벽이나 거울 등 낮은 위치에 조명이 있는 경우가 많아 뇌에 강한 빛이 전달됩니다. 그러니 욕실 조명을 끄고 목욕해보세요. 어두컴컴한 곳에서 목욕을 하면 마음이 차분해지고 생각이 정리되는 느낌이 들 거예요. 목욕을 한 후에는 거실을 어둡게 해두면 자연스럽게 졸음이 옵니다.

이론 해설

외부 자극이 없으면 뇌는 정보를 정리하는 디폴트 모드 네트워크(DMN) 기능을 높입니다. 목욕 중에 이 기능을 활용하면 낮에 얻은 정보가 뇌 안에서 '활용할 수 있는 정보'로 바뀌면서 번뜩이는 아이디어가 떠오르거나 좋은 쪽으로 행동을 바꾸는 계기가 되기도 합니다.

TIPS

21 어둠 속에서 스트레칭을 한다

퇴근한 뒤에도 몸이 긴장되어 있어요.

OFF
ON
스트레칭을 할 때는
조명을 끈다
스트레칭 후에는
조명을 켜도 OK
익숙해진 뒤 어두운
곳에서 지내면 졸음이
더 잘 온다

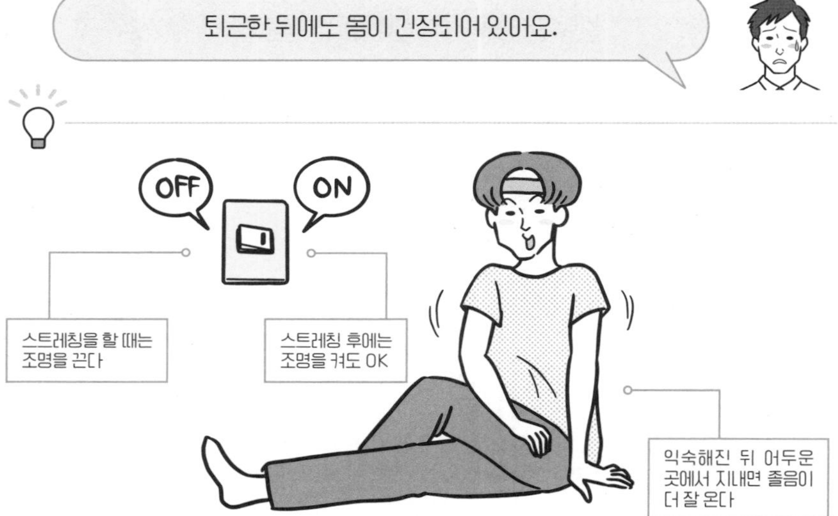

ADVICE

빛과 체온의 리듬을 함께 활용!

취침 전에 스트레칭을 하면 심부 체온이 완만하게 상승했다가 차차 떨어지므로 잠들기 쉬워집니다. 스트레칭은 평소에 하던 익숙한 루틴으로 하세요. 그래야 오랫동안 지속할 확률이 높습니다. 그리고 스트레칭할 때는 조명을 꺼보세요. 멜라토닌이 증가하고 몸의 감각이나 호흡에 집중하기도 쉬워지므로 스트레칭 효과를 높일 수 있어 자연스럽게 잠이 올 거예요.

이론 해설

스트레칭으로 항중력근을 풀어주는 것이 가장 중요합니다. 항중력근은 뇌의 각성 수준을 반영합니다. 취침 후 논렘수면 사이클의 마지막에 나타나는 렘수면에서는 항중력근의 활동이 억제되어 몸이 축 늘어진 상태가 됩니다. 수면 시에는 마음을 진정시키고 항중력근의 기능을 떨어뜨릴 필요가 있어요.

더 알고 싶어요

항중력근을 이완하는 스트레칭

크게 펴거나 강하게 힘을 주는 동작을 통해 근육이 수축한 뒤 이완됩니다. 우선 항중력근인 턱과 복근을 늘이세요. 엎드린 자세에서 양손을 어깨너비로 벌려 바닥을 짚고 상체를 뒤로 젖힙니다. 천장을 향해 턱을 들면 턱 근육을 늘일 수 있습니다. 요가에서는 코브라나 물고기 자세가 이에 해당됩니다.

또 하나는 허벅지, 엉덩이, 등, 종아리를 이완하는 스트레칭입니다. 다리를 쭉 뻗고 앉아 한쪽 다리를 책상다리하듯 굽히고 뻗은 다리 쪽 무릎에 얼굴을 대듯 상체를 숙입니다. 손으로 발끝을 잡으면 종아리도 이완할 수 있어요. 빠르게 하지 말고 천천히 숨을 내쉬면서 20초 동안 스트레칭합니다. 이 부위를 이완할 수 있는 자기만의 스트레칭을 해도 좋아요. 이 동작들을 깜깜한 방 안에서 실시하세요. 그런 다음 똑바로 누워 전신의 힘을 뺍니다. 이는 요가의 시체 자세에 해당합니다. 어둠 속에서 항중력근의 활동이 저하되면 머리가 멍해지거나 졸음이 올 거예요. 졸음이 느껴진다면 그대로 취침하세요.

항중력근인 턱과 복근을 이완하는 스트레칭

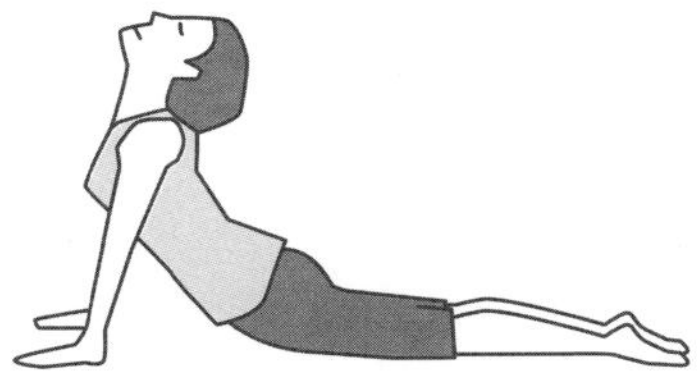

Point ① 엎드린 자세로 양손을 어깨너비로 벌려 바닥을 짚는다.
Point ② 그 상태로 상체를 젖힌다.
Point ③ 천장을 향해 턱을 든다.

허벅지, 엉덩이, 등, 종아리를 이완하는 스트레칭

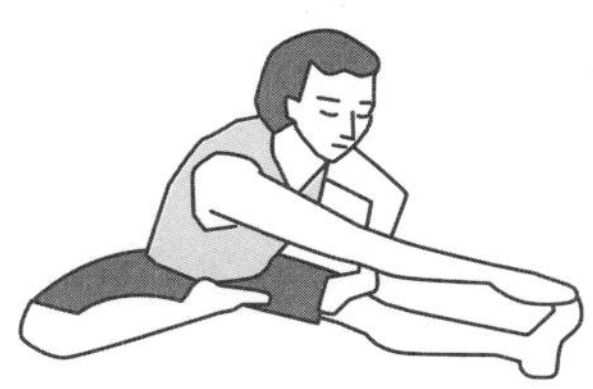

Point ① 다리를 뻗고 앉아 한쪽 다리를 책상다리하듯 굽힌다.
Point ② 뻗은 다리 쪽 무릎에 얼굴을 대듯 상체를 숙인다.
Point ③ 손으로 발끝을 잡고 천천히 숨을 내쉬면서 20초간 유지한다.

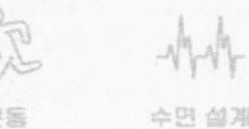

TIPS

22 발목을 따뜻하게 하고 잔다

잘 때 발이 너무 차가워요.

샤워기로 뜨거운 물을 10초씩 발목에 뿌리는 것도 OK
양말보다 레그 워머가 더 적절
목욕 후 발을 보온한다

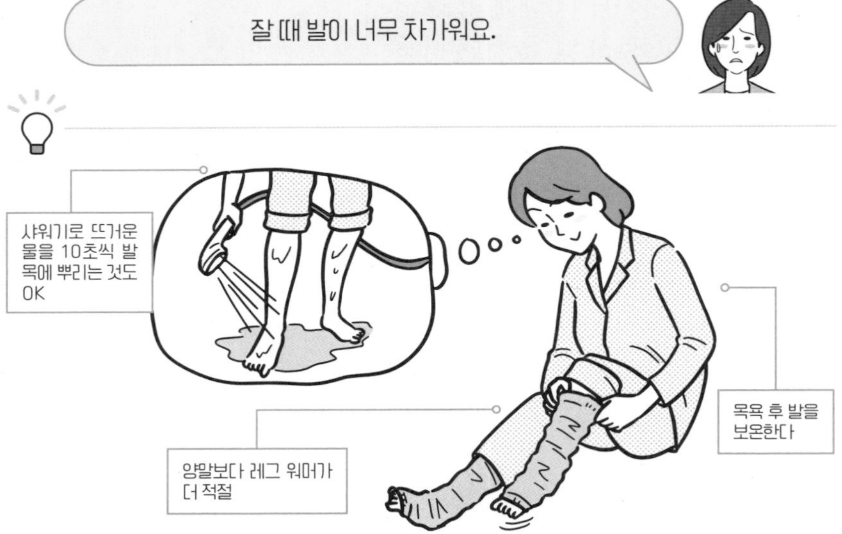

ADVICE

발목을 보온한다

잠들기 전에 발이 차갑다면 잠이 안 올 수 있습니다. 목욕 후 레그 워머나 발가락 부분을 자른 양말을 신어 발목을 보온하면 심부 체온이 쉽게 내려갑니다. 양말을 신는다면 자기 전에 벗는 것을 잊지 마세요. 양말을 신은 채 잠들면 열이 방출되기 어렵습니다. 샤워를 할 경우, 마지막에 양 발목에 10초씩 뜨거운 물을 뿌려 발목을 따뜻하게 하세요.

이론 해설

복사뼈 근처를 지나는 경골 동맥이 따뜻해지면 혈관이 확장되며 발끝이나 발바닥에서 열이 방출되어 혈액 온도가 내려갑니다. 이 혈액이 내장을 돌면 심부 체온이 떨어지며 잠이 잘 옵니다. 발목은 근복(탄력성 있는 근육의 가운데 부분)이 없어 열이 나지 않기 때문에 따뜻하게 해주어야 합니다.

23 뜨거운 수건으로 목을 따뜻하게 한다

잠잘 때 눈이나 입이 말라요.

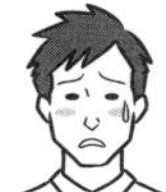

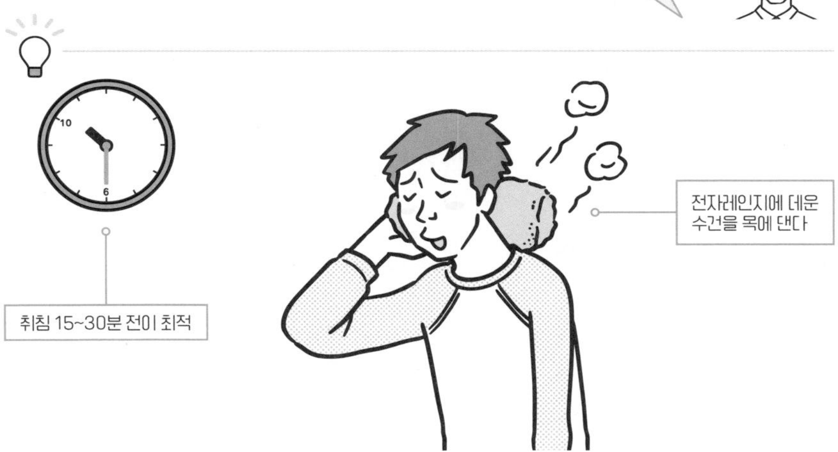

ADVICE

목을 따뜻하게 해 휴식 모드로!

취침 전이나 기상 후에 눈 혹은 입이 마르거나 호흡이 얕다면 잠자리에 들기 전에 목을 따뜻하게 해보세요. 물에 적신 수건을 전자레인지에 돌려 데우거나 수건에 뜨거운 물을 적셨다가 비틀어 짜서 뒷목을 찜질하는 것도 좋습니다. 취침 15~30분 전이 가장 좋은 타이밍입니다. 이렇게 하면 수면 중에 신체가 회복 활동을 쉽게 할 수 있어요.

이론 해설

침샘이나 눈물샘, 호흡기 등을 관할하는 부교감신경절은 머리와 목 사이에 위치합니다. 취침 전에 이곳을 따뜻하게 데워 부교감신경을 활성화하면 눈과 입이 촉촉해지고 몸의 힘이 빠지며 호흡하기 편해집니다. 반대로 교감신경이 저하되면 심박수, 호흡수, 혈압이 떨어지기 쉽습니다.

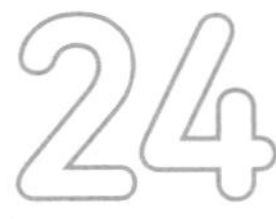

24 횡격막을 스트레칭한다

잠들기 전에도 긴장이 풀리지 않고 호흡이 얕아요.

입을 오므려 숨을 내쉬고
자연스럽게 들이마신다
이것을 5회 반복한다
갈비뼈 가장자리를 따라
손가락을 대고 가볍게
누른다

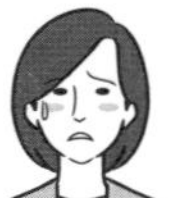

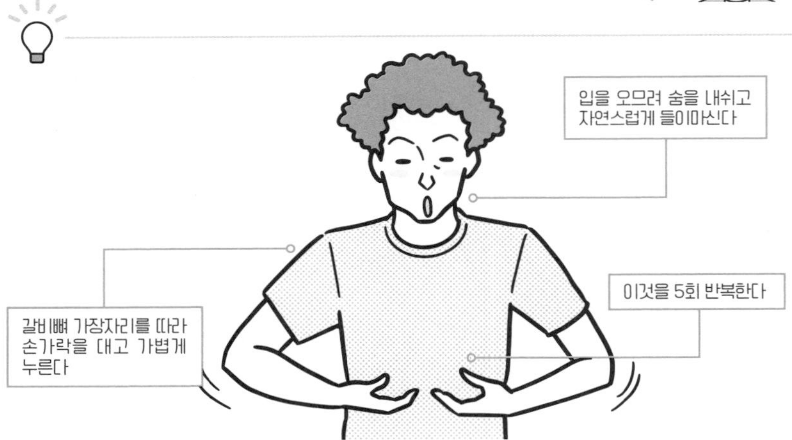

ADVICE

횡격막을 풀어 수면의 질을 높인다!

잠들기 전에 갈비뼈 가장자리를 만졌을 때 딱딱하다면 횡격막이 굳었을 수 있어요. 교감신경이 지나치게 활성화되면 대화나 컴퓨터 작업 중에 무의식적으로 호흡이 멎습니다. 그러면 밤에도 교감신경이 활성화되기 쉬우니 잠들기 전에 횡격막을 스트레칭하세요. 갈비뼈 가장자리를 따라 손가락을 대고 가볍게 누르면서 입을 오므리고 숨을 내쉬었다가 자연스럽게 들이마시기를 5회 반복합니다.

이론 해설

근육인 횡격막은 주위에 신경얼기가 있어 자율신경 기능에 영향을 미칩니다. 횡격막이 딱딱할 때는 신경얼기의 기능이 떨어져 교감신경이 활성화되기 쉽습니다. 이럴 때 호흡은 흉식으로 얕고 빠르며, 땀이나 타액은 끈적끈적하고, 눈과 입이 쉽게 마릅니다.

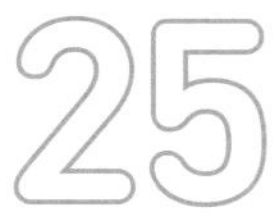

3분 양치로 잠들 준비를 한다

휴일에는 하루 종일 잠만 자요.

3분 동안 이를 닦는다
3:00
페트병 뚜껑에 담은 물로 입을 헹군다

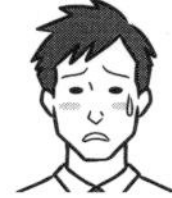

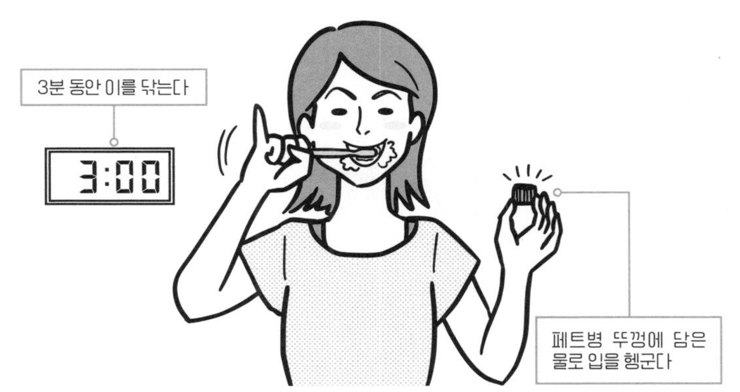

ADVICE

입안부터 릴랙스한다!

3분 동안 양치를 하면 타액이 많이 나옵니다. 이로 인해 부교감신경이 쉽게 활성화되니 양치질을 통해 몸을 취침 모드로 전환해보세요. 양치 중에 나오는 타액을 모두 모아두었다가 마지막에 페트병 뚜껑 1개 분량의 물로 입을 딱 한번 헹굽니다. 실천하기 어렵다면 최소한의 물로 헹구세요. 구강 내 환경이 바뀌면 몸 전체의 자율신경도 영향을 받습니다.

이론 해설

교감신경이 활성화되면 타액에 뮤틴이 많이 함유되어 끈적끈적해지고 입안이 마릅니다. 부교감신경이 활성화되면 타액에 효소가 많아지고 묽어지며 양도 많아집니다. 수면 중에 침을 흘릴 때가 있는데, 이는 타액이 묽어져 잘 흐르기 때문이에요.

TIPS

26 잠들 때 떠오르는 이미지를 놓치지 않는다

잠들기 전에 온갖 생각을 해요.

현실 같지만 비현실적인 영상이 떠오른다
영상에 집중하면 잠들기 쉽다
청각이나 신체 감각으로 체험하는 일도 있다

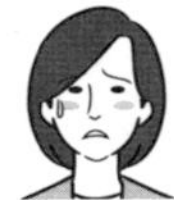

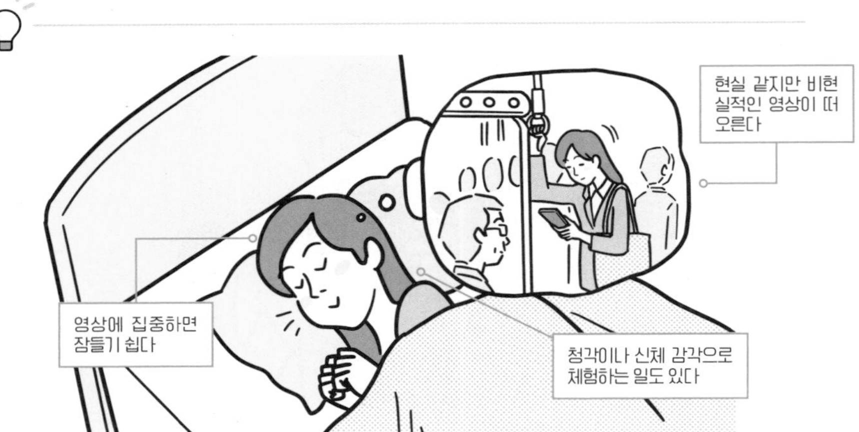

ADVICE

이상한 영상이 보인다면 잠이 들 찬스!

잠자리에 들어 무언가를 생각하다 보면 현실의 연장이지만 비현실적인 영상이나 기하학적 무늬가 머릿속에 떠오르는 일이 있습니다. 이는 '수면 시 심상'이라는 현상입니다. 꿈과는 다르게 감정은 느껴지지 않는데, 여기에 집중하면 빨리 잠들 수 있어요. 시각으로 체험하는 경우가 많지만, 문 여닫는 소리 같은 청각 혹은 몸이 붕 뜨거나 가라앉는 등의 신체적 감각으로 체험하기도 합니다.

이론 해설

수면 시 심상은 뇌가 외부 자극을 차단해 빠르게 수면 준비에 들어가도록 만드는 전략적 현상이에요. 수면 중에 뇌는 복잡한 작업을 수행해야 하므로, 무의식적으로 외부가 아닌 내부에 주의를 집중하기 위해 뇌내에 현실 같은 감각을 만들어두는 것입니다.

27 윗머리를 식힌다

생각이 꼬리를 물어 잠이 안 와요.

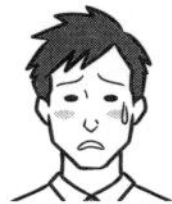

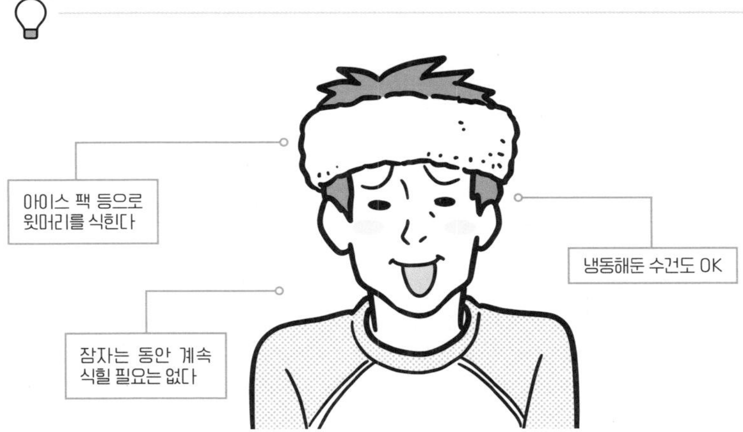

ADVICE

뇌 온도를 낮추고 생각을 멈춘다!

잠들기 전 베개 윗부분에 수건으로 둘둘 만 아이스 팩 등을 깔고 윗머리를 식혀보세요. 얼려도 딱딱하지 않은 아이스 팩이나 마른 수건에 가볍게 물을 뿌려 냉동한 것이 사용하기 좋습니다. 목 주변에는 대지 않도록 주의하세요. 잠이 안 올 때도 물론이고 평상시 잠들기 전 뇌 온도를 내리는 리듬을 만들기에도 좋습니다.

이론 해설

취침 시 생각이 꼬리에 꼬리를 무는 건 뇌 온도가 높아서입니다. 뇌도 내장이므로, 뇌 온도 또한 심부 체온이에요. 원래 밤에는 뇌 온도가 내려가지만, 스마트폰 화면을 보거나 하면 올라갑니다. 이러면 뇌를 각성시키는 노르아드레날린이 줄어들지 않아 불안감이나 초조감을 느낍니다.

더 알고 싶어요

식히는 위치는 생각보다 위가 적당하다

앞서 소개한 방법을 적용하기에 적절한 부위는 '귀부터 그 위쪽 머리까지'입니다. 이는 실제로 해보면 꽤 위라는 걸 알 수 있을 거예요.

반듯하게 누워 잘 경우, 귀에서 아래쪽 목 부분에 차가운 것을 두는 것이 자기에 더 좋은 자세로 느껴질 수 있습니다. 귀 아래쪽 부위에는 생명 유지를 담당하는 '뇌간'이 있습니다. 여기가 차가워지면 몸에서는 위기 상태라고 판단해 대뇌가 각성합니다. 그래서 **베개 윗부분에 차가운 것을 놓을 때는 위로 너무 치우쳤나 싶을 정도의 위치가 바람직합니다.** 이마에 열을 흡수하는 시트를 붙이는 방법도 괜찮으냐는 질문을 자주 받습니다. 귀에서 머리 윗부분까지 식히는 것은 뇌 주위를 둘러싼 혈관 속 혈액 온도를 내리기 위해서입니다. 따라서 시트보다는 실제로 차가운 것을 대는 편이 효과가 좋습니다. 뇌는 주변에 근육과 지방이 적으므로 외부 온도에 영향을 받기 쉽습니다.

이론 해설

이 책에서는 종종 뇌를 내장으로 인식하기를 권장합니다. 뇌가 내장임을 깨달으면 '나 때문에 뇌까지 잠을 못 자네'라는 생각이 '내장의 활동을 바꾸면 잘 수 있을 거야'라고 바뀝니다. 이처럼 자신을 객관적인 시각으로 파악하는 능력을 메타 인지라고 합니다. 메타 인지에 대해서는 9장에서 더 자세하게 설명하겠습니다. **여기서는 잠이 안 오는 건 뇌 온도가 높기 때문이라는 것, 즉 심리적 문제가 아니라 생리적 문제라고 파악해두기만 하면 됩니다.** 생리현상이라는 것을 알면 수면은 스스로 훈련할 수 있는 것이며, 마치 근력 트레이닝 같은 것이라고 생각하게 됩니다.

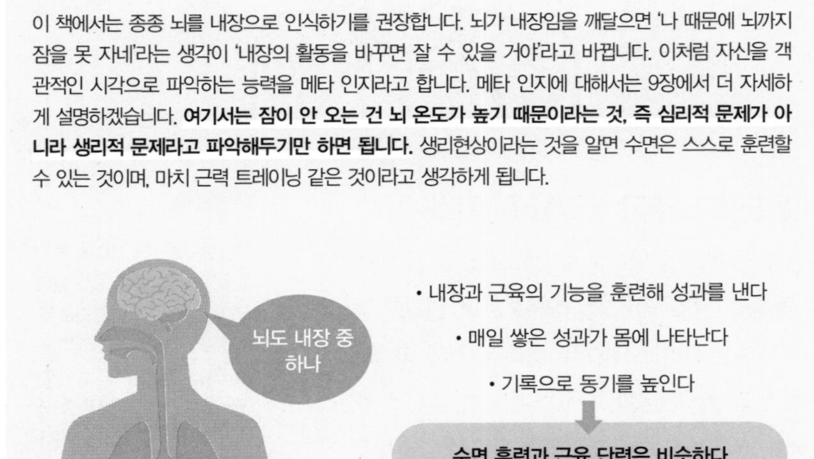

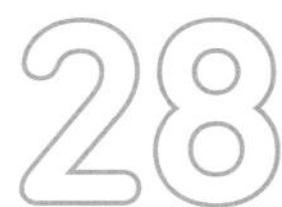

메모로 생각을 정리한다

신경 쓰이는 게 있으면 잠이 안 와요.

머릿속에 떠오른 것에 제목을 붙여 쓴다
문장이 아니라 단어만 쓴다
식사, 내일 마감, 전화, 출발, 회의
잠자리에서 일단 벗어나서 쓴다

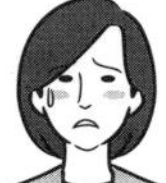

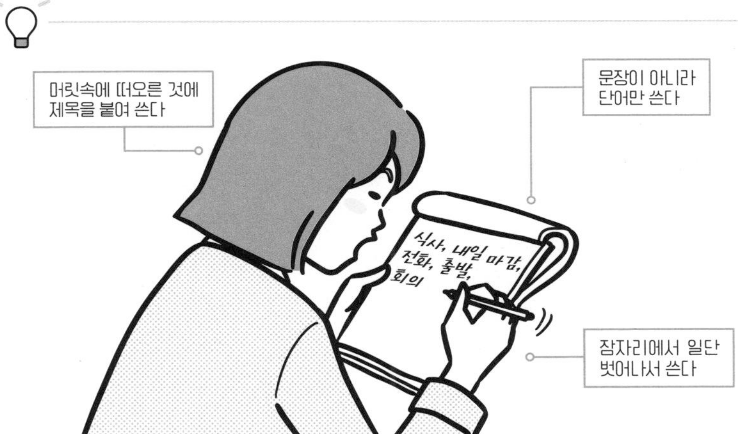

ADVICE

생각을 머리 밖으로 꺼낸다!

연속해서 18시간 이상 깨어 있으면 사고를 한곳에 모으지 못해 생각이 정리되지 않습니다. 이때 떠오른 생각에 제목을 붙여 적어보세요. 머릿속에 생각이 맴돌면 잠자리에서 벗어나 '출장', '회의', '자료' 같은 식으로 문장이 아닌 단어를 적은 다음 잠자리로 돌아가면 같은 생각이 다시 나지 않습니다. 이것을 몇 번 반복하면 쉽게 잠들 수 있습니다.

이론 해설

생각을 언어화하면 같은 말을 들을 때 그에 관련된 신경이 동시에 활성화되는 패턴이 생깁니다. 이를 통해 언어는 관련 있는 기억을 하나로 만들어 압축하는 역할을 하는데, 심리학에서는 이를 '레이블링(labeling)'이라고 합니다. 생각을 말로 표현하면 기분이 좋아지는 면도 있습니다.

29 감기가 나으면 수면 환경을 리셋한다

감기에 걸린 다음부터 잠을 못 자요.

감기가 나으면 취침 전 습관은 침대 밖에서 한다
가능한 한 같은 시간에 일어난다
감기가 나으면 침대 위에 물건을 올려놓지 않는다

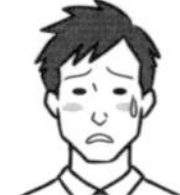

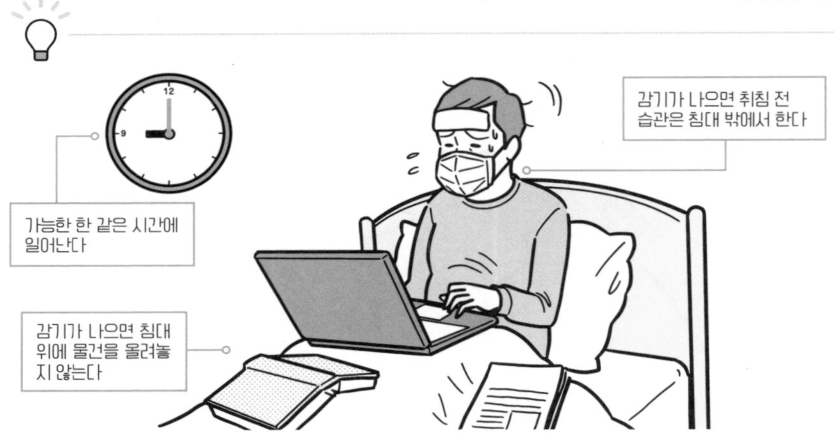

ADVICE

감기가 불면의 원인일 때가 많다!

감기에 걸리면 안정을 취해야 하므로, 침대 위에서 작업을 하기도 합니다. 또 침대에 물건을 올려두기도 하고, 잠을 자지 않는데도 침대에 누워 있으며, 기상 시간 또한 들쑥날쑥하죠. 이 세 가지 행동이 감기가 나은 후에도 습관으로 남아 불면을 유도합니다. 침대에서 작업하는 것을 뇌가 학습해 잠이 잘 안 오게 되는 거예요.

감기에 걸리면 바이러스를 퇴치하기 위해 염증 반응이 일어나 열이 납니다. 이는 몸을 회복시키기 위해 꼭 필요한 일이지만, 심부 체온 리듬이 깨져 깊은 수면 시간대까지 달라지게 합니다. 그러므로 감기가 나으면 침대에서 수면과 관계없는 물건을 없애고 환경을 리셋하는 것을 잊지 마세요.

더 알고 싶어요

열이 나면 수면의 질이 떨어진다

감기 때문에 일어난 염증 반응으로 심부 체온이 높게 유지됩니다. 감기에 걸리면 체력이 소모되므로 쉽게 잠들지만, 심부 체온이 높기 때문에 숙면을 취하기는 어렵습니다.

이론 해설

스필맨이 제창한 불면증 유발을 설명하는 3P 모델이 있습니다. 개인의 성격, 특성 등의 소인적 요인(Predisposing Factor)과 스트레스, 걱정거리 등의 촉발 요인(Precipitating Factor)이 있습니다. 그리고 예를 들어 감기에 걸려 잠을 잘 수 없는 상태일 때 수면에 대한 불안감이나 습관화된 리듬을 깨뜨리는 행동이 지속 요인(Perpetuating Factor)이 되어 불면증이 지속됩니다. 지속 요인을 막으면 수면 문제가 만성화되는 것을 방지할 수 있습니다.

불면증 발병을 설명한 3P 모델

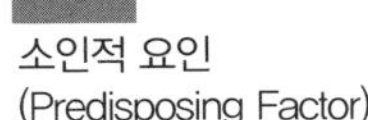

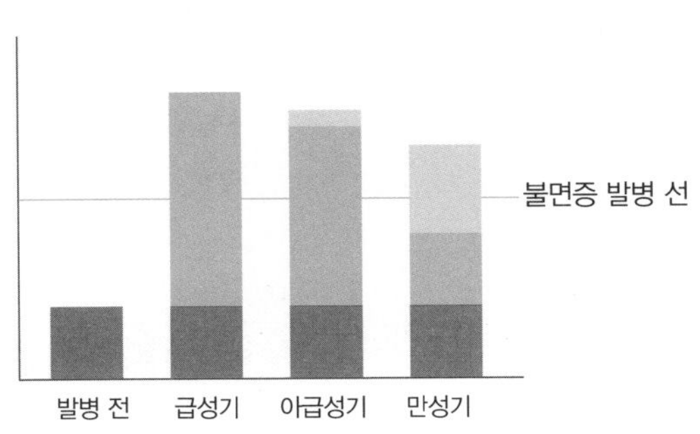

촉발 요인
(Precipitating Factor)

지속 요인
(Perpetuating Factor)

TIPS

30 수면 유도 영상은 침대 밖에서 본다

수면 유도 영상을 보지 않으면 잠이 오지 않습니다.

NG
잠이 오면 침대로 이동한다
수면 유도 영상은 침대 밖에서 사용한다
영상 없이도 잘 자도록 연습한다

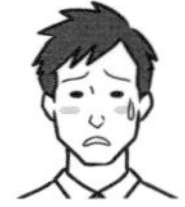

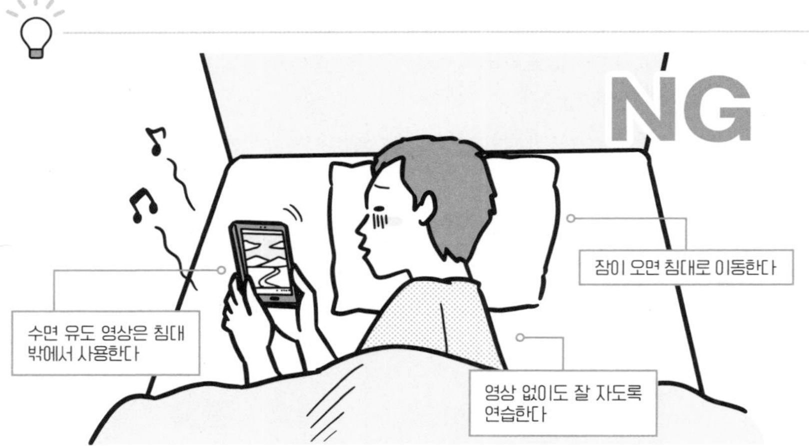

ADVICE

수면 유도 영상은 수면을 유도하는 것!

특정 주파수의 소리나 영상으로 뇌파의 진폭을 느리게 하거나 자율신경을 조절하는 영상을 보는 사람이 있습니다. 그런데 이것을 침대에서 자주 이용하면 의존도가 높아져 이런 영상 없이는 잠들지 못하게 됩니다. 뇌가 수면에 들어가도록 촉진하는 영상은 침대에 눕기 전 침대 밖에서만 보세요. 이런 것 없이도 자연스럽게 잠들 수 있도록 연습해야 합니다.

이론 해설

예를 들어 중이(中耳) 근육의 긴장도가 낮으면 저주파음이 잘 들리기 때문에 공포나 불안 반응의 일환으로 심박 및 호흡이 빨라집니다. 이에 반해 고주파음을 들으면 중이 근육의 긴장이 해소되어 불안에 대한 자율 반응이 억제됩니다. 수면 유도 영상은 이런 식으로 자연스럽게 졸음을 유도합니다.

31 취침 1시간 전에 에어컨으로 침구를 말린다

잘 때 에어컨을 틀면 잠이 안 와요.

기상 후나 귀가 후, 베개나 이불을 뒤집는다
취침 1시간 전에 침실을 차게 해둔다

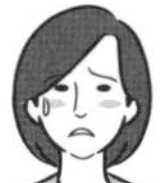

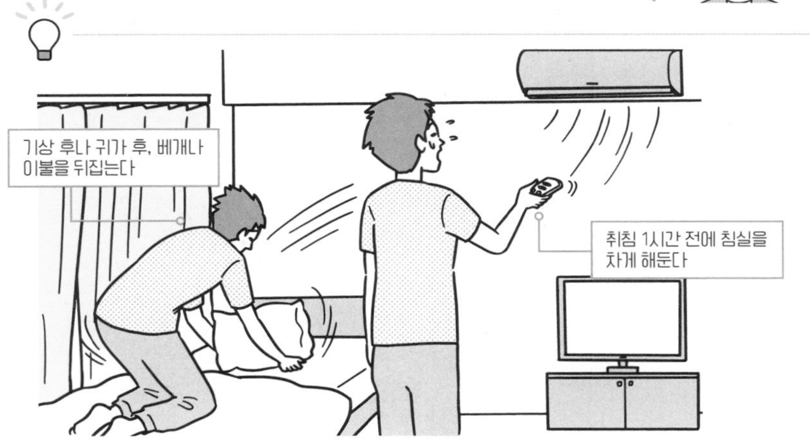

ADVICE

낮에 쌓인 열을 빼낸다!

한낮의 강한 햇살로 침실의 물건이나 침구가 맞닿는 부분에 열이 모입니다. 아침에 나가기 전에 커튼을 닫아 햇빛을 차단하고 귀가한 후에는 침대 위 베개나 이불을 뒤집어 쌓인 열을 빼세요. 그리고 취침 1시간 전쯤 침실에 에어컨을 틀어 시원하게 해둡니다. 하지만 잠을 잘 때는 에어컨 온도를 높여놓고 잠드는 게 좋아요.

이론 해설

몸에 닿는 잠옷이나 침구가 땀을 흡수하지 않아 몸에 열이 쌓이면 심부 체온이 잘 내려가지 않습니다. 반대로 에어컨 바람을 직접 쐬어 표면 체온이 내려가면 심부 체온을 보호하려고 열을 잡아두므로 잠이 잘 안 오죠. 그러므로 몸을 직접적으로 차게 하지 않으면서도 열 방출을 촉진하는 것이 중요합니다.

32 뜨거운 수건으로 발바닥을 닦는다

다리가 후끈거려서 잠이 안 와요.

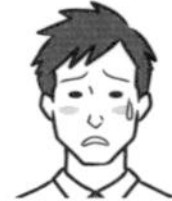

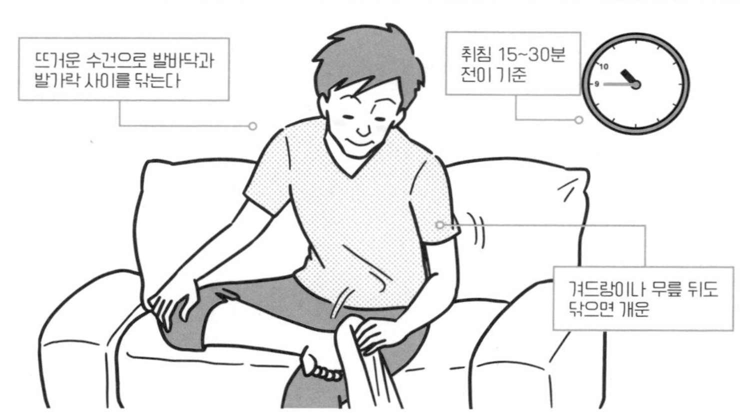

ADVICE

증기를 이용해 열 방출을 유도한다!

취침 15~30분 전에 뜨거운 수건으로 발바닥이나 발가락 사이를 닦아보세요. 뜨거운 수건의 증기가 열을 흡수해 다리가 개운해집니다. 단, 발이 뜨겁다고 해서 차가운 물로 식히면 안 됩니다. 혈관이 수축되지만 심부 체온은 그대로 유지되어 더 덥게 느껴지기 때문입니다. 젖은 수건을 전자레인지에 데우기만 해도 충분합니다.

이론 해설

보통 발바닥에 땀을 흘리면 그 땀이 증발할 때 생기는 기화열로 시원하게 느껴집니다. 그러나 고온다습한 환경에서는 땀이 증발하기 어렵습니다. 발바닥이나 발가락은 뜨거운 수건으로 닦기 쉽고 증발한 땀을 간편하게 보충할 수 있습니다. 겨드랑이나 무릎 뒤 같은 데도 닦으면 개운해져요.

33 밤 운동 후에는 취침 시간을 늦춘다

밤에 달리기를 하면 좀처럼 잠이 안 옵니다.

밤에 운동하면 체온이
내려가는 건 3시간 후
20:00
늦은 시간에 운동하면
취침 시간도 늦춘다
가끔 운동 시간을
앞당긴다

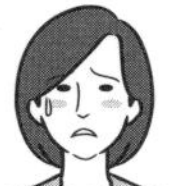

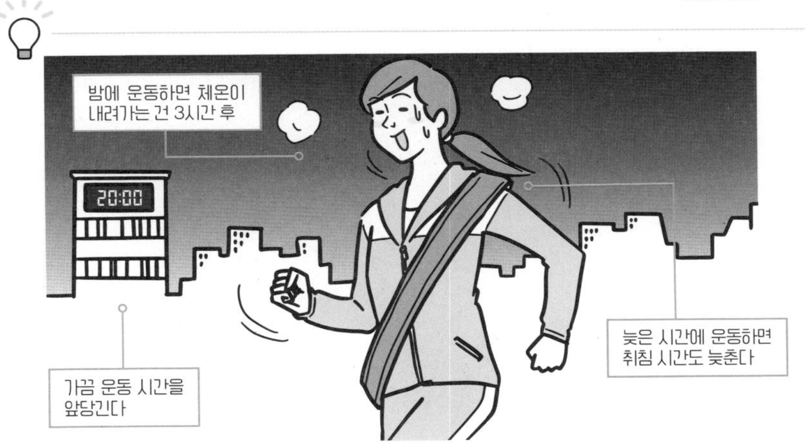

ADVICE

취침 시간을 기준으로 운동한다!

심부 체온이 떨어지는 시간대에 러닝이나 헬스로 체온을 급격하게 높이면 그 반동으로 체온이 떨어지기까지 3시간 정도 걸립니다. 그 사이 잠자리에 들면 잠이 잘 안 오고 얕은 수면을 취하게 됩니다. 시간을 조정하기 어렵다면 일주일 중 밤 늦게 운동하는 날을 정하고, 그날은 취침 시간도 늦춰보세요. 그 밖의 날은 저녁에 운동하거나 저강도로 운동합니다.

이론 해설

운동한 후에는 성장호르몬이 증가합니다. 성장호르몬의 70%는 수면 중 분비되므로 운동과 수면은 세트로 생각해야 합니다. 일주일에 4일은 밤에 심부 체온이 떨어지는 리듬을 만들고, 늦게 운동하는 날에는 늦게 취침해 잠이 잘 안 오는 상태를 몸이 학습하지 않도록 합니다.

34 수작업을 집중해서 한다

머릿속이 일에 대한 생각으로 가득 차서 잠이 안 와요.

수작업 중에는 디지털
디톡스를 한다
가사나 취미 등 수작업으로
할 수 있는 것을 정해둔다
집중이 필요한
수작업이 최고

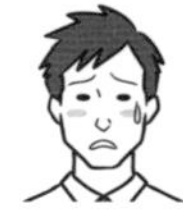

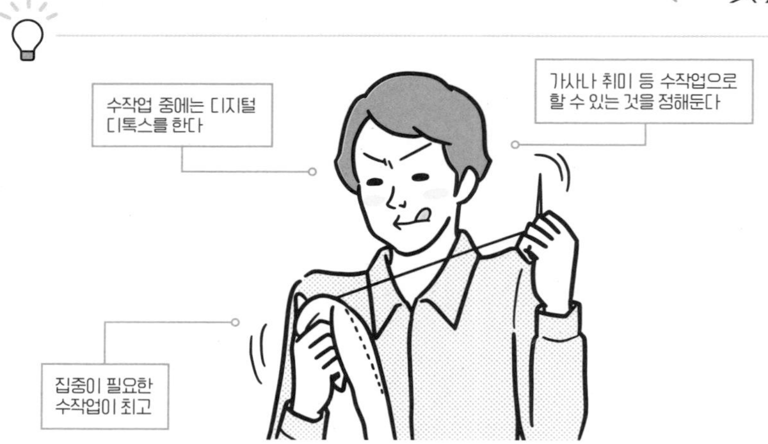

ADVICE

수작업으로 전두엽을 진정시킨다!

취침하기 전에는 수작업을 해보세요. 작업 중에는 스마트폰, 음악, 텔레비전 등을 끄고 디지털 디톡스(정보 단식)를 합니다. 설거지, 빨래 개기, 다림질, 구두 닦기 등 사소하지만 집중할 수 있는 작업을 해보세요. 세부 사항에 주의를 기울이고 그 감각을 다음 동작에 반영하려는 뇌의 작용으로 생각을 담당하는 전두엽의 기능이 억제되고 두정엽이 강하게 작용해 잡념이 없어집니다.

이론 해설

뇌는 귀 주위를 경계로 앞뒤로 나뉩니다. 앞을 전두엽, 뒤를 두정엽이라 하는데, 전두엽에서 모은 감각을 두정엽으로 보내 행동을 하게 됩니다. 전두엽과 두정엽 사이에는 경쟁 원리가 작용합니다. 그래서 전두엽이 강하게 작용하면 아무것도 손에 잡히지 않고, 두정엽이 강하게 작용하면 잡념이 없어지고 머리가 맑아집니다.

더 알고 싶어요

수작업이 뇌에 미치는 영향에 관한 실험

수작업은 뇌에 현실감을 전달합니다. **촉각은 특히 정신 건강에 큰 영향을 받습니다.** 촉각과 정신 건강의 관계를 조사한 실험이 있어요. 사포와 촉감이 좋은 천을 만지는 그룹으로 나누어 각각 대화문을 읽게 했습니다. 대화는 사이가 좋은 대화로도, 까칠한 대화로도 보일 수 있도록 구성했습니다. 이 대화로 미루어 두 사람의 사이가 어떤 것 같냐는 질문에 사포를 만진 그룹은 별로 좋지 않다고 답했지만, 촉감이 좋은 천을 만진 그룹은 사이가 좋다고 답했습니다. 촉각이 좋으면 다른 정보도 기분 좋은 정보로 가공되는 겁니다.

자기 전에 수작업에 집중하면 리얼한 촉각 정보를 뇌에 전달할 수 있습니다. 경쟁원리에 따라 전두엽의 기능이 진정되므로, 과거의 선입견 때문에 사물을 나쁘게 판단하거나 지나치게 가치를 찾으려는 행동이 억제되어, 신진대사가 저하되고 한결 침착해집니다.

천을 만진 그룹과 사포를 만진 그룹

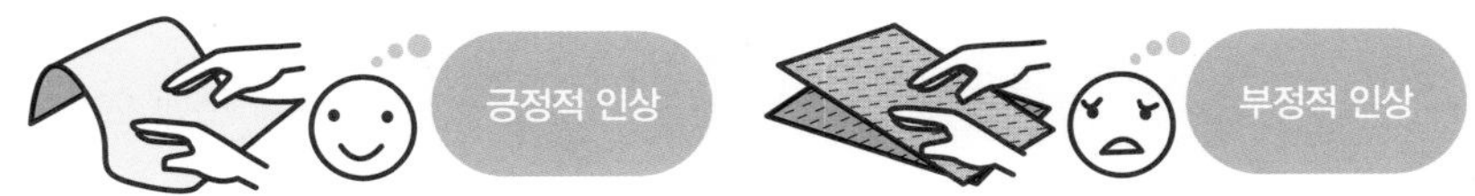

이론 해설

우리는 시각 정보와 청각 정보, 감각 정보를 두정엽에서 종합해 몸에서 일어나는 일을 파악합니다. 이 정보를 전두엽으로 보낼 때, 기억이 저장되어 있는 측두엽을 경유합니다. 여기서 과거의 기억과 대조해 현재의 상태에 자기 나름의 '의미'를 부여합니다. 그러나 **전두엽의 작용에 따라 이때 선입견이 생겨나기도** 해요. 예를 들어 넥타이를 보고 만진다고 해봅시다. 정보처리 단계에서는 누구에게나 똑같은 넥타이입니다. 그러나 전두엽으로 보내진 순간 사람에 따라 넥타이의 의미가 달라집니다. 예를 들어 고객을 떠올리고 가치를 높게 느끼는 사람도 있는 반면 상사에게 혼쭐이 났던 경험 때문에 넥타이의 가치를 낮게 생각하는 사람도 있습니다. 전두엽의 정보 가공이 고민의 원인이 될 수 있다는 뜻입니다. **디지털 이외의 수작업에 열중하는 것은, 뇌에 명료한 정보를 전달해 전두엽이 더 이상 고민거리를 만들지 않도록 하는 데 도움이 됩니다.**

35 늘 읽던 책이나 어려운 책을 읽는다

잠들기 전에 책을 읽으면 잠이 안 와요.
취침 전에는 여러 번 읽은 책을 펼친다
침대 밖에서 읽는다
이해하기 어려운 책도 추천
Comic

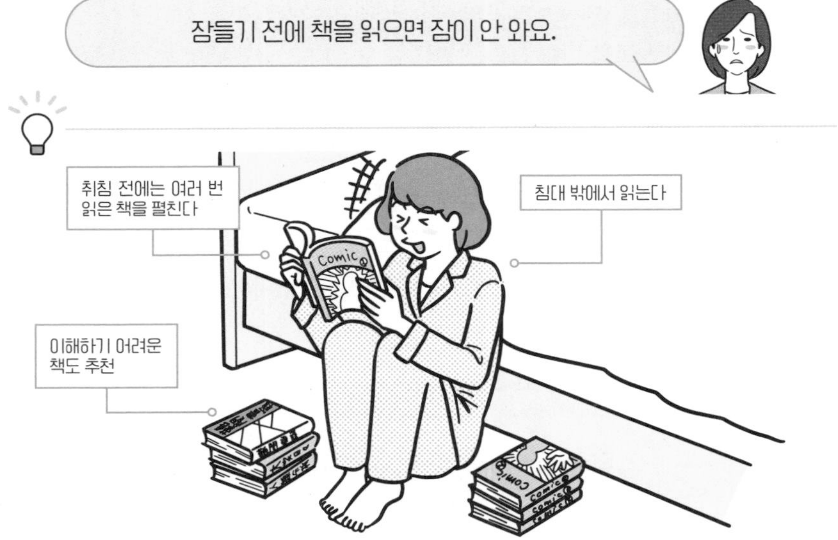

ADVICE

독서로 뇌의 각성도를 조절한다!

잠들기 전에 읽을 책은 스토리를 이미 아는 것으로 고르세요. 뇌는 어떻게 전개될지 예측되면 심박이나 호흡이 빨라지는 긴장 반응을 보이지 않습니다. 즉 기분이 쓸데없이 고양되어 잠이 오지 않는 것을 막아줍니다. 또는 내용이 어려운 전문서나 외국어로 된 책처럼 집중해야 내용을 파악할 수 있는 책을 읽어도 졸음이 옵니다. 둘 중 어느 쪽이든 좋으니 원하는 대로 골라 읽으세요.

이론 해설

뇌의 각성도는 눈앞에 있는 과제의 난이도에 큰 영향을 받습니다. 이는 행동에 따라 발생하는 리스크가 달라지기 때문이에요. 새로운 자극은 리스크가 큽니다. 새로운 정보일수록 리스크에 대응하기 위해 각성도가 높아집니다. **그렇지만 새로운 정보의 난이도가 너무 높다면 어느 지점을 경계로 각성도가 떨어집니다.**
정보의 난이도가 자신의 지식으로 해결할 수 없거나 이해가 되지 않을 정도라면, 뇌에서는 리스크에 도저히 대응할 수 없다고 판단하고 대사를 낮추어 생명 유지를 우선시하는 시스템을 발동합니다. 정보의 흥미도에 따른 각성도 변화를 그래프로 그리면 알파벳 U자를 거꾸로 뒤집은 듯한 모양이 됩니다. 이를 '역 U자 곡선'이라 해요. 심리학에서는 이를 제창한 인물의 이름을 따서 '여키스-도슨 법칙'이라고 부릅니다.

더 알고 싶어요

어려운 이야기를 들으면 졸린 이유

역 U자 곡선에 따른 각성도 변화는 일상에서도 체험할 수 있습니다. 예를 들어 중요한 회의에서 잘 모르는 전문용어가 많이 나오거나, 익숙하지 않은 영어로 대화를 진행하면 졸게 된다는 상담이 종종 들어옵니다. **이는 리스크에 대항할 수 있는 범위를 큰 폭으로 넘어선 데 대한 뇌와 신체의 방어책 때문입니다.** 이럴 때 졸음을 막으려면 예습이 필요합니다. 미리 자료를 훑어보고 모르는 용어가 많이 나온다는 것을 알아두면 스트레스에 대한 뇌의 각성도를 낮출 수 있습니다.
그리고 이런 뇌의 반응을 수면 개선에 이용할 수 있습니다. 취침 전 어려운 책을 읽어 졸음을 유도하는 겁니다. 원할 때 뇌를 각성시키고 싶다면, 뇌에 부과되는 정보의 난이도를 컨트롤하면 됩니다.

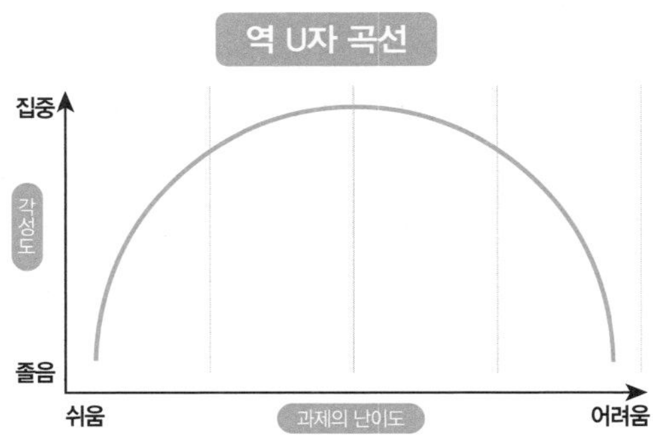

TIPS

36 디지털 단말기가 아닌 종이 매체로 읽는다

자기 전에 디지털 단말기로 책을 읽어도 괜찮을까요?

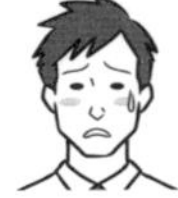

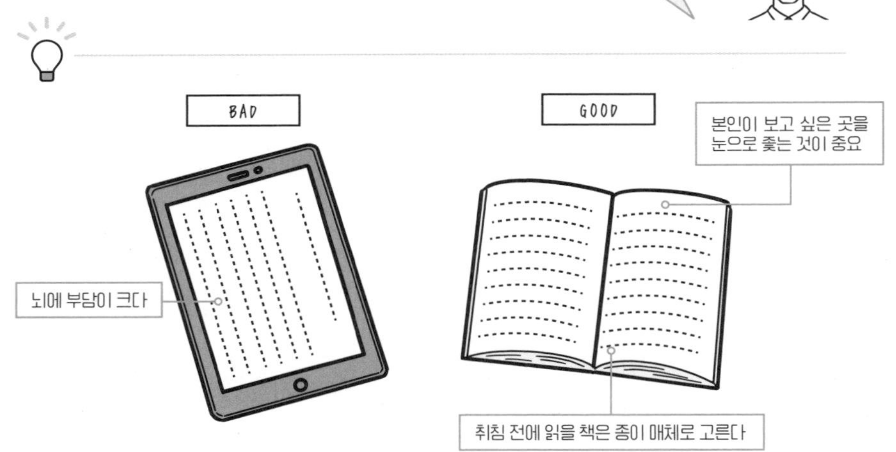

ADVICE

취침 전 독서는 종이 매체로!

디지털 단말기와 종이 매체로 같은 문장을 읽어도 이해하는 방법이 달라집니다. 디지털 단말기는 뇌에 큰 부담을 주므로 심박수나 호흡이 빨라지는 긴장 반응이 나타나기 쉬워요. 또 문자 그대로 이해하게 되기 때문에 저자의 숨은 의도나 은유를 간파하기 어렵습니다. 하지만 종이 매체로 소설이나 잡지를 뒤적이면 생각이 정리되고 차분해지죠.

더 알고 싶어요

시간대별로 종이 매체와 디지털 단말기를 나누어 사용한다

재택근무 시에는 언제든 연락할 수 있기 때문에 잠들기 직전까지 업무를 본다는 사람이 적지 않습니다. 그래서 재택근무를 할 때는 '연락되지 않는 시간대'를 만들 필요가 있고 이 시간대를 설정하는 기업이 늘어나고 있다고 합니다.

그러나 아직은 한밤중까지 업무 연락이 온다는 사람이 많아요. 이런 상황에서 수면의 질을 높이려면 취침 전에 하는 작업과 깨어난 뒤 하는 작업을 구분해야 합니다. 종이 매체 작업과 컴퓨터 및 태블릿을 이용하는 작업으로 나눈 다음, **취침 전에는 종이 매체 작업을 하고, 디지털 단말기 작업은 아침에 일어난 뒤 하세요.**

처음에는 업무 내용을 구분하는 게 어렵지만, 종이 매체 작업을 한 뒤에 취침하면 더 잠들기 쉽고 다음 날 개운해집니다. 그래서 자연스럽게 재택근무 시의 수면 리듬을 맞추게 됩니다. 깨어난 직후는 하루 중에서도 특히 뇌가 잘 돌아가는 시간대이므로, 고도의 사고력이 필요한 과제를 해낼 수 있습니다.

이론 해설

디지털 단말기로 글을 읽으면 문장을 눈으로 좇는 작업의 부담이 커 다른 생각을 하지 못합니다. 문장을 문자 그대로만 이해하게 되는 거예요. 종이 매체로 읽으면 읽는 것에 대한 부담이 적기 때문에 다른 생각을 할 수 있습니다. 지적 작업을 할 때 뇌가 받는 부담을 인지 비용이라고 표현하기도 합니다. 디지털 매체는 그것을 읽는 것 자체로 높은 인지 비용이 발생합니다. 학습 관련 연구에서는 흔히 종이 매체를 통한 학습은 지식을 쌓게 하지만, 디지털 매체를 통한 학습은 어디에 정보가 있는지 알아내는 데 그친다고 합니다. **디지털 매체로 한 학습은 본인의 지식으로 흡수된다기보다 '거기 적혀 있는' 지식이 되기 쉽다**는 것입니다. 이는 인지 비용이 높아 내용을 이해하는 것이 버겁기 때문이라 볼 수 있습니다.

만약 디지털 매체로 책을 읽는다면 전용 단말기를 사용하는 것이 인지 비용을 낮추는 방법입니다. 화면에 표시되는 다른 아이콘이나 광고, SNS 및 메일 수신 등, 독서와 관계없는 정보가 시야에 들어오는 것만으로 인지 비용이 높아집니다.

뇌는 보고 싶은 곳에 시선을 두고 있을 경우 그다지 각성하지 않습니다. 그러나 예기치 못한 자극이 시야에 들어오면 시선을 빼앗기고, 그것이 해로운 자극인지 아닌지 알아내기 위해 각성 레벨을 높여 방어합니다. 취침 전에는 이런 쓸데없는 긴장 상태를 만들지 않기 위해서라도 종이 매체를 선택하는 게 좋습니다.

10초 마사지를 한다

몸이 긴장해 잠들지 못해요.

어깨부터 손등까지
10초에 걸쳐 만진다
마음에 드는 수건 등 기분
좋은 소재도 사용 가능

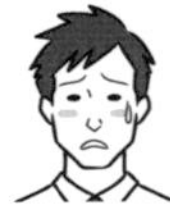

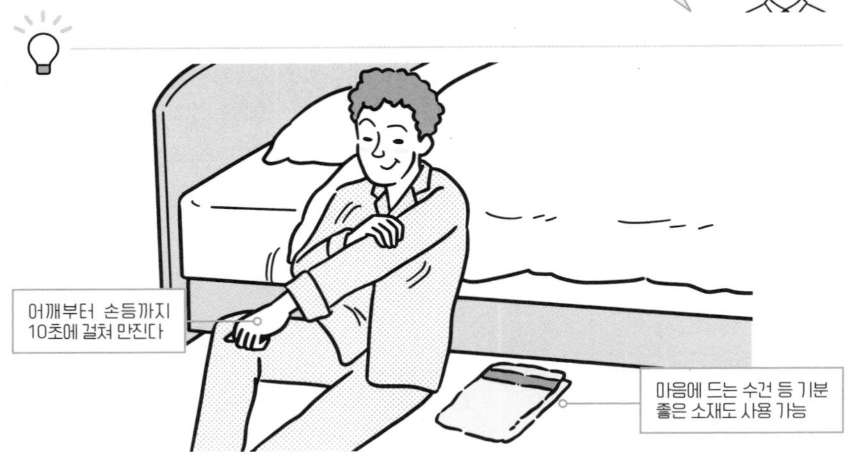

ADVICE

천천히 촉각을 전달해 뇌를 릴랙스!

오른손을 왼쪽 어깨에 대고, 왼쪽 손등까지 10초에 걸쳐 천천히 만지면서 내려가보세요. 이 정도 속도로 만질 때 C 섬유라는 신경을 사용하게 되며 몸의 긴장 반응이 완화됩니다. 또 C 섬유는 촉감이 좋은 수건이나 잠옷 등 기분 좋은 소재를 만져도 활성화됩니다. 취침 전에 10초 마사지를 하고 부드러운 소재를 만지면서 스스로를 정성스럽게 어루만지는 시간을 가지세요.

이론 해설

C 섬유는 촉각 정보를 천천히 전달하는 무수신경의 일종입니다. C 섬유가 활성화되면 신뢰와 애정의 감정을 관장하는 옥시토신의 분비가 증가하고, 뇌의 감정을 관장하는 뇌섬엽과 부교감신경이 활발해집니다. 이에 따라 마음이 안정되고 몸에 힘이 빠지며 편안한 상태가 됩니다.

38 하지불안증후군에는 철분을 보충한다

잠들 즈음에 다리를 움직이고 싶어져요.

취침 전에 아킬레스건을 스트레칭한다
철분
Fe
평소 식사나 영양제로 철분을 보충한다

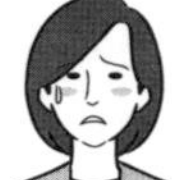

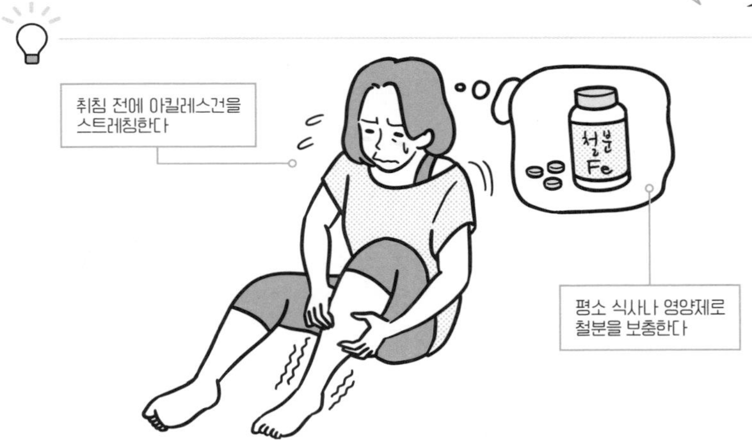

ADVICE

다리를 들썩이는 건 철분 부족의 신호!

잠들기 전 다리가 들썩들썩하다가 움직이면 증상이 가라앉는 '하지불안증후군'은 철분이 부족할 때 나타납니다. 주로 여성이 겪는 질병이지만 남성도 중·장년이 되면 겪게 되는 경우가 있습니다. 평소에 식사와 영양제를 통해 철분을 보충하세요. 또 취침 전 아킬레스건이나 허벅지 뒤쪽을 스트레칭하면 잠자리에 누웠을 때 다리가 들썩이는 증상이 줄어듭니다.

이론 해설

하지불안증후군을 치료하는 데는 도파민 기능을 높이는 약을 씁니다. 도파민은 만들어질 때 철분이 필요합니다. 따라서 철분이 부족하면 도파민을 만들기 힘들어져요. 철분은 체내에서 만들지 못하므로 식사로 보충해야 합니다.

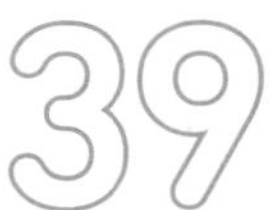

39 다리가 움찔거리는 증상이 있다면 잠들기 전 스트레칭을 한다

자다가 다리가 움찔거려 깨게 돼요.

자기 전에 다리
스트레칭을 한다
꽃가루 알레르기 약의
부작용으로 다리가 움
찔거릴 수 있다

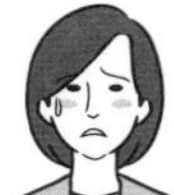

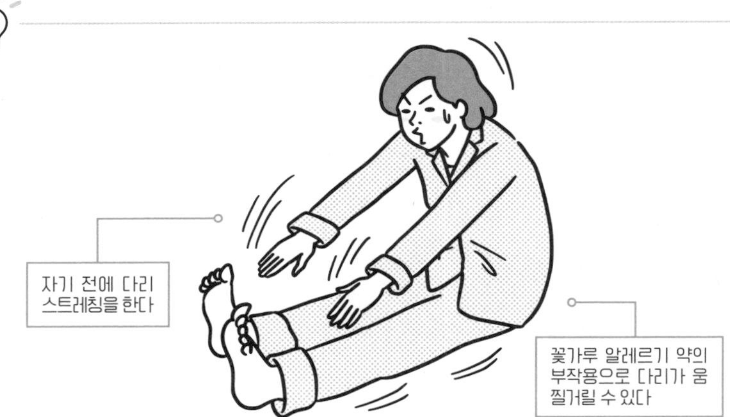

ADVICE

다리가 움찔대는 것을 방지한다!

수면 중 주로 발목이나 무릎이 꿈틀거리는 것이 1시간에 5~15회 정도 반복되는 현상을 '주기성 사지운동장애'라고 합니다. 치료에는 도파민 효능제제를 사용하기도 하는데, 하지불안증후군과 마찬가지로 철분 부족이 요인 중 하나로 꼽힙니다. 어린이나 젊은 층보다는 고령자에게 나타나기 쉽습니다. 철분 보충이나 자기 전 아킬레스건 및 허벅지 스트레칭으로 완화할 수 있습니다.

이론 해설

고령자의 45% 이상은 시간당 5회 정도 다리를 꿈틀거리는 증상을 겪습니다. 무릎부터 아래 부위에 일어나는 경우가 많은데, 철분 부족이 원인입니다. TIPS 38의 하지불안증후군의 합병증으로 생기는 경우가 많습니다. 또 알코올, 통증, 수면 부족으로 심해질 수 있는데, 그 원리에 대해서는 밝혀진 바가 없습니다.

더 알고 싶어요

알레르기 약의 부작용으로 하지불안증후군이 생긴다

꽃가루가 한창 날리는 시기에 다리가 들썩거려 잠을 못 자는 하지불안증후군을 진단받는 환자가 종종 있습니다. 이는 알레르기 약의 부작용이에요.
알레르기 약에는 알레르기 반응을 일으키는 히스타민을 억제하기 위해 항히스타민제를 씁니다. 그런데 **이 약을 먹으면 도파민 작용까지 억제됩니다. 그리고 도파민이 감소하면 하지불안증후군이 나타납니다.**
문제는 하지불안증후군으로 잠이 오지 않을 때 침대에서 오랜 시간 생각에 빠지거나, 스마트폰을 사용하게 되고 생체리듬이 깨지는 악순환이 반복되는 겁니다. 하지불안증후군이 있을 경우, 자기 전에 종아리나 허벅지 뒤쪽을 스트레칭하세요.

더 알고 싶어요

가려움증 약의 부작용으로 잠이 온다

가려움증 때문에 잠을 못 자다가 약을 처방받아 복용한 뒤부터 잘 자게 되었다는 사람이 많습니다. 가려움증을 일으키는 히스타민은 뇌를 각성시키는 물질로, 잠들 때와 막 일어났을 때 증가합니다.
잠을 자려고 할 때 몸이 간지러워져 못 자다가 가려움증을 완화하는 약을 먹으면 항히스타민제의 작용으로 뇌가 진정되면서 잠이 오는 겁니다. 항히스타민제의 작용으로 잠든 경우, 다음 날에도 계속 졸음이 오는 일이 있습니다. 졸리기보다는 머릿속이 새하얗거나 머리가 멍한 느낌에 가까워요. **항히스타민제의 작용으로 전두엽의 활동까지 저하되었기 때문입니다.** 항히스타민제를 복용한 다음 날까지 약물 작용이 50% 정도 남는다는 보고도 있습니다. 꽃가루 알레르기 시기가 끝나면 약 복용을 중단하고 원래의 생체리듬을 찾는 것이 중요합니다.

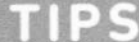

TIPS

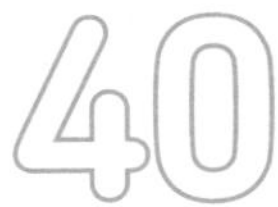

40 무거운 이불을 덮고 잠든다

몸이 불편한 느낌이 들어 좀처럼 잠이 안 와요.

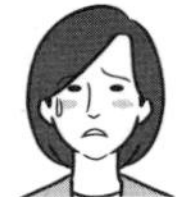

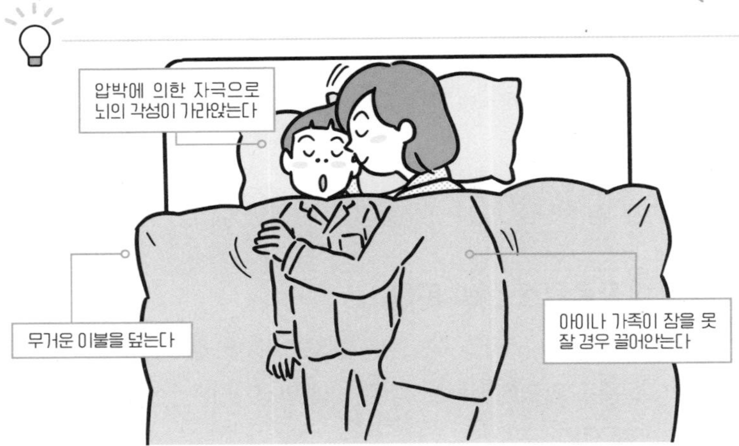

ADVICE

압박받으면 진정된다!

몸이 불편해서 어떤 자세를 취해도 잠이 잘 안 온다면 압박감이 부족하기 때문입니다. 중력을 몸으로 느낄 수 있는 방법은 점프나 클라이밍 등을 하는 것인데, 일상생활에서 이런 것을 하기는 힘들겠죠. 그럴 때는 무거운 이불을 덮어보세요. 아이나 가족이 잠을 못 이룰 때는 강하게 끌어안아 압박감을 느끼도록 해주세요.

이론 해설

몸으로 느끼는 체성 감각 중 압박감을 느끼는 감각은 뇌의 각성 수준을 조정하는 데 영향을 미칩니다. 중력을 느낄 수 있는 운동을 하면 압박감을 자극할 수 있습니다. 압박감이 자극되면 뇌가 적절한 각성 상태가 됩니다. 예를 들어 정신이 산만할 때 중력을 느낄 수 있는 달리기를 하면 집중하기 쉬워집니다.

41 수면제 복용과 동시에 수면 트레이닝을 실시한다

약을 먹지 않으면 잠이 안 와요.
복용 시간에서 취침 시간까지 30분 정도 여유를 둔다
복용 전 졸음이 오는 날이 많으면 약을 줄이는 것도 고려한다

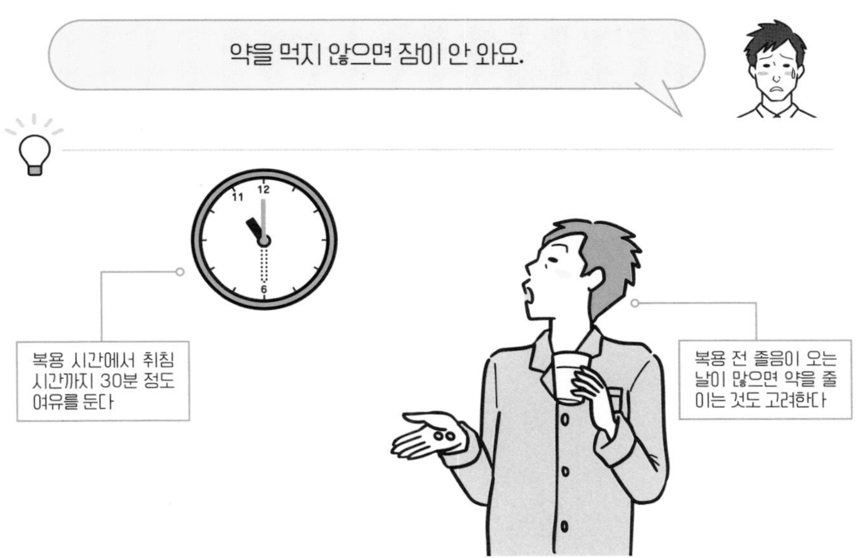

ADVICE

스스로 잘 수 있다면 수면제를 조금씩 줄인다

취침하기 직전에 수면제를 복용하면 잠이 들어도 그게 약의 작용 때문인지 아닌지 확인할 수 없습니다. 취침 직전이 아닌 30분 전에 복용하면 졸린 타이밍이 수면제 복용 전인지, 복용 후인지, 아예 졸리지 않는지 확인할 수 있습니다. 이렇게 생체리듬을 파악하면 우선 수면제의 효과가 좋아지고 스스로 잘 수 있게 됩니다. 수면제 복용 전부터 졸린 날이 주 4일 이상 계속될 경우 의사와 상의해 약을 조금씩 줄여보세요.

이론 해설

일반적으로 처방하는 벤조디아제핀계 수면제는 신경전달물질인 GABA 흡수를 촉진하는 작용을 합니다. 수면제 없이도 낮의 활동으로 수면압이 충분히 높아지면 자연스럽게 GABA가 뇌에 흡수됩니다. 수면 훈련으로 수면제를 복용하기 전에 졸음이 오면 2주마다 약을 절반씩 줄이세요.

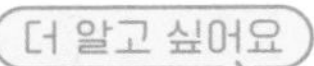

수면제 복용 가이드라인

잠을 못 자면 수면제를 처방받는 것이 당연하다고 생각하는 경우가 많습니다.

수면제를 적절히 사용한 다음, 약 없이도 잘 수 있는 습관을 들이고, 최종적으로 휴약이나 단약을 목표로 삼아야 합니다. 그러면 몇 년에 걸쳐 약을 복용하거나 약 복용에 죄책감을 느끼는 것을 막을 수 있을 겁니다.

이론 해설

수면제를 복용하기 전부터 졸음이 온다면 의사와 상담해 휴약이나 단약을 시도해보세요. 일반적으로 수면제를 줄일 때는 점감법과 격일법을 사용합니다. 점감법은 단계적으로 약을 줄이는 방법이고, 격일법은 약 먹는 날의 간격을 벌리는 방법입니다. 약을 한 알 복용할 경우, 아래 그림처럼 적용하면 됩니다. 급하게 약을 끊으면 극단적인 불면 현상이 일어나니 주의하세요.

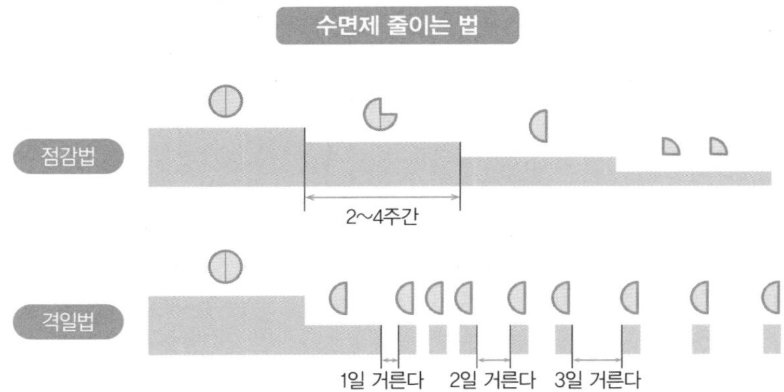

42 저녁에는 고강도 운동을 피하고 집안일이나 가벼운 산책을 한다

헬스를 하면 잠이 안 와요.

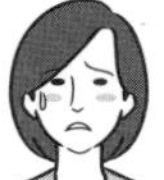

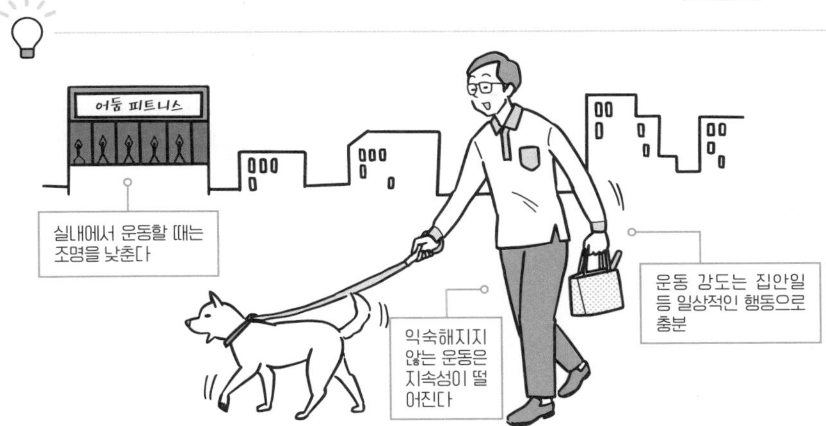

ADVICE

저강도 운동을 자주!

운동한 후에 잠이 오지 않는다면 과도하게 운동하지 않도록 주의하세요. 적절한 강도는 집안일이나 계단 오르내리기, 개 산책시키기, 짐 나르기 등을 30분 정도 하는 정도입니다. 중요한 것은 강도보다 횟수예요. 물론 근육 운동은 단시간에 하기에 효과적입니다. 하지만 숙면을 취하기 위해서는 체온이 가장 높은 저녁에 집안일 등만 해도 운동 효과를 충분히 볼 수 있어요.

이론 해설

낯선 곳에서의 운동이나 새로운 운동은 피하세요. 헬스장에 등록한다거나 등산을 하는 등 새로운 정보가 너무 많으면 뇌는 운동 전에 정보처리로 에너지를 다 써버려 진정하기 어려워집니다. 일단은 청소기를 돌리는 범위를 넓히는 등 일상생활에 한 가지 정도 요소를 더하는 게 좋습니다.

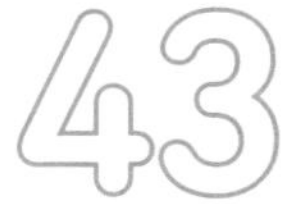

43 밤에 영화를 보면서 실컷 운다

밤에 이유 없이 눈물이 나요.

낮에 교감신경이 과잉 활동하면 반동이 나타난다
울면 교감신경 활동이 진정되고 부교감신경이 활발해진다
반동을 거스르지 않으면 원상 복구된다

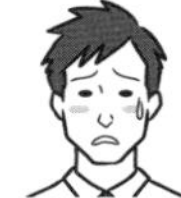

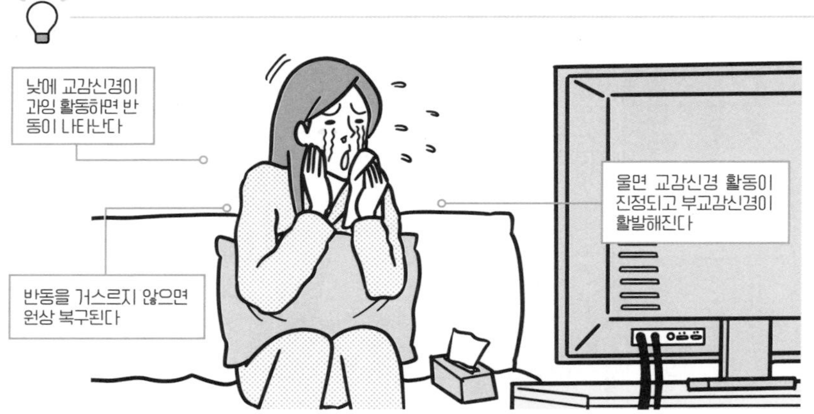

ADVICE

울면 신경이 진정된다!

잠이 오지 않는 한밤중에 영화를 보다가 무작정 눈물이 났던 경험이 한 번쯤은 있을 거예요. 울 때는 부교감신경이 활발해집니다. 밤에 눈물이 나는 건 부교감신경이 두드러져야 할 시간대에 교감신경이 고조되었기 때문입니다. 이를 강제로 진정시키기 위해 강한 반동이 나타나는 거예요. 밤에 눈물이 난다면 참지 말고 펑펑 우세요. 마음이 차분해지고 잠이 잘 올 겁니다.

이론 해설

지나치게 긴장할 경우 항상성의 원리에 따라 과도한 릴랙스 반응이 일어납니다. 이때 나타나는 반응을 억제하지 말고 그대로 두면 다시금 긴장과 릴랙스가 반복되지만, 진폭이 줄어들며 점차 안정됩니다. 신체 반응을 억제하지 말아야 컨디션이 빠르게 회복된다는 것을 알아두세요.

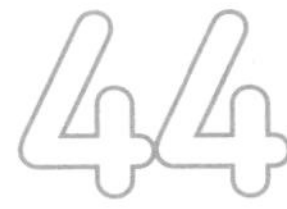

꽃가루 알레르기가 심하면 뇌의 온도를 낮춘다

꽃가루 알레르기가 심해서 잠들기가 어려워요.

코 호흡으로 뇌를 식힌다
코가 막히면 귀 위 머리를 식힌다

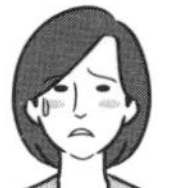

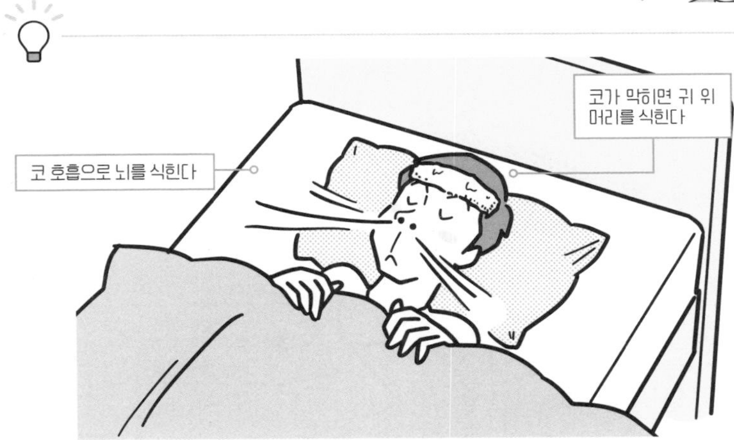

ADVICE

코 호흡이 안 되면 직접 뇌를 식힌다!

코 호흡은 대뇌를 냉각하는 작용을 해 깊은 수면을 유도합니다. 꽃가루 알레르기나 알레르기성 비염으로 코 호흡을 하지 못하면 대뇌 온도가 떨어지지 않아 수면이 얕아집니다. 코 호흡 기능을 대체하기 위해 TIPS 27에서 소개한 윗머리 식히는 방법을 시도해보세요. 비염이 개선되면 코에 붙이는 수면 테이프 등으로 코 호흡을 촉진해 본래 기능으로 되돌립니다.

이론 해설

낙타처럼 가혹한 환경에서 살아가는 동물은 코가 긴 게 특징입니다. 이는 코를 통과하는 공기로 뇌를 향하는 혈관에 바람을 불어넣어 혈액 온도를 낮추기 위한 것입니다. 인간에게도 같은 원리가 작용합니다. 심부 체온을 내려 깊은 잠을 자려면 코로 호흡해야 합니다.

45 숨쉬기 힘들 때는 복식 호흡을 한다

수면 중에 가슴이 답답해집니다.

가슴을 누르고 복식 호흡을 한다
위쪽 갈비뼈가 앞으로 움직이도록 숨 쉬는 것은 흉식 호흡

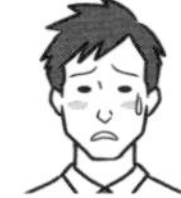

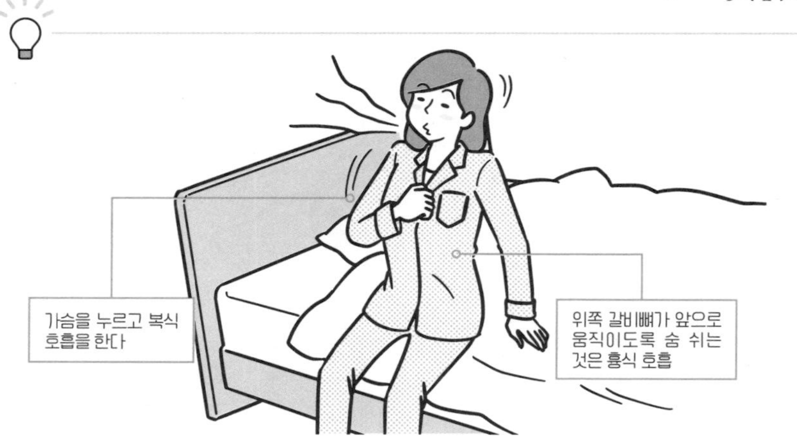

ADVICE

갈비뼈의 움직임으로 호흡을 바꾼다!

수면 중 숨이 막힌다면 평소 흉식 호흡을 자주 하는 것이 원인입니다. 가슴에 손을 얹고 호흡해보세요. 가슴이 앞으로 움직일 겁니다. 이 움직임이 흉식 호흡을 유도합니다. 손으로 가슴을 강하게 누르고 숨 쉬면 움직임이 억제된 만큼 가슴은 덜 움직이고 아래쪽 갈비뼈가 움직여 복식 호흡을 할 수 있어요. 처음에는 답답하게 느껴지지만 10회 호흡한 뒤에는 자연스럽게 복식 호흡으로 바뀝니다.

이론 해설

12쌍의 갈비뼈 중 2~3번째는 앞쪽으로 움직여 흉식 호흡을, 4~10번째는 옆구리나 등 쪽으로 벌어지며 복식 호흡을 담당합니다. 똑바로 누우면 흉식 호흡에 쓰이는 갈비뼈가 벌어지고, 옆으로 몸을 말고 누우면 복식 호흡에 쓰이는 갈비뼈가 벌어집니다.

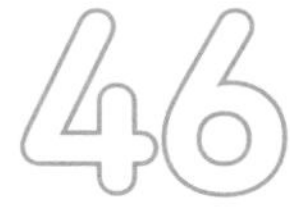

46 통증과 잠은 별개로 생각한다

통증이 신경 쓰여 잠을 잘 수 없어요.

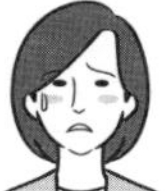

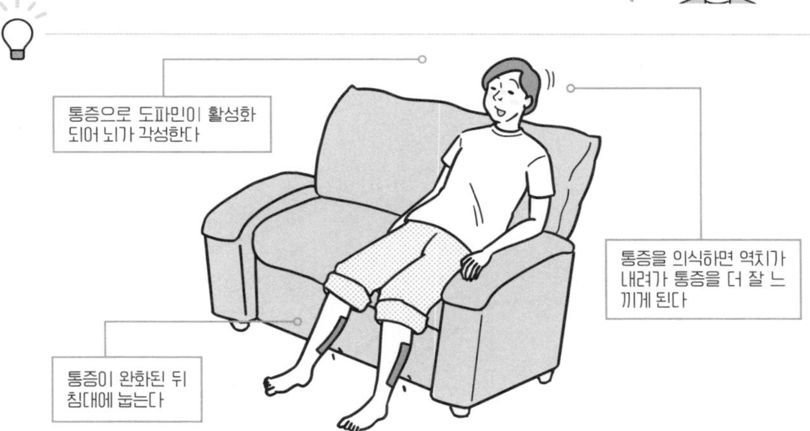

ADVICE

아프지 않아도 잠이 안 오게 된다

몸의 통증을 지나치게 의식하면 통증을 감지하는 자극의 최소량(역치)이 저하됩니다. 그 때문에 통증을 더 잘 느끼게 되고 잠이 잘 안 옵니다. 이때 침대에 누워 뜬눈으로 새우면 나중에 통증이 개선되더라도 잠이 잘 안 오게 됩니다. 통증에 대한 의식을 최대한 줄이고 불면으로 이어지는 악순환을 방지하는 것이 중요해요.

이론 해설

통증을 자각하면 뇌에서는 도파민 활동이 촉진됩니다. 그러면 뇌의 각성을 담당하는 부위가 활성화되어 잠이 잘 안 오고 도중에 깨기 쉽습니다. 침대에 누워 있으면 통증이 사라진 뒤에도 잠들지 못하게 되니 잠이 오지 않을 때는 침대 밖으로 나오세요.

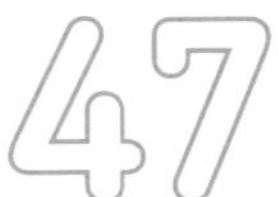

머리까지 이불을 뒤집어쓰지 않는다

추울 때는 이불을 머리끝까지 뒤집어쓰고 자요.

머리에서 열이 방출되며 심부 체온이 떨어진다
이불을 뒤집어쓰지 않는다
모자는 열을 방출하는 데 방해가 되니 자기 전에는 벗는다

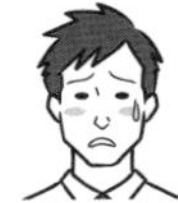

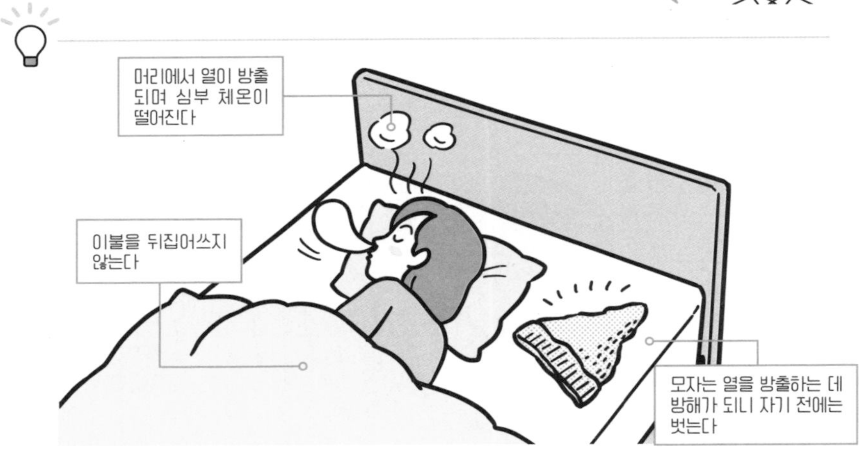

ADVICE

추워도 열 방출이 필요!

추울 때 이불을 머리 끝까지 뒤집어쓰면 따뜻하고 기분이 좋아지지만 이렇게 하면 잠이 잘 오지 않아요. 열이 방출되면서 혈액 온도가 떨어져야 깊은 수면에 필요한 심부 체온 저하가 이루어집니다. 그런데 머리까지 이불을 뒤집어쓰거나 모자를 쓰고 자면 열이 방출되지 못합니다. 목, 천골(허리와 엉덩이 사이쯤에 있는 울퉁불퉁한 뼈), 발목을 따뜻하게 하되, 머리와 발끝은 열 방출을 위해 노출하는 것이 좋아요.

이론 해설

뇌 주변은 혈관으로 둘러싸여 있습니다. 잠자리에 들기 전 부교감신경의 활동으로 이 혈관이 확장되면 열이 방출되고, 뇌 온도가 떨어집니다. 열 방출에는 환기가 필요해요. 그러므로 이불이나 모자로 환기를 방해하면 뇌 온도가 떨어지지 않아 잠들기 어려워집니다.

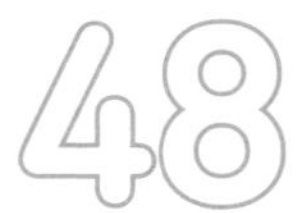

48 주변이 시끄러워 잠이 안 올 때는 음악을 튼다

옆에서 코 고는 소리 때문에 잠을 잘 수 없어요.

알파파가 나오면 청각이 민감해진다
생체리듬을 조절해 취침 전에 강한 졸음이 오도록 만든다
소리 나는 방향으로 음악을 틀어두면 완화된다

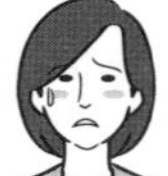

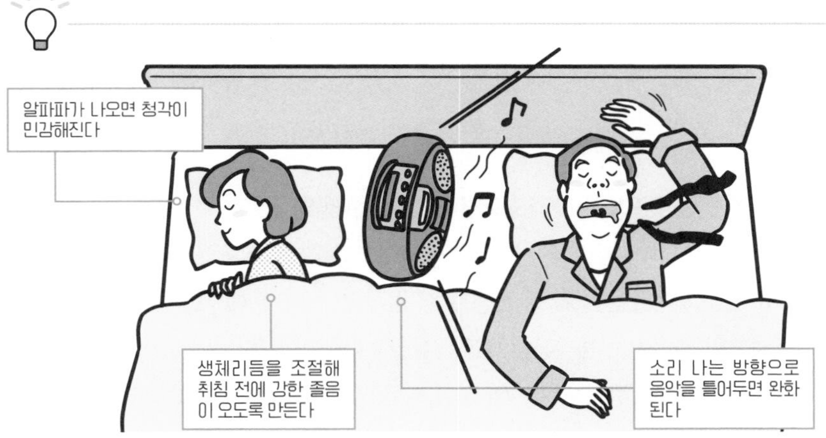

ADVICE

안전 확보를 위해 청각이 과민해진다!

개 짖는 소리, 옆에서 코 고는 소리, 비바람 소리 등 평상시 신경도 안 쓰던 소리가 자기 전에는 시끄럽게 느껴지곤 합니다. 이는 뇌가 주위를 감시하고 있다는 신호예요. 또 잠이 막 들기 시작할 때는 미주신경 활동이 저하되어 고막이 느슨해지고 저음역대 소리가 크게 들립니다. 소리가 들리는 방향으로 음악을 작게 틀어두면 소리가 서로 간섭받아서 신경 쓰이지 않게 돼요.

이론 해설

눈을 감으면 뇌파에 알파파가 나타납니다. 알파파의 비율이 늘어나면 청각이 민감해져요. 이는 잠들기 전 주위에 적이 있는지 감시하는 시스템 때문이라 할 수 있습니다. 이는 안전을 확보하기 위한 기능이며, 뇌가 순조롭게 수면에 들어가고 있다는 신호이기도 합니다.

COLUMN

가위 눌림의 메커니즘은?

뇌가 영상을 조작한다

가위에 자주 눌리는 사람이 있습니다. 가위 눌림이란 수면 마비라 부르는 현상입니다. 일반적인 수면은 '얕은 수면 → 깊은 수면 → 얕은 수면'을 반복한 뒤 렘수면에 들어갑니다.

그런데 **잠들자마자 렘수면이 시작되면 가위에 눌리기 쉬워져요.** 자율신경이 흐트러져 뇌가 몸 상태에 끼워 맞춘 영상을 만들어내므로 무서운 것을 볼 때도 있습니다. 이를 피하기 위해서는 TIPS 60의 네 가지 행동으로 가위 눌림을 막을 수 있습니다.

렘수면 도중에 알파파가 나오면 실감 나는 꿈을 꾼다

렘수면 중 뇌파에 알파파가 나타나면 몸을 지지하는 항중력근의 힘이 빠져 몸이 움직이지 않는 상태로 선명한 꿈을 꾸게 됩니다. **렘수면 중에는 심박 및 호흡이 빨라지는 등 자율신경이 심하게 흐트러집니다.** 가위 눌림은 대뇌가 급속하게 발달하는 사춘기에 많이 체험하며, 20대 초반부터는 잘 겪지 않게 됩니다.

그러나 수면 리듬이 흐트러지면 25세 이후에도 가위에 눌리기 쉬워집니다. 예를 들어 오전 중이나 이른 오후, 저녁 등 제각기 다른 시간대에 조는 경우, 즉 각성하고 있어야 할 시간대에 잠이 오는 경우입니다.

이렇게 수면 시간대와 각성 시간대가 명확하게 구분되지 않으면 졸다가 바로 렘수면에 들어가기도 합니다. 이때가 바로 가위에 눌리기 쉬운 때예요.

마찬가지로 취침 전에 뇌를 각성시키는 행동을 하거나 졸린데도 침대에서 동영상을 보다가 잠들면 수면과 각성 사이의 시간이 길어져 렘수면 중 가위에 눌릴 수 있습니다.

제 4 장

밤중에 갑자기 깨지 않는 숙면 솔루션

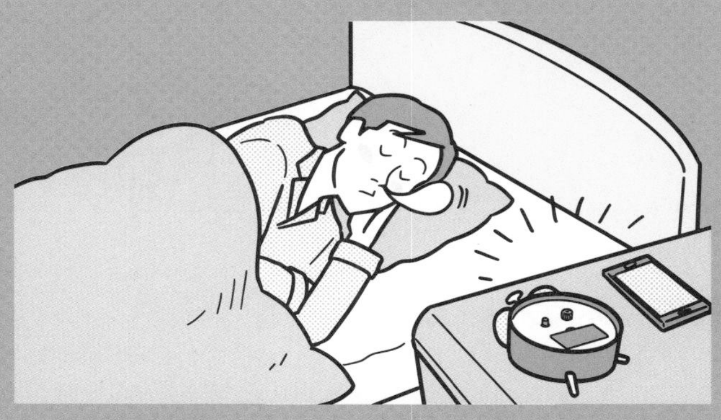

갑자기 소변이 마렵거나 악몽 등 여러 이유 때문에
자는 도중 깨면 다시 잠들기 어렵다는 분들이 많습니다.
깨지 않고 푹 자도록 해주는 솔루션을 소개합니다.

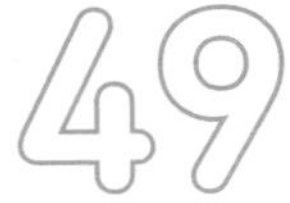

TIPS

49 수면 중에는 시계를 치운다

새벽 2시 30분만 되면 꼭 깨요.

스마트폰을 시계 대신
쓸 경우 침대 위에 두지
않는다
방이 어둡고 알람이 울리지
않은 상태면 시계를 보지 않
는다
시계를 엎어
놓고 잔다

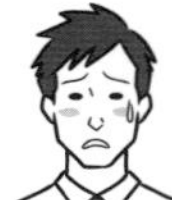

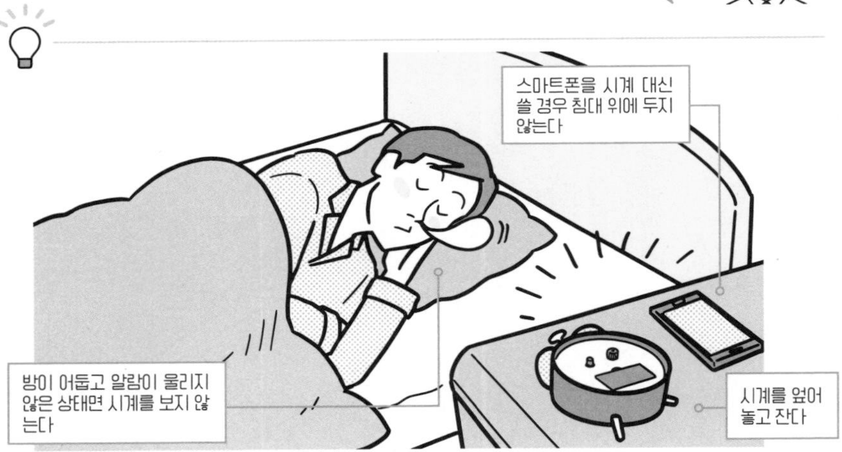

ADVICE

시계를 확인할수록 같은 시간에 깨게 된다

시계를 엎어놓고 취침하고, 한밤중에 눈을 뜨더라도 시계를 보지 마세요. 스마트폰을 시계 대신 쓸 경우 침대 밖에 둡니다. 눈을 떴을 때 방이 어둡고 알람이 울리지 않은 상태면 굳이 휴대폰을 보지 마세요. 중간에 깼을 때 일어나고 싶은 시간을 외치면 잘 안 깨게 됩니다.

이론 해설

기상 준비를 담당하는 부신피질 호르몬(ACTH)이나 코르티솔은 언어화한 시간의 3시간 전부터 분비량이 늘어납니다. 따라서 한밤중에 시계를 확인하면 그 시간에 깨어나기 쉬워집니다. 기상 준비를 유도하기 위해 일어나고 싶은 시간이 언제인지 다시금 제대로 언어화해 제시간에 일어날 수 있도록 하세요.

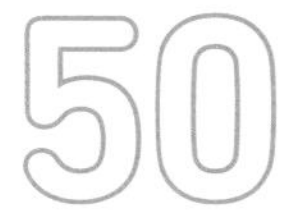

자다가 깼을 때 개운한지 체크한다

자다가 깨면 숙면에 실패한 것 같아요.

시계를 보지 않고 다시 잔다
개운하게 일어났다면 3시간 이상은 지나 있다
밤새 한 번도 안 깨야 하는 건 아니다

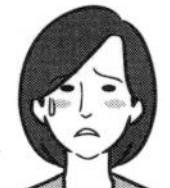

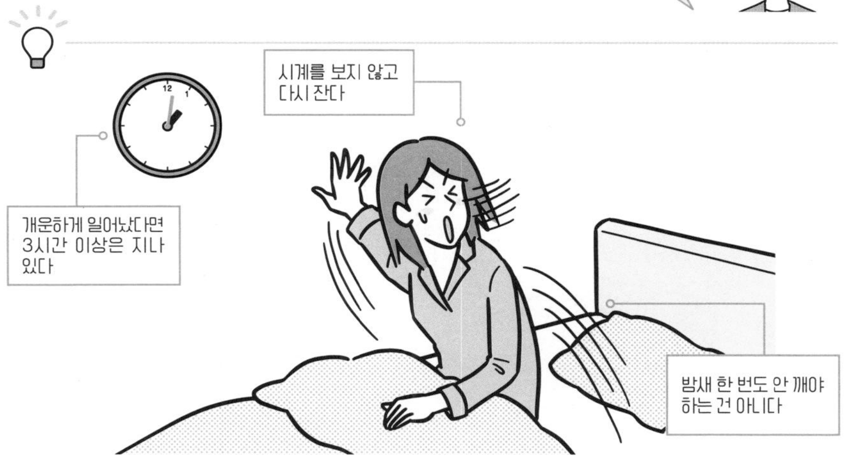

ADVICE

개운하게 눈을 떴다면 3시간 정도는 잔 것이다!

아침까지 깨지 않고 푹 자는 것이 만족도가 높겠죠. 하지만 한밤중에 깨면 안 된다는 법은 없습니다. 깼을 때 개운하다면 대부분 3시간 정도는 연속해서 잔 것입니다. 한밤중에 깨더라도 3시간 연속해서 잤고 이후 약 30분 안에 다시 잠들 수 있다면 의학적으로는 심각한 문제가 아닙니다. 시계를 보지 말고 다시 잠자리에 들어가세요.

이론 해설

깊은 잠인 논렘수면 상태에서는 깨지 않습니다. 논렘수면을 취하면 머리와 몸이 회복되는 것을 느낄 수 있어요. 논렘수면은 잠든 뒤 3시간 안에 집중됩니다. 제대로 된 수면을 취해야 한다고 조급해하지 마세요. 취침 전보다 몸이 회복된 느낌이 드는 것이 중요합니다.

51 다시 잠들기까지 30분 이상 걸린다면 침대 밖으로 나간다

한밤중에 깨면 아침까지 잠을 못 자요.

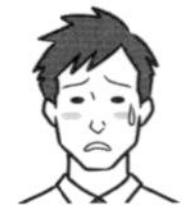

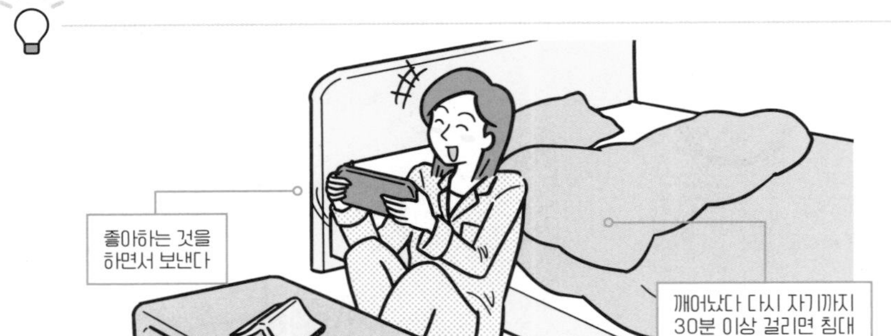

ADVICE

침대는 잠들지 못하는 장소라는 개념을 심어두지 않는다!

다시 잠들기까지 30분 이상 걸리면 불안감이나 초조함 때문에 기분이 나빠집니다. 이럴 때는 큰맘 먹고 침대 밖으로 나가보세요. 스마트폰이나 텔레비전을 봐도 됩니다. 억지로 자려고 노력하지 마세요. 나만의 시간이 생겼다 생각하고 좋아하는 걸 하면서 보내면 됩니다. 기분 좋은 시간을 늘리는 것이 무엇보다 중요합니다.

이론 해설

다시 잠들기까지 시간이 걸리고 침대에서 깨어 있는 시간이 길어지면, 뇌는 침대가 생각하는 장소라고 인식합니다. 첫 취침뿐 아니라 다시 잠들 때도 수면 효율을 높이는 것이 중요합니다. 최저 체온으로 떨어지는 새벽에는 다시 졸음이 오거나 꾸벅꾸벅 졸게 될 거예요.

52 허리보다 높은 위치에 다리를 올린다

밤중에 화장실이 급해 일어나게 됩니다.

이런 뒤 화장실에 갔다가 취침한다
10분 정도면 OK
허리보다 높은 위치에 다리를 올려둔다

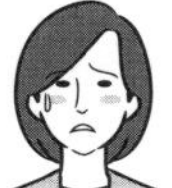

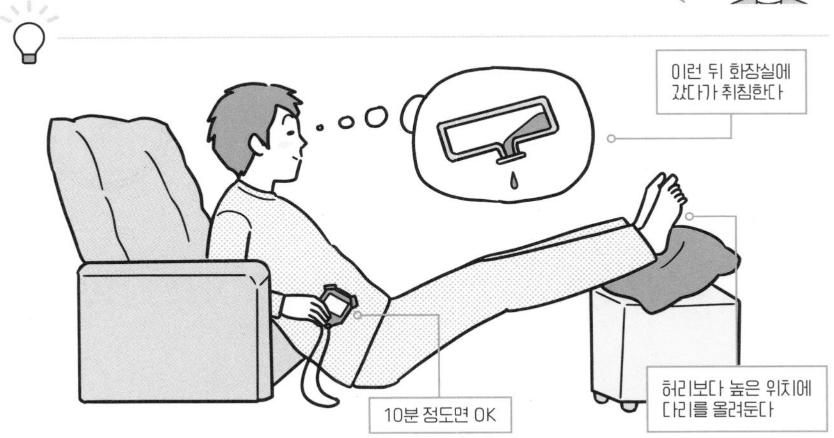

ADVICE

몸의 중심으로 수분을 모아 화장실에!

잠들기 전 허리보다 높은 위치에 다리를 올려 두세요. 10분 정도 다리를 올려둔 다음 취침 전에 화장실을 다녀옵니다. 밤중에 소변을 볼 경우 다리가 붓기 쉽습니다. 몸속 수분이 순환해 배설되는 것을 돕는 게 중요합니다.

이론 해설

몸의 수분은 중력 때문에 발 쪽으로 고입니다. 이 상태에서 그대로 누우면 수분이 몸의 중심으로 이동해 밤중에 화장실에 가고 싶어져요. 발 쪽에 수분이 몰리지 않도록 하면 한밤중에 요의를 느끼는 일이 줄어듭니다. 자기 전에 몸의 중심으로 수분을 모았다가 배출하세요. 그러면 한밤중에 깨는 일을 막을 수 있을 겁니다.

53 취침 전에 천골을 따뜻하게 한다

날이 추워지면 화장실에 가고 싶어서 깹니다.

핫 팩과 찜질 팩으로
천골을 따뜻하게 한다
취침 15~30분 전이 기준

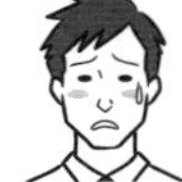

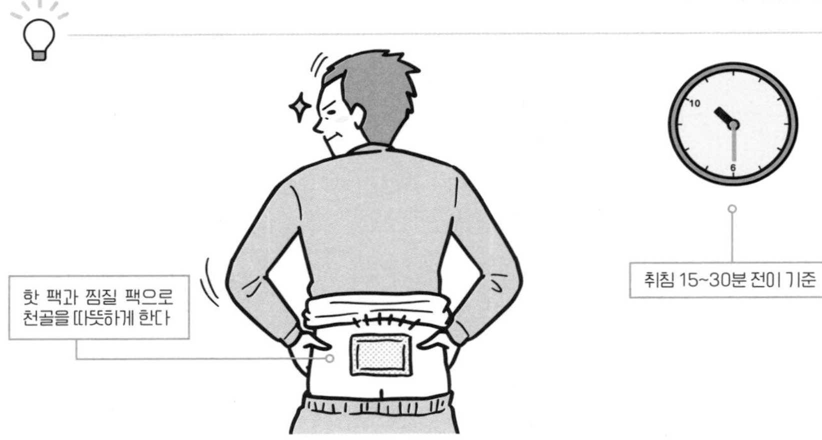

ADVICE

취침 전 신장 기능을 진정시킨다!

취침 15~30분 전에 핫 팩이나 찜질 팩으로 천골을 따뜻하게 데우세요. 허리와 엉덩이 사이쯤에 있는 울퉁불퉁한 뼈가 천골입니다. 의자나 소파의 앉는 부분에 핫 팩 등을 두고 천골을 따뜻하게 해도 좋아요. 단, 수면 중에는 열을 방출해야 하므로 전기장판처럼 오랫동안 일정한 온도를 유지하는 제품은 피하세요.

이론 해설

기온이 떨어지면 신장의 교감신경이 활발해져 한밤중에도 소변을 많이 만듭니다. 그 결과 밤중에 화장실이 급해져 깨어나기 쉬워요. 부교감신경이 있는 천골을 따뜻하게 하면 부교감신경이 활발해지고 반대로 교감신경 활동이 줄어들어 소변이 과도하게 만들어지지 않습니다.

TIPS

54 소변은 낮에 자주 본다

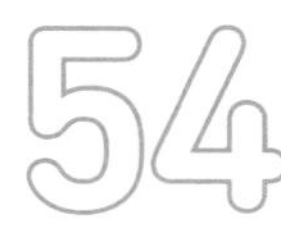

낮에는 급한 요의가 느껴지지 않는데 꼭 밤중에만 그래요.

낮에 시간을 정해놓고 화장실에 간다
화장실 갈 시간이다!
W C
요의가 느껴지지 않아도 화장실에 간다
물
수분 섭취량도 늘린다

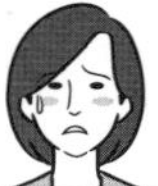

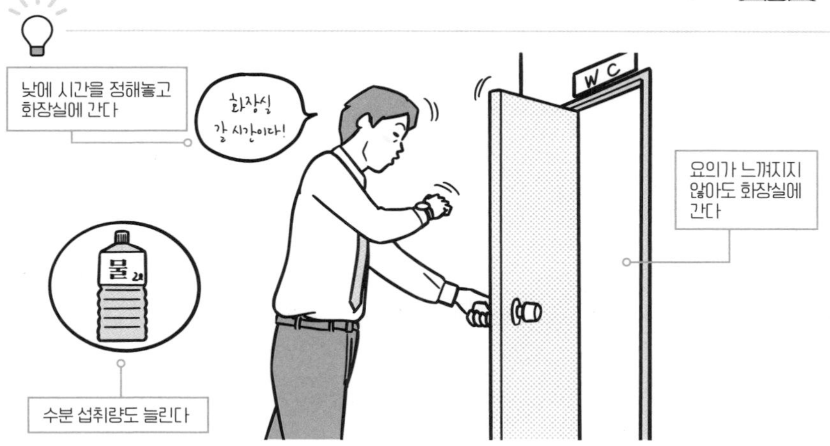

ADVICE

몸에 배뇨 리듬을 가르친다!

낮에 화장실 가는 횟수를 늘리려면 요의가 느껴지지 않더라도 평소보다 한 번 더 화장실에 가보세요. 휴일에 시도해봐도 좋습니다. 요의가 없어도 화장실에 가면 의외로 소변이 나오니, 낮에 분산해 배뇨하는 리듬을 만들어보세요. 낮에 소변을 자주 보고 수분 섭취량도 늘려, 섭취와 배설의 밸런스를 맞춥니다.

이론 해설

배뇨에는 할당량이 있습니다. 낮에 소변을 보지 않은 만큼 밤에 보충해야 합니다. 이것이 반복되면 밤에 소변을 보는 리듬이 생겨 한밤중에 화장실에 가기 위해 일어나게 돼요. 또 낮 동안 배뇨가 줄어들면 수분 섭취량도 줄어, 몸이 탈수 상태가 되어 피로해지기 쉽습니다. 성인이라면 1일 2L의 수분을 섭취해야 합니다.

55 디지털 디톡스를 한다

밤만 되면 화장실에 가고 싶어요.

디지털 기기의 화면을
보고 있으면 안구 운동
이 줄어든다
화면을 보지 않는 장소나
시간대를 정한다

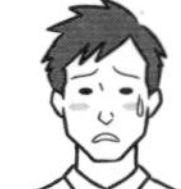

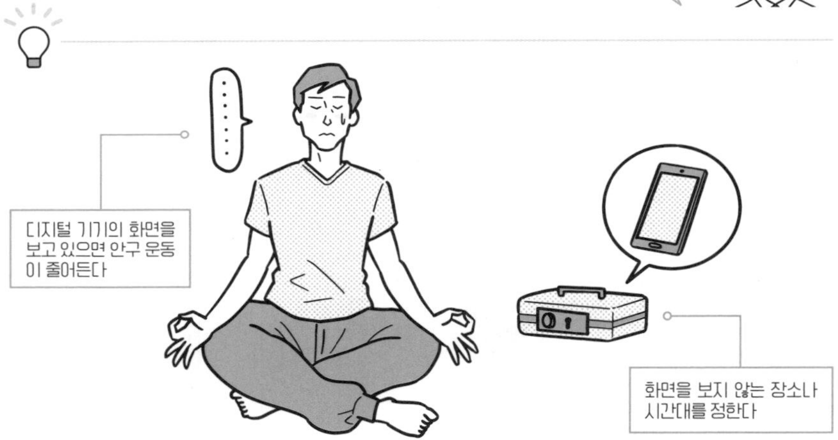

ADVICE

안구 운동이 줄어들면 요의를 느끼지 못하게 된다!

스마트폰, 컴퓨터, TV 등의 화면을 계속 보고 있으면 요의가 잘 느껴지지 않아 낮에 소변을 보는 횟수가 줄어듭니다. 그러면 밤에 자는 도중에 부족한 만큼 소변을 배출하게 돼요. 그러니 화면을 아예 보지 않는 디지털 디톡스를 해보세요. 화면을 보지 않는 장소나 시간대를 정해두면 실행하기 쉽습니다. 일단 휴일 1시간 정도만 시작해보세요.

이론 해설

빈뇨 치료에는 아세틸콜린을 억제하는 항콜린제를 사용합니다. 아세틸콜린은 안구 운동이 증가하면 함께 증가합니다. 서점에 가서 두리번거리다 보면 화장실에 가고 싶어지는 게 그 때문이에요. 반대로 화면을 계속 쳐다보면 아세틸콜린이 감소해 요의를 잘 느끼지 못하게 됩니다.

56 종아리 운동으로 코골이를 방지한다

내 코골이 소리에 깨요.

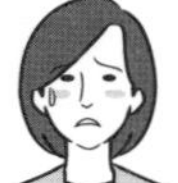

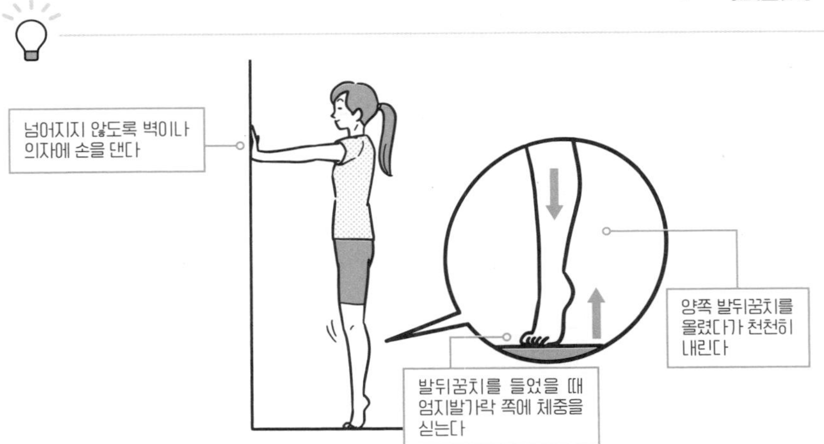

ADVICE

수분 순환으로 코골이를 막는다!

양쪽 발뒤꿈치를 올렸다 내리는 종아리 강화 운동을 하루에 20회 정도 해보세요. 종아리를 사용하면 몸의 수분이 순환해 밤중에 호흡이 막히는 것을 방지할 수 있습니다. 부종이 있다면 더 적극적으로 해보세요. 넘어지지 않도록 벽이나 의자에 손을 대고 양발 엄지발가락 쪽에 체중을 실어 발뒤꿈치를 올렸다 내렸다 하면 됩니다. 틈날 때마다 수시로 해주세요.

이론 해설

중력에 의해 발 쪽으로 몰린 수분이 자려고 누웠을 때 이동해 야간 수면 중 목이 붓고 코를 골게 된다는 '체액 시프트' 가설이 있습니다. 근육은 수축과 이완으로 체내 수분을 이동시키는 펌프 역할을 합니다. 특히 종아리 근육은 중력에 대항해 수분을 순환시키는 데 중요한 근육입니다.

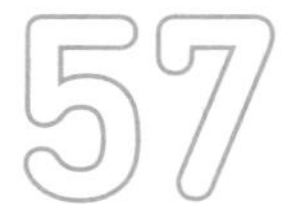

57 뒤척일 때 쓰는 근육을 단련한다

한밤중에 자다 깼을 때 식은땀이 심하게 나요.

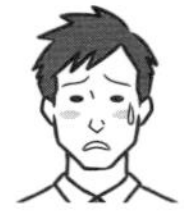

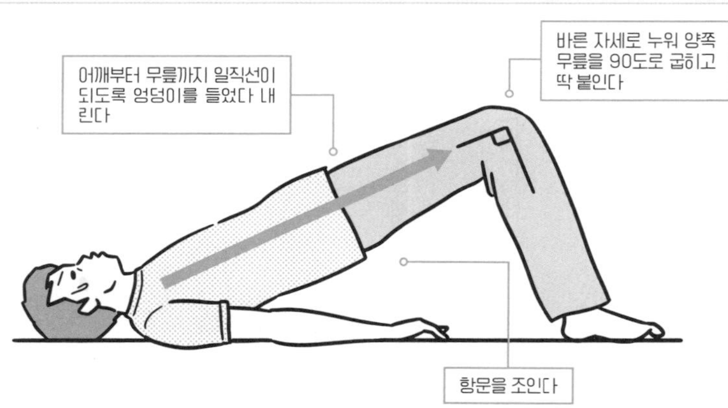

ADVICE

적절한 뒤척임으로 열을 방출한다

잘 때 뒤척이지 못하면 식은땀이 잘 마르지 않고 한밤중에 깨기도 합니다. 몸을 잘 뒤척일 수 있도록 엉덩이 근육을 단련하는 운동을 해보세요. 바른 자세로 누워 양쪽 무릎을 90도로 굽힙니다. 그런 다음 양쪽 무릎을 딱 붙이고 항문을 조입니다. 그 상태에서 어깨부터 무릎까지 일직선이 되도록 엉덩이를 천천히 올렸다 서서히 내립니다. 이 운동을 하루에 5회 정도 해보세요.

이론 해설

뒤척임은 이불 속이나 몸과 잠옷 사이 공기를 순환시켜 열을 내보내고 심부 체온을 떨어뜨리는 역할을 합니다. 보통 하룻밤 수면 중에 20회 정도 뒤척인다고 보면 돼요. 뒤척이는 것은 몸을 들어 올리고 회전시키는 동작입니다. 이때 몸을 들어 올리는 엉덩이 근육이 중요한 역할을 합니다.

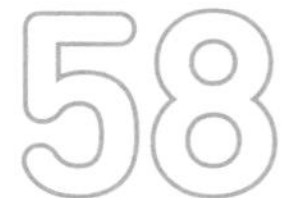

58 식은땀의 점도를 확인한다

잘 때 끈적끈적한 식은땀이 나서 중간에 깹니다.

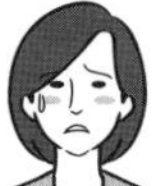

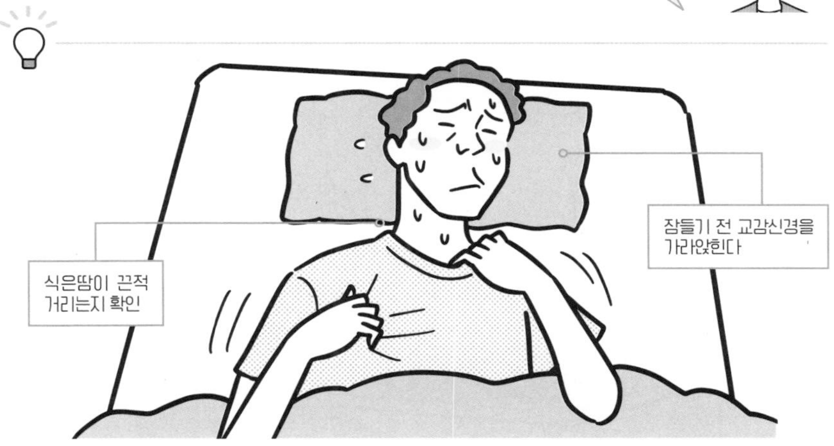

ADVICE

끈적끈적한 땀은 수면의 질이 떨어진다는 신호

잘 때 식은땀을 흘린다면 점성을 체크해보세요. 양질의 수면을 취할 때는 부교감신경의 활동으로 효소가 듬뿍 함유된 보송보송한 땀이 납니다. 하지만 교감신경 활동이 억제되지 않아 질 낮은 수면을 취하면 땀이 끈적거립니다. 취침 전에는 스마트폰 화면을 보는 것을 자제하고 방을 어둡게 만들며 목이나 천골을 따뜻하게 해서 교감신경을 가라앉히세요.

이론 해설

교감신경이 활발해지면 타액이나 땀에 뮤틴이라는 점성 물질이 함유되어 끈적끈적하게 달라붙는 듯한 식은땀이 납니다. 끈적끈적한 식재료에 다량 함유되어 있는 뮤틴은 점막을 보호하거나 위장 상태를 조절하는 작용을 합니다.

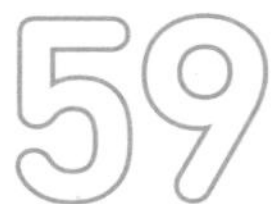

59 술을 마시기 전에 물 한 컵을 마신다

저녁 술자리 후에 푹 자지를 못해요.

물 한 컵 마시기
술자리에 물을 담은 페트병을 가지고 간다
물
맥주

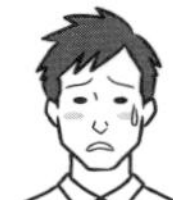

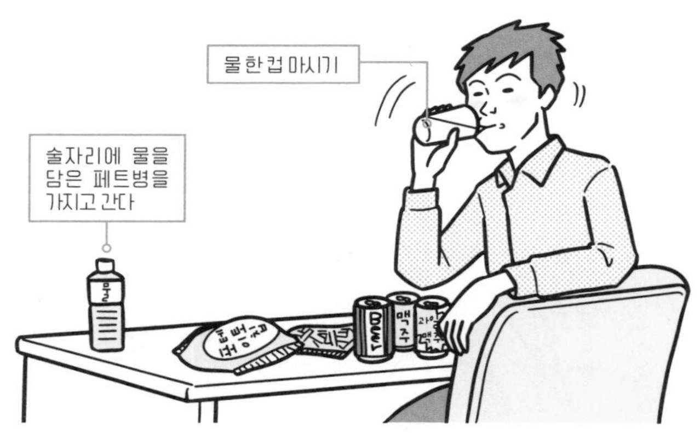

ADVICE

손실되는 수분을 우선 보충한다!

술자리에서는 기분이 좋아지지만, 3시간 정도 지나면 졸음이 쏟아집니다. 하지만 잠을 자더라도 알코올의 이뇨 작용으로 탈수가 되면서 각성 작용이 강하게 일어나 도중에 깨거나 수면의 질이 나빠집니다. 취침 후 탈수를 막기 위해서는 음주 전에 물을 마셔야 합니다. 섭취할 알코올과 같은 양의 수분을 미리 마셔두는 것이 좋습니다.

이론 해설

알코올은 뇌를 각성시키는 도파민이나 글루타민산에 작용하는 한편, 신경을 억제해 수면에 영향을 미치는 GABA에도 작용합니다. 잠에 빠지게 하기도 하지만 수면 장애를 일으키기도 하죠. 동시에 이뇨 작용을 촉진해 체내 수분이 부족하게 하기 때문에, 알코올의 부작용이 더욱 강해지기 쉽다는 특징이 있습니다.

60 꿈자리를 뒤숭숭하게 만드는 네 가지 행동을 피한다

악몽을 자주 꿔요.

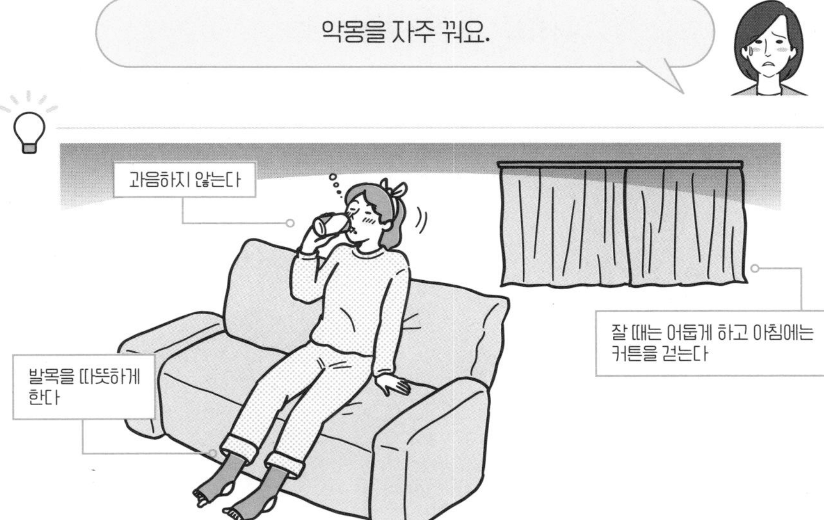

ADVICE

수면을 방해하는 요인을 피한다!

의학적으로 '악몽'이란 심박 및 호흡이 빨라지며 땀을 흘리고 소리를 지르며 일어나는 현상입니다. 막 일어났을 때 꿈자리가 뒤숭숭한 정도라면 수면 장애라고 볼 수 없습니다. 일어났을 때 꿈자리가 뒤숭숭할 확률을 높이는 네 가지 행동이 있습니다. 바로 불 켜둔 채 잠들기, 아침에도 커튼을 걷지 않고 어두운 상태에서 다시 자기, 발목이 차가운 상태에서 잠들기, 과음입니다. 이 네 가지 행동은 피하세요.

이론 해설

기억하지 못하더라도 우리는 늘 꿈을 꿉니다. 렘수면 중이 아닐 때는 '생각하는 것'에 가깝지만, 렘수면 중에는 편도체와 신경이 연결되므로 공포 등의 감정을 동반합니다. 보통 렘수면은 수면 후반에 집중되지만, 수면을 방해하는 환경에서 잠들면 부적절한 타이밍에 렘수면이 나타나기도 합니다.

TIPS

61 머릿속에서 폭발음이 나는 것을 막는다

자다가 꽝 하는 큰 소리에 깹니다.

졸린데도 스마트폰을 보는 것은 NG
꽝
뇌의 상태와 행위가 모순될 경우 일어난다
폭발음이 울려서 깨어나는 경우가 있다
NG

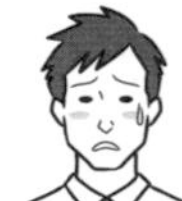

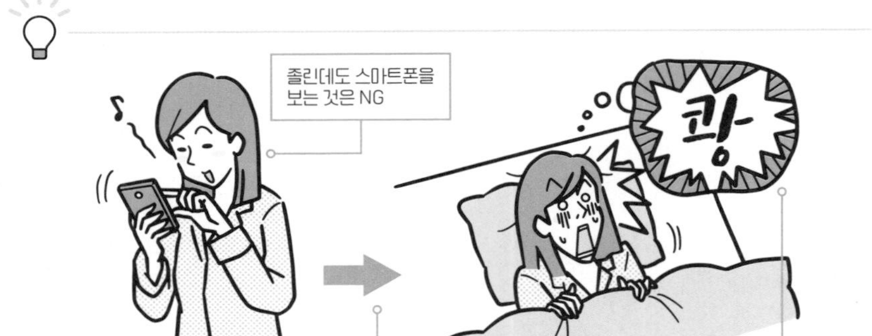

ADVICE

뇌에 가해지는 중력 방향을 바꾼다

꾸벅꾸벅 졸 때나 기상할 시간에 머릿속에서 폭발음이 울리는 '폭발성 머리증후군'이 있습니다. 원인은 확실하지 않지만 뇌와 몸에서 수면에 들어가는 과정을 진행하는 동안에 이를 저해하는 행위를 할 경우 나타나기 쉽습니다. 예를 들어 수면제를 먹으면서 카페인을 섭취하거나 잠에 들어 열을 방출하기 시작한 몸을 차갑게 만드는 행동 등이 있습니다.

이론 해설

폭발성 머리증후군 증상이 보고되는 경우는 적지만, 경험하는 사람이 꽤 많습니다. 수면제와 카페인을 동시에 복용하면 수면제는 아데노신을 활성화해 GABA를 촉진하지만 카페인이 그 작용을 억제하며 대항합니다. 이처럼 수면 작업에 들어갈 때 뇌 전체가 협조하지 않으면 폭발성 머리증후군이 나타나는 것으로 보는 견해도 있습니다.

62 코골이를 개선하고 싶다면 옆으로 몸을 말고 잔다

코골이 때문에 자주 깨요.

머리를 옆으로 돌려
베개 끝에 댄다
베개나 쿠션을 2개
준비한다
얼굴이 향하는 쪽 손을 굽히고 가슴
아래에 높은 베개를 받친다

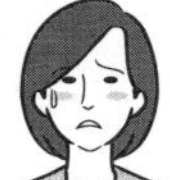

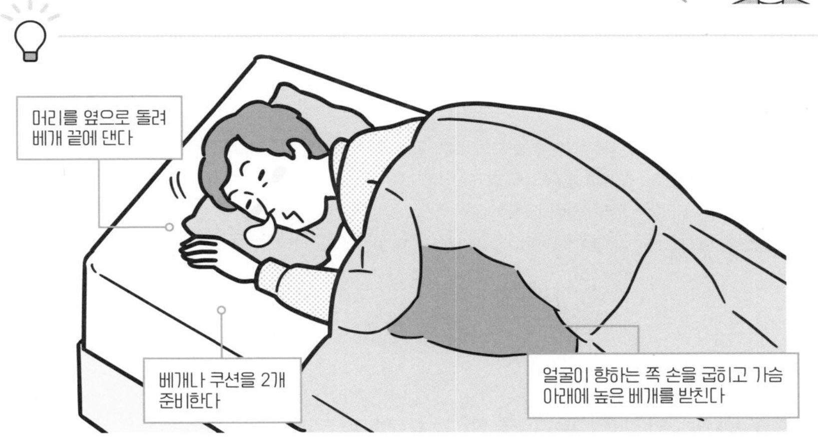

ADVICE

중력을 이용해 호흡을 확보한다!

베개나 쿠션 2개를 준비한 다음, 우선 엎드린 채 머리를 돌려 베개 끝에 대세요. 얼굴이 향하는 쪽 팔꿈치는 굽히고, 반대쪽 팔은 몸에 댑니다. 팔꿈치를 굽힌 쪽 가슴 아래에도 베개를 넣으세요. 가슴 쪽 베개를 조금 높여 몸이 둥글게 말리는 자세를 만듭니다. 이 자세로 잠든 후 30분 정도 지나면 뒤척이게 되므로, 눈을 떴을 때는 다른 자세를 취하고 있더라도 괜찮습니다. 이를 4일 이상 계속해보세요.

이론 해설

옆으로 누워 앞으로 몸을 기울이고 자는 자세를 '전경측와위'라고 합니다. 이는 중력을 따르는 자세로, 목과 혀 근육이 앞으로 이동해 기도가 열립니다. 등의 움직임을 제한하지 않으므로 갈비뼈가 뒤로 벌어지며 복식 호흡을 유도할 수 있습니다. 이렇게 잠들기 시작할 때 코골이를 억제하면 수면의 질이 높아집니다.

12쌍의 갈비뼈 상부와 하부는 호흡할 때 역할이 다릅니다. 호흡에 관련 있는 갈비뼈는 2번부터 10번까지입니다. 위쪽 2~3번 갈비뼈는 숨을 들이마실 때 가슴을 부풀리듯 움직여 흉식 호흡을 돕습니다. 아래쪽 4~10번 갈비뼈는 옆구리나 등 쪽으로 벌어지듯 움직여 복식 호흡을 돕습니다. 호흡에 관련된 근육은 자동으로 운동하지만, 의도적으로 호흡 방법을 바꿀 수 있습니다. 자꾸 기침이 나서 숨 쉬기 힘들 때는 손으로 가슴을 누르면 깊은 호흡을 할 수 있어요. 위쪽 갈비뼈가 솟아오르는 것을 억제하면 아래쪽 갈비뼈의 움직임이 촉진되어 복식 호흡이 유도됩니다. 흉식 호흡에 비해 복식 호흡은 1회 호흡의 간격이 길고 호흡수가 줄어듦에 따라 심박수도 떨어집니다. 취침 전이나 수면 시에 이런 호흡 패턴을 활용하면 신진대사가 저하되어 깊은 수면을 할 수 있습니다. 깊은 수면에 들어가면 코를 잘 골지 않게 되기 때문에 **깊은 호흡으로 호흡 간격을 넓히는 복식 호흡 자세가 수면 전체의 코골이를 줄이는 데 도움**이 됩니다.

수면무호흡증후군으로 진단받으면 의사가 체중 감량을 권하기도 합니다. 목 깊숙한 곳에 지방이 쌓이면 공기의 통로가 좁아져 호흡이 막힐 수 있기 때문입니다. 그런데 수면무호흡증후군인 사람에게는 살을 빼기 어려운 메커니즘이 작동합니다. 잠들기 시작할 때 복식 호흡을 유도해 깊은 수면에 빠져들면 성장호르몬이 증가해 살 빠지기 쉬운 몸이 됩니다.

더 알고 싶어요

'전경측와위' 자세를 제대로 잡기 위한 포인트

전경측와위 자세를 잡는 방법을 조금 더 자세하게 알려드릴게요. 머리를 대는 쿠션과 가슴 아래에 넣는 쿠션을 사용하는데, 이때 **가슴 아래 대는 쿠션을 조금 더 높은 것으로 선택하는 것**이 포인트입니다. 엎드리라고 하면 머리를 올리고 몸을 뒤집는 듯한 자세를 떠올리는 사람이 많습니다. 그러나 가슴 쪽 쿠션을 높이면 몸을 웅크리는 듯한 자세를 취하게 됩니다. 그러면 중력에 따라 몸이 아래로 스르륵 처지는 느낌이 듭니다. **전경측와위를 취하면 잠들기 시작할 때 입에서 침이 흐르기도 합니다.** 자기 전에 부교감신경이 활발해지면 효소가 함유된 타액이 증가하기 때문에 고개를 아래로 숙이면 침이 흐릅니다. 이 침은 잡균을 포함하고 있으므로 입안에 모아두는 것보다 배출하는 것이 낫습니다. 입 주변에 수건을 대 침을 흡수할 수 있도록 하세요. 계속 이렇게 자면 나중에는 입안이 조절되어 침을 흘리지 않게 됩니다.

63 졸음을 참지 말고 잠들어 몸의 경련을 막는다

졸고 있다가 몸이 갑자기 움찔 움직여서 깨요.

몸이 움찔하는 것은 수면과 각성 사이에 일어나는 현상
자연스럽게 잠들고 일어나면 움찔거리지 않는다

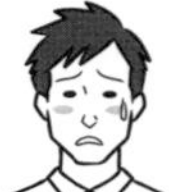

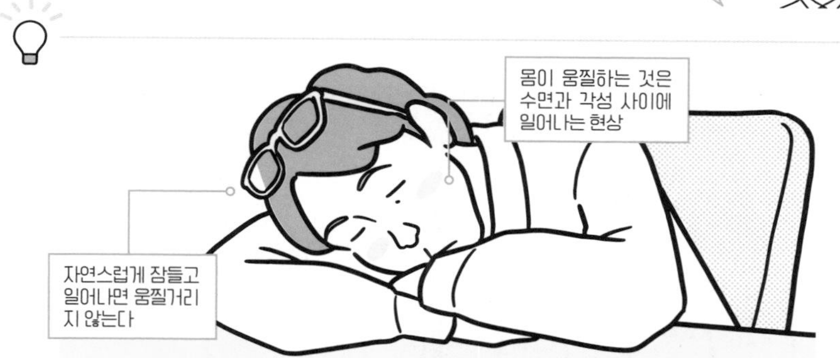

ADVICE

잠이 잘 안 오면 움찔거린다!

졸다가 몸이 흠칫 놀라듯 움찔거려 큰 소리를 낼 때가 있습니다. 이는 생리적인 현상으로, '수면 근대성 경련'이라 부릅니다. 눈을 감은 뒤 뇌파가 알파파에서 세타파로 바뀌는 사이에 일어나기 때문에 잠이 들 때나 잠에서 깨어나는 데 시간이 걸리고 몽롱한 시간이 늘면 발생합니다. 문제가 있는 현상은 아니지만 남 보기 부끄럽다면 자연스럽게 잠들고 일어나도록 환경을 조성하세요.

이론 해설

수면 근대성 경련은 주동근과 길항근이 동시에 수축해서 발생합니다. 팔꿈치를 구부릴 경우, 구부리는 근육은 이두근(주동근), 펴는 근육은 상완근(길항근)입니다. 그런데 이 두 가지가 동시에 수축하면 경련이 일어납니다. 잠이 들면서 근육이 이완되는 사이에 수면 근대성 경련이 일어날 수 있어요.

64 안주를 꼭꼭 씹어 음주 후 코골이를 막는다

술 마신 날에는 너무 심하게 코를 곤다고 해요.

목과 혀 근육을 단련한다
젓가락을 내려놓으면
씹는 횟수가 늘어난다
알코올은 근육 이완 작용을 한다

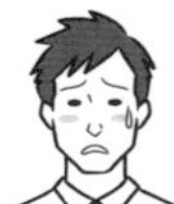

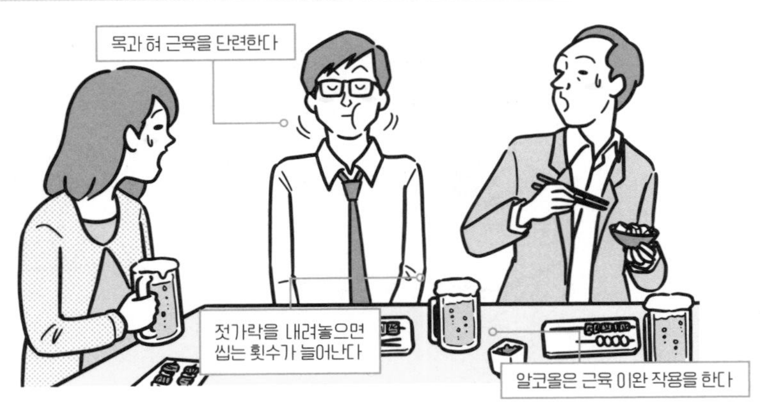

ADVICE

음주 시에는 안주를 꼭꼭 씹는다!

과도하게 술을 마시면 몸에 힘이 들어가지 않고, 수면 중 코를 골게 됩니다. 알코올은 근육을 이완합니다. 특히 턱 주위 근육이 영향을 받아 술에 취하면 혀가 잘 움직이지 않기 때문에 말이 어눌해집니다. 턱 주위 근육이 이완되면 목을 막는데, 이것이 코골이의 원인이 됩니다. 한편 세로토닌이 증가하면 코골이가 억제되기 쉽습니다. 세로토닌을 증가시키는 방법이 바로 음식을 잘 씹는 것입니다.

이론 해설

알코올은 중력에 대응해 몸을 지탱하는 항중력근의 긴장을 풀어줍니다. 항중력근이 강한 힘을 발휘하는 것이 바로 턱 주위 근육입니다. 턱 주위 근육이 이완되면 중력에 따라 이완된 근육이 이동해 기도가 막힙니다. 평소에 음식을 꼭꼭 씹으려면 식사 중에 젓가락을 내려놓는 게 좋습니다.

COLUMN

나이가 들면 수면 시간이 짧아지는 것이 정상이다

젊은 시절의 미숙한 수면을 추구하지 말자

"젊었을 때처럼 푹 자고 싶어요"라고 호소하는 분들이 있습니다. 어릴 때 오래 자는 것은 미숙하기 때문입니다. 나이가 들어서도 젊을 때처럼 자는 것을 목표로 하면 수면 만족도만 떨어집니다. **나이가 들면 긴 수면이 필요 없어집니다.** 그러니 단순히 수면 시간에만 집착하지 말고 기상 4시간 후에 졸음이 오는지 체크하세요. 낮에 하고 싶은 일을 문제없이 행할 수 있다는 게 중요합니다. 현재의 나이에 맞는 수면 패턴을 만들어보세요.

나이가 들면서 필요 수면 시간이 짧아지는 이유

나이를 먹을수록 수면 시간이 줄어드는 이유로는 두 가지 정도가 거론됩니다. 첫 번째는 기초대사량이 떨어져 긴 수면을 유지하기 어렵다는 점입니다. 다른 하나는 수면 중 이루어지는 정보처리에 관련된 것으로, 경험이 쌓여 사건의 의미를 처리하는 능력이 높아지며 단기간에 많은 정보를 처리할 수 있게 되기 때문이라는 겁니다.

여러 체험을 통해 숙련된 결과, 정보처리 속도가 빨라지면서 수면 시간이 짧아진 것입니다. 따라서 굳이 어리고 미숙한 시절의 수면을 추구할 필요는 없습니다. 나이가 들면 수면 리듬을 고정하는 힘이 약해지므로 일찍 졸음이 오고 빨리 일어나게 되는 현상도 자주 일어납니다.

이를 반대로 생각하면, 수면 리듬을 늦추기 쉬워진다는 뜻이기도 합니다. 나이가 들면서 더 수월하게 야근할 수 있게 되었다거나 원하는 시간에 일어나 스스로 일정을 조절하게 되었다는 분들도 있습니다. 나이에 맞춘 라이프스타일을 만들어갈 수 있다면 수면 만족도 또한 높아질 것입니다.

제 5 장

낮에 졸음이 쏟아지지 않게 하는 졸음 퇴치 솔루션

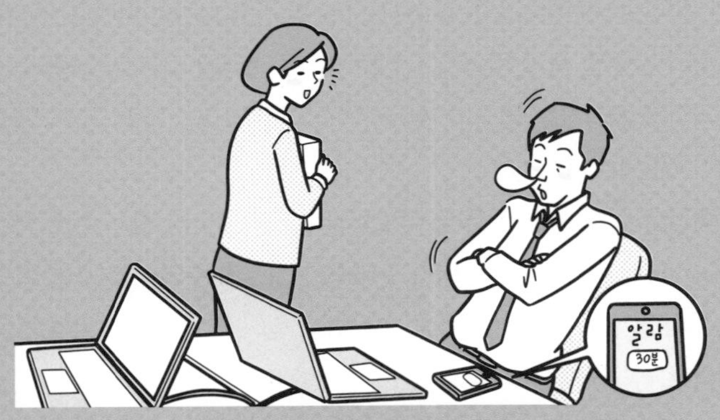

낮에 갑자기 졸음이 쏟아져 자신도 모르게
꾸벅꾸벅 졸게 된다는 분이 많습니다.
이를 부정적으로만 보지 말고 계획적으로 이용할 수 있는
수면 설계법과 다양한 솔루션을 소개합니다.

TIPS

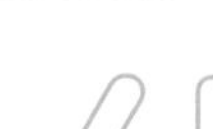

65 수면량과 질 어느 쪽이 문제인지 판단한다

늘 졸린 느낌이 들어요.

수면량을 늘려도 낮에 졸리다면 질을 개선한다
일단은 쪽잠 등으로 수면량을 늘린다
알람 30분

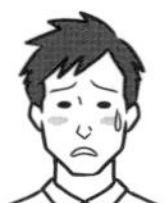

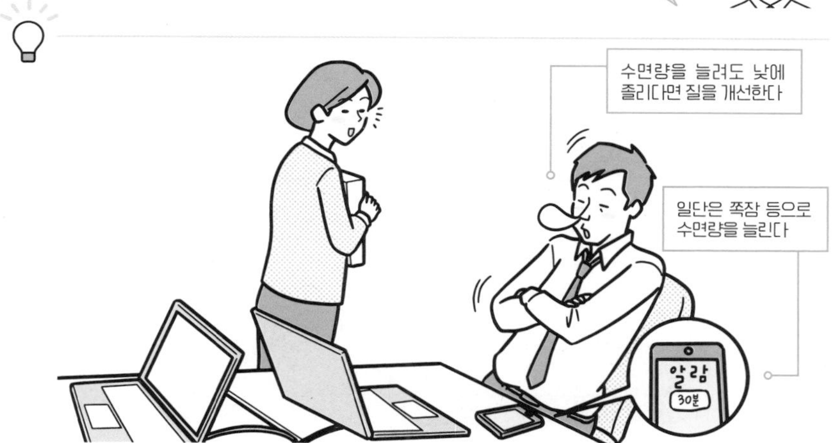

ADVICE

우선은 수면량이 부족한지부터 체크!

며칠 동안 이른 시간부터 푹 잤더니 낮에 졸음이 줄어들었다면, 누적 수면량 부족이 원인입니다. 이럴 경우에는 다음 페이지에서 소개하는 방법으로 수면량 부족을 해결하세요. 푹 자도 낮에 졸음이 자꾸 온다면 이는 질적인 문제라 할 수 있습니다. TIPS 20, 23 등을 참고해 수면의 질을 높이세요.

이론 해설

낮에 졸린 현상을 개선하려면 양과 질 어느 쪽에 문제가 있는지 판단할 필요가 있습니다. 일단 양이 부족한지 확인하세요. 수면량을 늘려도 개선되지 않는다면, 수면의 질이 낮아 낮에 졸음이 온다고 볼 수 있습니다.

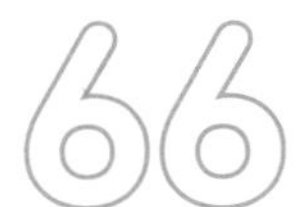

66 누적 수면량을 늘린다

하루에 1시간만 더 자고 싶은데 어렵습니다.

늘 잠드는 시간

15분 전에 잠든다

침대에 누워 8분 안에 잠든다면 만성적인 수면 부족

한 달 동안 꾸준히 15분 일찍 자면 수면 시간을 7.5시간 늘릴 수 있다

ADVICE

수면 시간은 누적량으로 생각한다!

수면 시간을 하루 단위로 생각하지 말고 1주간이나 1달간의 누적량을 중시하세요. 누운 뒤 8분 안에 잠든다면 만성적으로 수면이 부족한 상태라는 뜻입니다. 몇 분이라도 일찍 자야 누적량을 늘릴 수 있어요. 하루에 15분씩 일찍 자면 1개월간 누적 수면량은 총 7.5시간이 늘어납니다. 취침 시간을 지키자는 생각을 하지 말고 기상 시간을 일정하게 유지한 다음, 몇 분이라도 일찍 잠자리에 들도록 하세요.

이론 해설

눈을 감고 나서 대뇌가 잠들기까지는 10분 정도 걸립니다. 슬슬 졸린 듯한 느낌이 들어야 하는데, 순식간에 잠에 빠진다면 수면이 부족하다는 증거입니다. 누적 수면량이 충분해지면 잠에 빠져들자마자 몽롱하고 몸에 힘이 빠지며 기분이 좋아집니다.

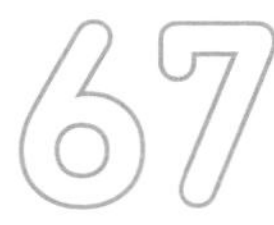

67 저녁을 30분 일찍 먹는다

밤에 할 일이 많아 취침 시간이 늦어져요.

저녁을 30분 일찍 먹는다
저녁 식사가 늦어지면 그 뒤 행동도 모두 늦어진다
행동 순서를 바꿔본다

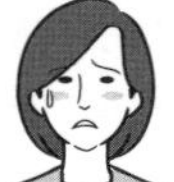

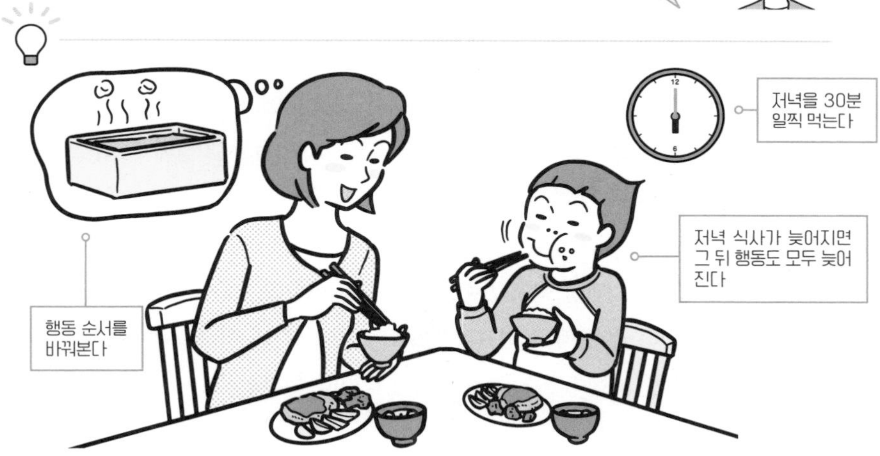

ADVICE

저녁 식사나 목욕이 늦어지면 일찍 잘 수 없다!

밤에 해야 할 일은 각자만의 순서가 있어 저녁 식사 후에 할 행동을 저녁 식사 전에 하기가 힘듭니다. 저녁 식사가 늦어지면 그 후 행동도 모두 늦어지므로 취침만 앞당길 수 없어요. 우선 저녁 식사나 샤워 등 밤 스케줄의 시작점이 무엇인지 확인한 다음, 그 행동을 30분 정도만 앞당겨보세요. 밤이 여유롭다고 느껴질 겁니다.

더 알고 싶어요

저녁 식사 시간이 늦어진다는 것은 수면 리듬이 깨질 징조

제가 운영하는 클리닉에서는 심리적 문제로 휴직한 사람이 수면 개선을 원해서 진료를 받기도 합니다. 수면은 한번 회복하면 끝나는 게 아닙니다. 회복했더라도 다시금 컨디션이 흐트러질 징조가 보일 때 이를 발견하고 재발을 방지하는 것이 중요합니다. **사실 재발의 위험성이 커지기 한참 전에 나타나는 징조가 있습니다. 바로 저녁 식사 시간이 늦어지는 것입니다.** 수면을 개선한 직후에는 수면 시간을 확보하려고 의식적으로 생각하지만, 바쁜 일상 속에서 잠자는 것만 생각할 수는 없습니다. 평상시처럼 업무에 복귀한 지 1개월 정도 지났을 때, 야근이나 휴일 외출 등으로 늦은 시간에 저녁을 먹는 일이 생깁니다. 그리고 이렇게 저녁 식사 시간이 늦어지면 그 뒤 행동도 늦춰져 취침까지 뒤로 밀리고 수면이 부족해집니다. 그리고 늦은 시간에 저녁을 먹은 기억이 남아 '그런 패턴도 있지'라는 인식이 생깁니다. "바빠서 일찍 잠들 수 없어요"라고 말하는 분은 휴일이나 일찍 퇴근한 날도 저녁 식사를 늦게 하는 경우가 많습니다.
반대로 이른 시간에 저녁을 먹으면 수면 부족이 만성화되는 것을 막을 수 있습니다. 여유가 있다면 말이 안 된다고 여겨질 정도로 이른 시간에 저녁을 먹어보세요. 밤이 길다고 느껴져 '이런 패턴도 있지'라는 인식이 각인될 겁니다.

이론 해설

우리는 본인의 의지로 행동하고 있다고 생각하지만, 실제로는 많은 행동이 대뇌에 패턴화되어 있습니다. 습관은 대뇌에서 만들어지지만, 스스로를 제삼자의 시선으로 바라보는 메타 인지를 활용하면 대뇌를 내 편으로 만들 수 있어요. 뇌가 바람직한 행동을 경험하게 해 행동의 패턴화를 노리는 겁니다. 저녁 식사나 목욕 시간, 화장 등은 습관화에 의해 이루어지기 때문에 매일 하는 타이밍이나 순서가 거의 일정합니다. **이에 착안해 시간 여유가 없을 때나 일상이 흐트러질 것 같을 때, 한 번이라도 좋으니 과감히 순서를 바꿔보세요.** 아침 식사 전에 화장하고, 귀가한 후 갑작스레 목욕을 한다든가 17시에 저녁 먹기 같은 식으로, 평상시라면 절대 하지 않을 듯한 행동을 하는 것입니다. 이렇게 뇌에 행동을 각인시키면 그 이미지가 남아 다음 날 이후의 행동도 이끌리듯 흘러갑니다. 습관을 만들고 바람직한 행동을 늘려가세요.

TIPS

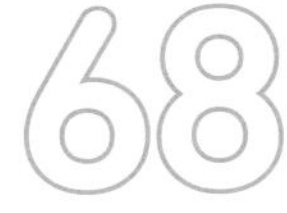

취침 전에 졸지 않는다

잠을 많이 잤는데도 자꾸 꾸벅꾸벅 졸아요.

와하하하…
항상 졸게 되는 장소에 가지 않는다
수면의 질을 높이기 위해서는 최저 7시간 연속 각성이 필요
수면이 부족한 날일수록 조는 것을 피한다

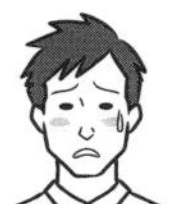

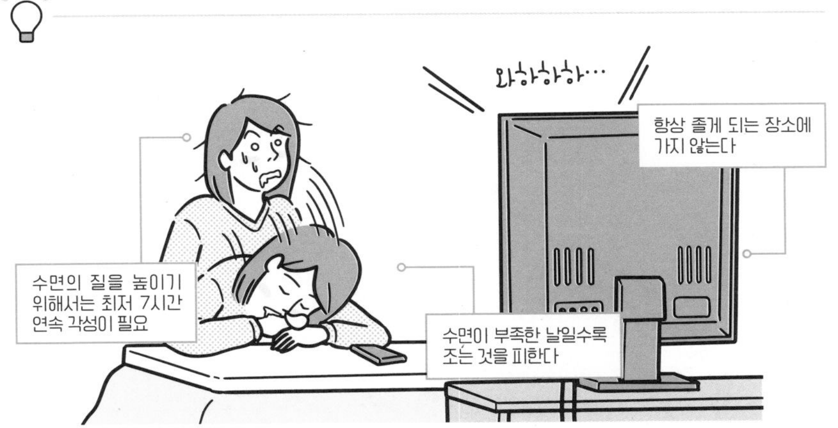

ADVICE

수면압을 높인다!

취침 전에 꾸벅꾸벅 조는 것이 습관화되면 수면압이 사라져 오랫동안 자도 낮에 졸음이 옵니다. 대뇌에서 만든 습관화 영향으로 꾸벅꾸벅 졸게 되는 장소가 정해져 있을 거예요. 피곤하지 않은 날이나 휴일에는 그 장소에 가지 않도록 해보세요. 낮에 충분히 쌓인 수면압을 침대에서 한꺼번에 방출하면 다음 날 일어났을 때 몸이 개운하고 낮에 졸음도 안 오게 됩니다.

이론 해설

수면 물질이 쌓이는 모습은 압력이 높아지는 현상과 닮았습니다. 그래서 이를 '수면압'이라고 합니다. 수면의 질을 높이려면 취침 전 7시간은 연속으로 깨어 있어야 합니다. 수면이 부족한 날은 다른 날보다 수면압이 높아져 있으므로, 밤에 깊은 잠을 잘 수 있습니다.

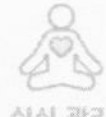

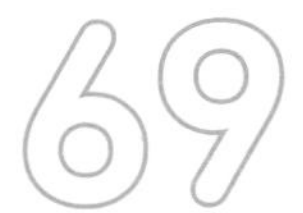

69 머리를 세우고 쪽잠을 잔다

오후만 되면 졸려요.

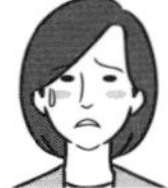

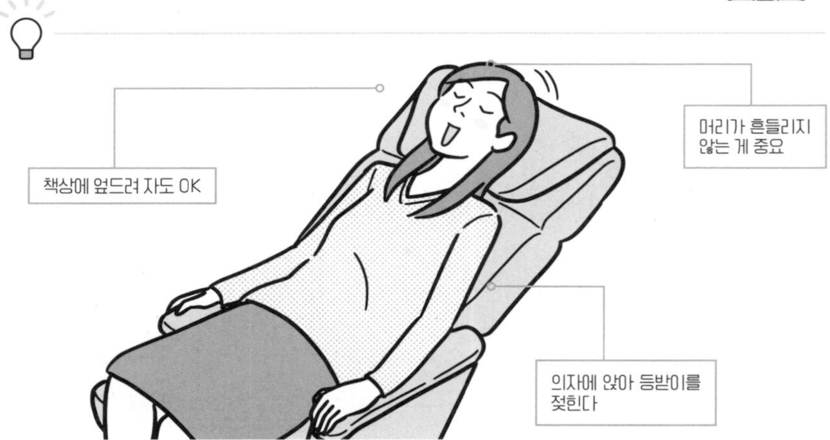

ADVICE

앉아서 쪽잠을 자면 일어날 때 개운!

졸음을 쫓는 계획적 쪽잠(제1장 참고)을 잘 때는 눕지 않습니다. 머리가 흔들리는 상태로 쪽잠을 자면 뇌파가 흐트러지므로, 목 베개를 하거나 벽에 기대는 등 머리를 고정하세요. 주위 시선이 신경 쓰인다면 앉은 상태에서 책상에 얼굴을 묻고 엎드려도 괜찮습니다. 이렇게 하면 많이 졸려도 30분 정도 후에 깨어나게 됩니다.

이론 해설

머리가 지면과 수직을 이루게 한 채로 자면 깊이에 따라 분류한 4단계 수면 중 2단계까지만 도달합니다. 3, 4단계의 깊은 수면에 사용되는 델타파를 야간 수면을 위해 남겨둘 수 있어요. 쪽잠을 자고 일어났을 때 머리가 세워진 채로 있으면 머릿속이 개운해진다는 사실도 입증되었습니다.

70 너무 피곤할 때는 머리를 수평으로 두고 잔다

너무 피곤해서 잠깐이라도 푹 쉬고 싶습니다.

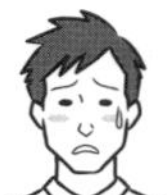

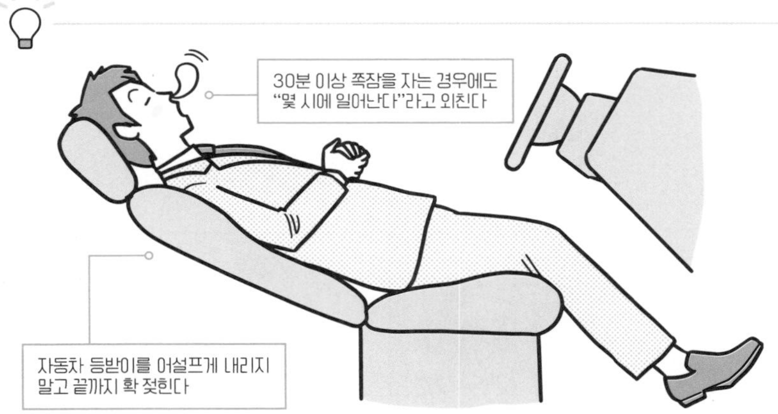

ADVICE

너무 졸릴 때는 몸을 완전히 평평하게 하고 잔다!

밤에 잠을 못 자서 너무 졸릴 때는 등받이를 어설프게 내리지 말고 완전히 평평하게 뒤로 넘기세요. 이렇게 쪽잠을 잘 때도 일어나는 시간을 외치는 자기각성법을 사용합니다. 운동선수도 연습한 후에 이렇게 계획적 쪽잠을 활용해 회복 효율을 높입니다. 또 운전할 때도 차를 세운 다음 좌석을 뒤로 젖혀 몸을 평평하게 만들고 쪽잠을 자면 좋습니다.

이론 해설

밤에 수면을 충분히 취하지 않았을 경우, 낮에 쪽잠을 자 논렘수면을 보충하세요. 머리가 세워져 있는 상태로 중력을 받으면 논렘수면을 취할 수 없습니다. 머리가 가능한 한 땅과 수평을 이루게 해, 취침부터 논렘수면에 들어가기까지의 시간을 단축하세요.

71 졸린 시간대를 분석한다

하루 종일 졸린 느낌이에요.

하루를 오전, 오후, 저녁, 밤 등 네 가지 시간대로 나눈다
12
6
18
0
오전
오후
밤
저녁
오후에만 졸음이 오면 리듬 완성
리듬이 맞춰지면 제일 먼저 저녁 졸음이 사라진다

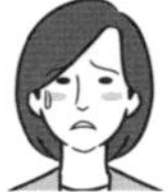

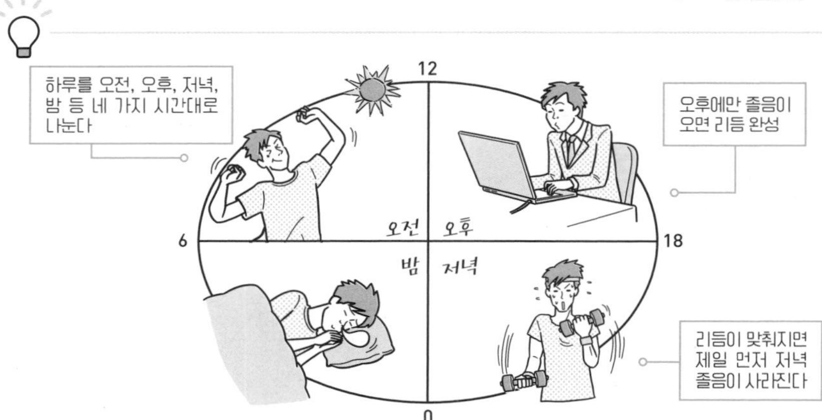

ADVICE

오후와 밤에만 졸리는 리듬을 만든다!

하루를 오전, 오후, 저녁, 밤 등 네 가지 시간대로 구분해보세요. 평상시 늘 졸린 사람은 밤에만 안 졸리는 경우가 많습니다. 아침 햇살을 뇌에 전달하고, 미리 쪽잠을 자며, 저녁에 근력 운동을 해보세요. 제일 먼저 저녁에 졸음이 사라지고 밤에 졸음이 몰려올 거예요. 그다음에는 오전에 졸음이 오지 않고 오후에만 졸리게 될 겁니다. 이는 수면-각성 리듬이 제자리로 돌아왔다는 신호입니다.

이론 해설

수면-각성 리듬은 뒤로 밀려나기 쉽지만 심부 체온 리듬은 잘 밀려나지 않습니다. 그래서 체온이 가장 높은 기상 11시간 후, 자연스럽게 졸음이 오는 기상 8시간 후의 리듬이 겹치면 심부 체온의 경사도가 완만해져 항상 졸음이 오게 됩니다. 이를 내적 비동조화라 부릅니다.

72 디카페인 음료로 이갈이를 막는다

충분히 잤는데도 낮에 자꾸 졸려요.

졸음을 쫓기 위한 카페인 섭취를 끊는다
일주일 정도는 디카페인 음료로 바꿔본다
루이보스티
카페인 음료는 습관적으로 마시지 말고 정말 좋아하는 것만 마신다

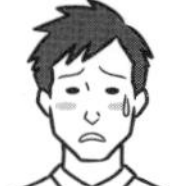

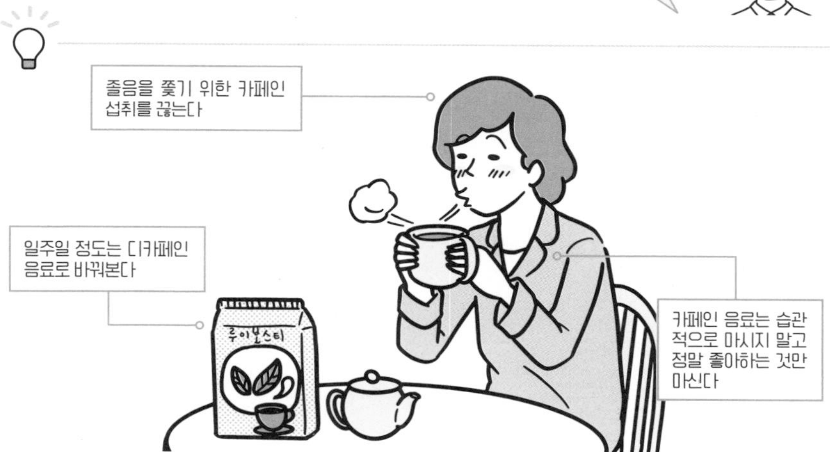

ADVICE

습관적인 카페인 섭취를 중단한다!

카페인을 섭취하면 밤에 잘 때 이를 갈게 되어 푹 자지 못하고 낮에 졸음이 올 수 있습니다. 우리는 졸음을 쫓으려고 커피, 피로 해소 음료 등의 카페인 음료를 자주 마십니다. 하지만 이것이 오히려 졸음의 원인이 될 수 있어요. 일주일 정도 카페인 섭취를 끊어보세요. 습관적으로 마시던 것을 자제하고 정말 좋아하는 음료만 마시기를 추천합니다.

이론 해설

수면 중에 이를 갈면 미세 각성(microarousal)이라는 극히 짧은 각성을 자주 하게 됩니다. 스스로는 자각하지 못하지만 숙면을 취하지 못한 상태이므로 낮에 졸음이 옵니다. 이때 졸음을 쫓기 위해 카페인 음료를 마시면 카페인이 이갈이를 촉진해 악순환이 반복됩니다.

더 알고 싶어요

최근 새롭게 밝혀진 'GABA'의 효능

최근 과자나 식품, 영양제에 'GABA 함유'라고 표기된 것이 자주 눈에 띕니다. **GABA란 감마아미노낙산을 말하는데, 발효 식품 등에 많이 함유되어 있습니다.** 뇌에는 유해한 성분이 침입하지 않도록 차단하는 혈액 뇌관문이 있습니다. 혈액과 뇌 조직 사이에 있는 관문이라고 할 수 있죠.

예전에는 GABA가 혈액 뇌관문을 통과하지 못하기 때문에 음식물로 섭취하더라도 뇌에는 도달하지 못한다고 여겼습니다. 그러나 최근 GABA를 다량 섭취하면 뇌 속으로 들어갈 가능성이 있다는 사실이 밝혀졌습니다. 또 GABA를 섭취하면 수면이 촉진된다는 것이 임상적으로 밝혀지며, **GABA가 주목받고 있습니다.** 다만 정상적인 생활을 한다면 GABA가 부족하지 않습니다. 1일 필요량은 30mg 정도인데, 일반적인 세 끼 식사를 할 경우 100mg 정도의 GABA를 섭취한다고 합니다. 균형 잡힌 식사를 하기 어렵다면 수면 리듬을 강화하기 위해 기능성 식품이나 영양제를 이용하는 것도 괜찮습니다.

이론 해설

졸음을 쫓는 데는 카페인이 최고라는 인식이 있습니다. 그러나 사실 카페인은 각성 작용을 하지 않습니다. **잠을 자는 데 필요한 수면 물질의 활동을 막는 작용을 할 뿐입니다. 그래서 '각성'이 아니라 '잠을 못 자게' 한다고 보는 게 맞습니다.** 뇌가 잠들기까지 과정을 살펴보겠습니다. 눈을 뜬 단계부터 뇌에는 수면 물질인 프로스타글란딘D_2가 쌓입니다. 프로스타글란딘D_2가 충분히 쌓이면 아데노신이라는 물질의 활동이 촉진되는데, 아데노신은 신경 활동을 억제하는 GABA의 활동을 촉진합니다. 뇌가 깨어 있을 때는 뇌를 각성시키는 히스타민이 활동하지만, GABA가 늘어나면 히스타민이 억제되므로 점차 졸립니다.

이 과정을 인식하고 있으면 이해가 빨라집니다. 일단 계획적 쪽잠은 프로스타글란딘D_2를 줄이는 행동입니다. 수면 물질 자체를 줄이는 것이므로, 근본적인 대책이라 할 수 있습니다. 하지만 카페인은 프로스타글란딘D_2가 아데노신을 늘리는 작용을 차단해 각성시키는 것이 아니라 잠들지 못하게 합니다. 병원에서 처방하는 벤조디아제핀계 수면제의 역할이 GABA의 활동을 촉진하는 것입니다. 그리고 항히스타민제를 알약으로 만든 수면 유도제는 히스타민을 차단합니다.

카페인과 수면제가 수면에 미치는 영향

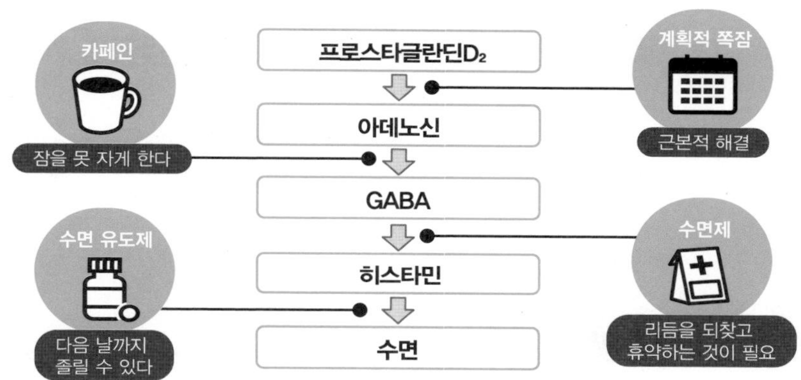

더 알고 싶어요

숙면을 위해 바나나와 따뜻한 우유를 추천하는 이유

멜라토닌을 늘리려면 멜라토닌의 원료이자 필수아미노산인 트립토판이 필요합니다. 숙면을 취하기 위해 바나나와 따뜻한 우유를 권하는데, 이는 트립토판이 함유된 식품을 섭취하라는 의미입니다. 숙면을 돕는다는 식품을 먹기 전에 수면 리듬을 되돌리고 수면량을 늘리는 게 중요합니다. 트립토판이 뇌 속으로 들어갈 수 있게 해주는 것이 인슐린인데, 수면이 부족하면 인슐린이 줄어들므로, 트립토판까지 흡수되지 못합니다. 수면 시간이 늘고 인슐린이 증가하면 섭취한 트립토판이 뇌에 들어가 멜라토닌이 되는 선순환이 일어납니다. 식품으로만 수면 문제를 해결하려 하지 마세요. 수면의 메커니즘을 파악하고 할 수 있는 것부터 차근차근 실천하며 수면 리듬이 삶과 잘 어우러지도록 대처하는 것이 가장 좋은 해결책입니다.

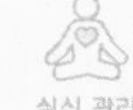

73 식사 중에는 수저를 내려놓는다

코골이와 이갈이가 있어요.

입을 작게 벌리고 먹는다
음식물을 입에 넣으면 수저를 놓는다
식사 중에 혀 근육 운동을 한다

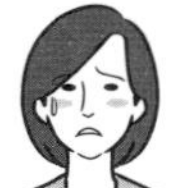

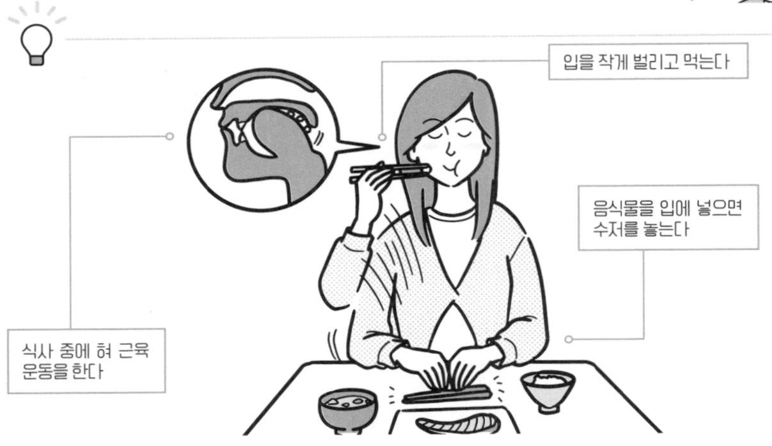

ADVICE

식사 중에 혀 근력 강화 운동을 한다!

빨리 먹는 사람은 손과 입이 움직임을 학습하기 때문에 식사 시간이 충분히 주어지더라도 급하게 먹는 경향이 있습니다. 씹는 횟수가 적으면 혀를 사용할 기회가 줄어들므로 혀의 근력이 저하되기 쉬워요. 음식을 입에 넣으면 수저를 내려놓으세요. 빨리 먹는 사람은 계속 수저를 든 채로 먹는 경향이 있습니다. 한 입 먹을 때마다 수저를 내려놓으면 자연스럽게 씹는 횟수가 늘어납니다.

이론 해설

음식을 입안에서 굴리면서 음미해 혀 근육을 충분히 사용하면 입을 다물었을 때 혀는 윗니가 시작되는 부분 근처에 있을 것입니다. 아랫니나 위턱 안쪽에 위치한다면 혀 근력이 저하되었다는 뜻입니다. 혀 위치가 유지되지 않으면 수면 중 코골이나 이갈이가 나타납니다.

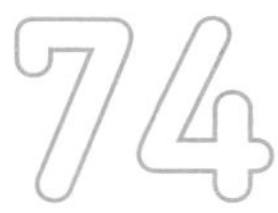

74 강의나 회의 자료를 예습해둔다

내용이 어려운 회의에 참석하기만 하면 졸음이 와요.

회의 전
뇌가 새로운 정보라고 여기지 않도록 한다
내용을 완벽하게 이해할 필요는 없다
자료
강의나 회의 자료를 대충 훑어본다

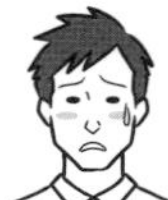

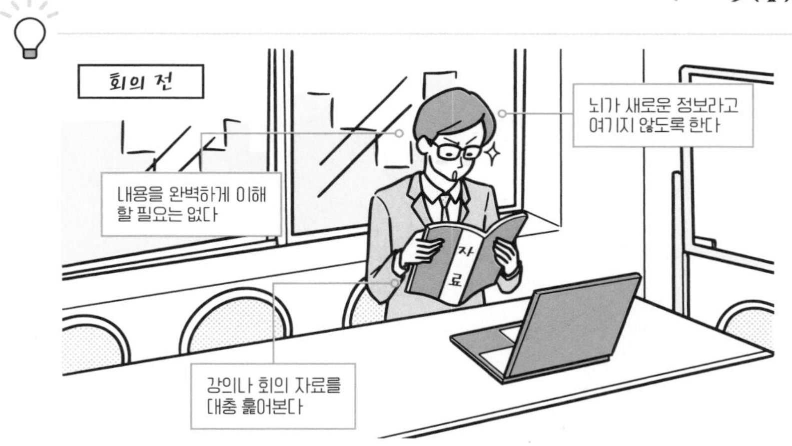

ADVICE

뇌에 사전 정보를 입력해둔다!

강의나 회의에서 예측하지 못한 정보와 마주하면 졸음이 옵니다. 그러니 정보를 미리 훑어보고 앞으로 들을 내용을 이미 아는 정보로 만들어두세요. 뇌가 예측할 수 있기만 하면 되니, 완벽히 이해할 필요는 없어요. 또 내가 무언가를 설명할 때 상대가 졸고 있다면 상대가 잘 모르는 정보를 너무 많이 얘기한 것일 수 있습니다. 이럴 때는 기존 정보와 잘 모르는 정보를 50% 비율로 섞어 이야기해보세요.

이론 해설

TIPS 35에서 얘기한 '여키스-도슨 법칙'에 따르면, 예측할 수 없는 정보일수록 노르아드레날린이 늘어나 각성도가 저하됩니다. 뇌가 알고 있는 정보라고 인식하기만 해도 노르아드레날린이 과잉 분비되지 않으므로, 강의나 회의 중에 졸지 않게 됩니다.

75 생리가 끝나고 일주일 동안은 수면을 강화한다

생리 전에는 너무 졸려서 아무것도 못하겠어요.

생리 후 일주일 동안을 수면 강화 기간으로 삼는다
다음에 할래
생리 후에 만회하자고 생각하지 않는다

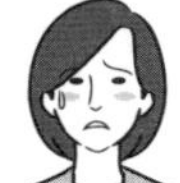

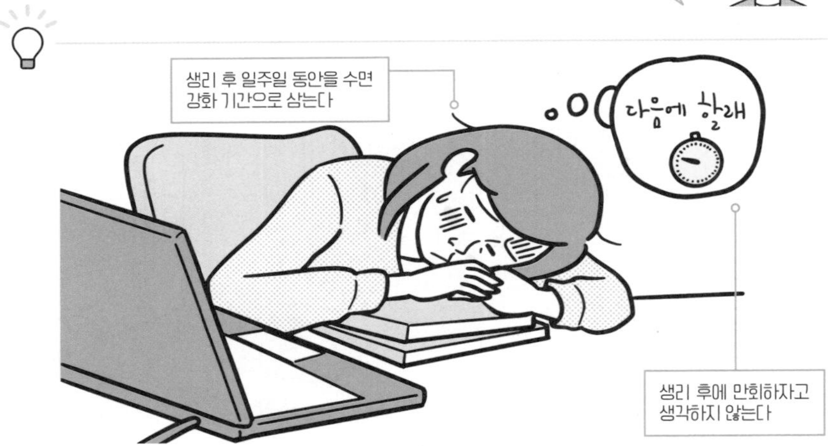

ADVICE

컨디션이 좋을 때 양질의 수면을 취하자!

생리 전 졸음으로 고민하는 사람 중에는 '생리가 끝난 다음에 더 자면 돼'라고 생각하는 사람이 많습니다. 그러나 생리가 끝났을 때 미뤄뒀던 일을 하느라 오히려 수면 시간이 줄어드는 경우가 많습니다. 그러면 컨디션이 나빠졌을 때 졸음이 오는 현상이 더 강화됩니다. 반대로 생리가 끝나고 일주일 동안을 수면 강화 주간으로 정하고 수면의 질과 양을 개선하면 생리 전에 졸음이 오는 증상이 완화됩니다.

이론 해설

배란에서 생리까지의 황체기에는 황체 세포를 많이 만들기 위해 심부 체온을 높입니다. 잠들었을 때부터 기상 2시간 전까지 떨어져야 할 심부 체온이 떨어지지 않으므로 깊은 수면인 논렘수면이 줄어듭니다. 따라서 많이 잤다고 해도 낮에 졸음이 오기 쉬워요.

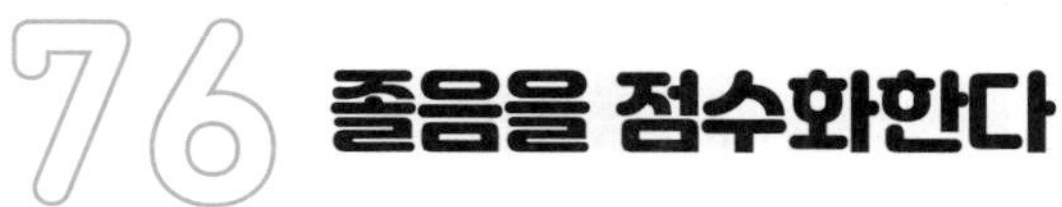

76 졸음을 점수화한다

예전부터 하루 종일 졸려요.

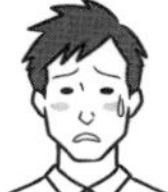

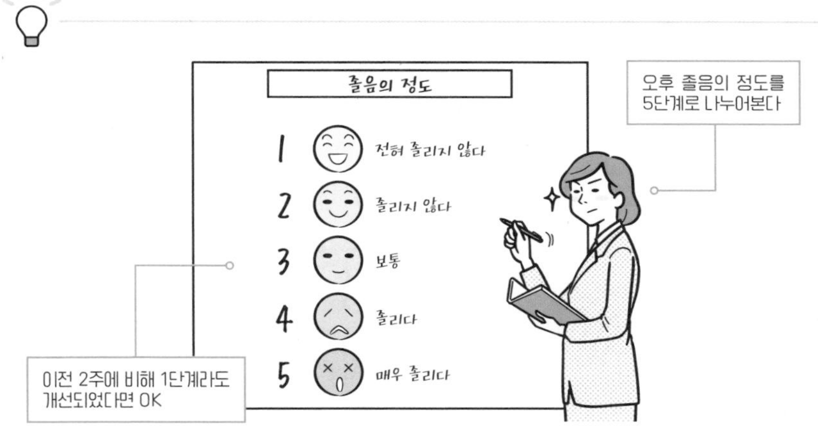

ADVICE

졸음을 점수화해 관리!

업무를 마치면 그날 졸린 정도를 5단계로 평가해 보세요. 1은 전혀 졸리지 않다, 5는 매우 졸리다 등 자신만의 5단계를 만듭니다. 기록을 거듭하면 늘 같은 상태로 졸음이 오는 건 아니라는 사실을 깨닫게 됩니다. 지난 주에 점수가 3~4였는데, 이번 주에는 2~3점이 나왔다면 개선된 것입니다. 작은 성공을 쌓아나가세요.

이론 해설

졸음을 점수화하면 평일과 휴일의 차이 및 1개월의 주기성이 보입니다. 또 점수화를 하다 보면 '일어서면 깨어나는 졸음이 3'이라는 식으로 나름의 평가 기준이 생깁니다. 이러면 단계별 대책을 확실하게 세울 수 있습니다.

77 수면 테이프를 이용한다

아침에 일어나면 입이 바싹 말라서 고민이에요.

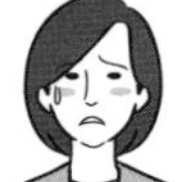

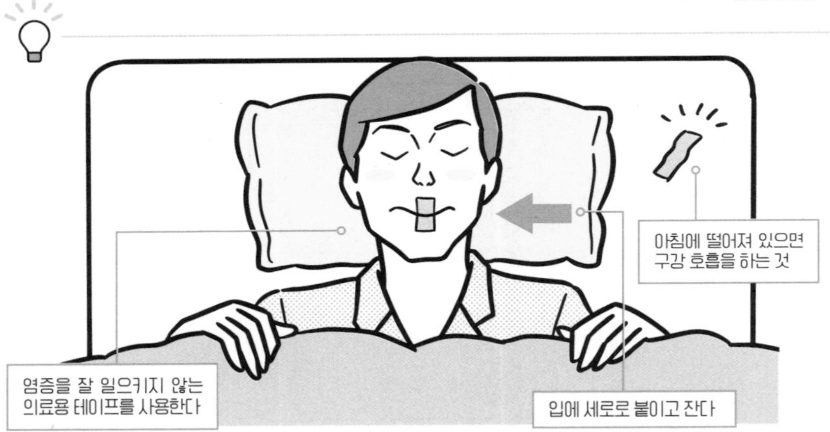

ADVICE

코 호흡으로 뇌 온도를 낮춘다!

인간은 코 호흡을 통해 깊은 수면을 취합니다. 잘 때 코 호흡을 하는지 확인해보세요. 자기 전에 의료용 테이프나 시판용 수면 테이프를 입에 세로로 붙이고 잡니다. 구강 호흡을 할 경우, 잠든 사이에 스스로 테이프를 떼어내기 때문에 깼을 때 테이프가 떨어져 있습니다. 자신이 구강 호흡을 한다면 우선 낮에 의식적으로 입을 다물어보세요.

이론 해설

코 안쪽에는 혈관이 모여 있습니다. 잠들기 전에는 코 호흡을 해 차가워진 혈액이 뇌를 돌며 뇌 온도를 떨어뜨립니다. 구강 호흡을 하면 뇌 온도를 떨어뜨리는 작용이 일어나지 않기 때문에 깊은 수면에 들지 못합니다. 또 입 안이 건조해지기 쉽고 감염 위험성도 커집니다.

78 이를 꽉 깨무는 버릇이 있는지 확인한다

두통과 어깨 결림이 심하고 머리가 멍합니다.

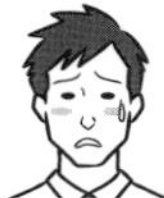

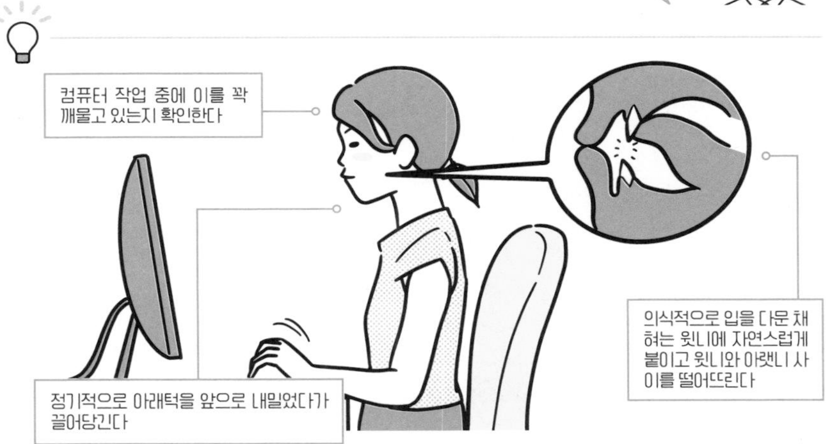

ADVICE

이를 악물지 않는다!

모니터를 볼 때 무의식적으로 이를 꽉 깨무는 행동 등이 습관화되면 두통이나 어깨 결림이 생기거나 밤에 이를 갈게 됩니다. 컴퓨터 작업 중에 의식적으로 입을 다문 채 윗니와 아랫니를 벌려 보세요. 혀끝은 윗니 안쪽에 둡니다. 작업 중에 아래턱을 앞뒤로 움직이는 것도 무의식적으로 이를 악물지 않도록 하는 데 도움이 됩니다.

이론 해설

보통 윗니와 아랫니가 접촉하는 것은 하루에 20분 정도입니다. 그 이상 이를 악물고 있다면 뇌가 동작을 학습해 습관이 되기 쉬워요. 이를 악물었다는 걸 깨달으면 의식적으로 동작을 바꿔 올바른 동작을 뇌에 학습시키세요.

TIPS

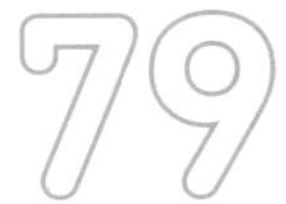

79 탄수화물을 가장 마지막에 먹는다

점심 식사 후에 갑자기 힘이 빠져요.

맨 처음 탄수화물 외의 식품을 먹는다
탄수화물이 아닌 식품을 하나 추가한다
탄수화물을 마지막으로 먹는 사이클을 만든다

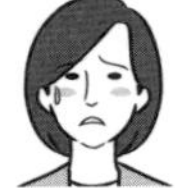

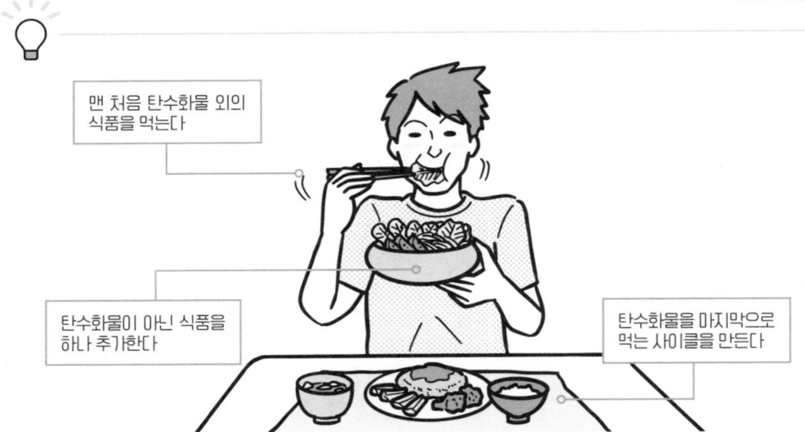

ADVICE

저혈당으로 인한 졸음을 막는다!

식사를 할 때 맨 처음에 탄수화물 식품을 먹으면 식후에 졸음이 오기 쉽습니다. 채소를 먼저 먹고 탄수화물을 마지막에 먹어보세요. 점심 식사는 탄수화물을 중심으로 먹기 쉽습니다. 맨 처음 먹는 음식 하나만이라도 괜찮으니 탄수화물 외의 식품을 섭취하세요. 식사 순서를 습관화하면 자연스럽게 식후 졸음이 줄어듭니다.

이론 해설

공복에 탄수화물을 먹으면 혈액 속 포도당이 갑자기 늘어납니다. 그러면 인슐린이 급격히 분비되어 포도당을 체내에 밀어 넣으므로 일시적으로 저혈당이 됩니다. 그러면 졸음이 옵니다. 혈당의 급격한 상승과 저하를 막으면 낮 동안 뇌의 각성도가 안정됩니다.

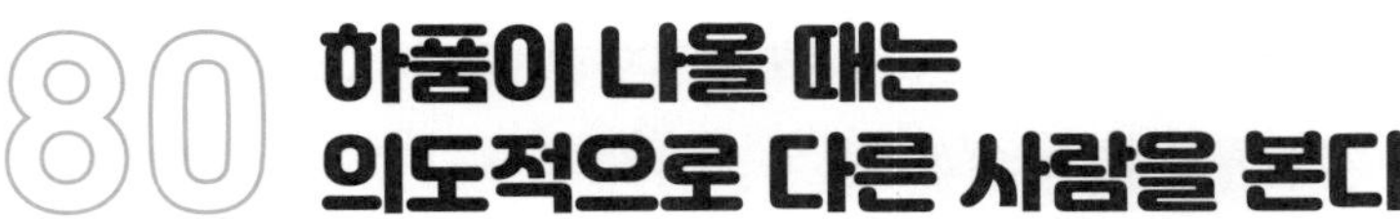

TIPS

80 하품이 나올 때는 의도적으로 다른 사람을 본다

업무 중에 하품을 하곤 해요.

하품은 뇌를 자각 시키는 것
하품하는 사람을 보지 않는다
회의실
자료
골반 내 근육의 활동성을 높인다

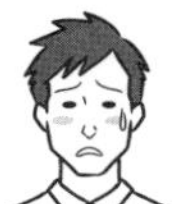

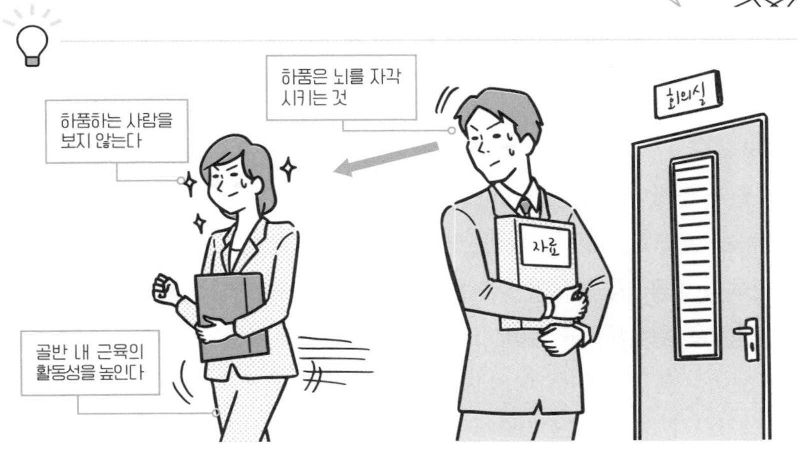

ADVICE

인간은 보는 것에 영향을 받는다

뇌의 각성 수준이 떨어져 하품이 나오면 주변 사람에게도 전염됩니다. 하품의 전염성에 대해 실험한 연구가 있습니다. 하품하는 입만 나오는 영상과 입 없이 얼굴만 나오는 영상을 보여주었더니, 입 없이 얼굴만 나오는 영상을 본 쪽이 전염력이 높았다고 합니다. 입보다는 얼굴 전체의 움직임이 중요한 요소라는 뜻입니다. 하품이 전염되는 것은 거울 뉴런 때문입니다. '거울 뉴런'이란 전대상피질 등 뇌의 여러 영역에서 관찰되는 신경 활동으로, 지금 보고 있는 사람의 행동을 무의식적으로 뇌에서 재현해 마치 거울에 비춘 듯이 반응하는 것을 말합니다.

그런데 거울 뉴런이 꼭 바람직한 행동만 재현하는 것은 아닙니다. 책상 앞에서 하품하는 사람이 눈에 들어오면, 뇌에서 그대로 재현해 자기도 모르게 하품이 나오고 졸음이 옵니다. "아침에 버스 정류장에서 하품하는 사람을 보면 갑자기 졸음이 와요"라는 상담도 종종 받습니다. 뇌에 무엇을 보여주고 싶은지 잘 생각하세요. 일을 척척 끝내고 부지런하게 행동하는 사람을 보는 것도 불필요한 졸음을 막는 데 도움이 됩니다. 낮에 생산성을 높이기 위해 무언가에 집중하는 사람의 영상을 보거나, 그런 사람이 있는 공간에 가거나, 의도적으로 민첩한 행동을 하는 사람에 주목하는 등 타인의 힘을 빌려보는 것도 좋아요.

더 알고 싶어요

하품 예방법

"하품을 하지 않게 하는 방법이 있나요?"라는 질문을 종종 받습니다. 하품이 나올 정도의 졸음을 쫓으려면 체온을 높이는 방법밖에 없습니다. **항문을 단단히 조이고, 골반 내 근육의 활동성을 높이며, 어깨를 최대한 내리고, 등이나 엉덩이의 근육을 사용하는 활동을 통해 체온을 높이세요.** 또 하품이 나오는 시간대가 정해져 있다면 그 시간 전에 미리 쪽잠을 자둡니다. 생체리듬을 잘 다루려면 문제가 나타난 다음 대처한다고 생각하지 말고, 앞으로 일어날 일을 예측해 리듬을 유도한다는 사고방식이 필요합니다.

이론 해설

하품할 때 사용하는 턱 근육은 뇌를 각성시키는 데 큰 영향을 미칩니다. 그래서 음식을 씹는 횟수를 늘리거나 입을 크게 움직여 말하면 머리가 맑아집니다.

COLUMN

생생한 꿈의 역할은?

생생한 꿈으로 불필요한 기억이나 불안을 삭제한다!

렘수면 중에는 불필요한 기억을 제거하는 작업을 하는데, 이때 생생한 꿈을 꾸게 됩니다. 불필요한 기억이 지워지고 사실 관계가 정리되면 고민이나 불안이 말끔하게 사라집니다. 다만 쓸데없이 렘수면 시간을 늘리면 꿈과 현실을 구분하기 어려워져, 두통이나 나른함을 느끼기 쉽습니다. 깼다가 다시 잠들면 렘수면 시간이 늘어나니, 되도록 다시 잠들지 않도록 하세요.

어떤 사건을 체험하면 그 사건과 더불어 감정까지 세트로 기억됩니다. 하지만 감정은 자신의 머릿속에서만 존재하는 기억일 뿐, 사실이 아닙니다. 그런데 이것이 고민과 불안을 유발합니다. 렘수면 중에는 불필요한 세포를 제거하고 감정에 관련된 기억을 지운다고 추측하고 있습니다.

왜 컬러 꿈을 꾸게 될까?

컬러 꿈을 꾸는 것은 좋지도 나쁘지도 않습니다. 뇌 속 신경 연결은 평소 자주 사용하는 것에 이끌립니다. **일러스트를 그리거나 영상 처리를 하는 등 시각을 자주 사용하는 사람은 컬러 꿈을 꾸는 경우가 많습니다.** 냄새나 소리, 몸의 움직임, 촉각을 느끼는 꿈을 꾸는 사람은 평소 그러한 감각에 관련된 신경을 자주 사용하고 있는 것입니다.

보통 꿈은 시각 정보를 통합하는 시각 피질에 신경이 접촉되어 영상화됩니다. 평소에는 1차 시각 피질에서 5차 시각 피질을 거쳐 뇌 안에서 영상이 가공되고, 꿈에 나옵니다. 1차 시각 피질과 신경이 접촉할 경우, 컬러 꿈을 꾸게 됩니다.

제 6 장

불규칙한 생활 속에서도 푹 자는 숙면 솔루션

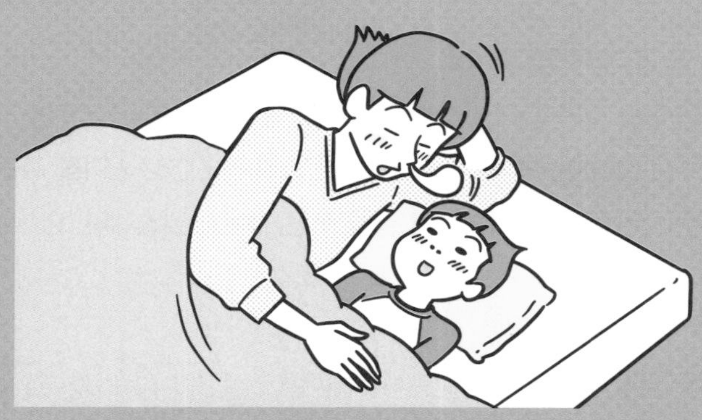

야근과 육아 등으로 생활이 불규칙해지면서
수면 리듬까지 불규칙해진다는 분들이 있습니다.
생활이 불규칙하더라도 각자의 리듬에 맞춰
건강하게 질 좋은 수면을 취할 수 있는 솔루션을 소개합니다.

81 수면을 2회로 나눈다

아이를 재울 때 같이 잠들어버려요.

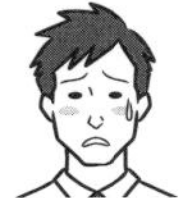

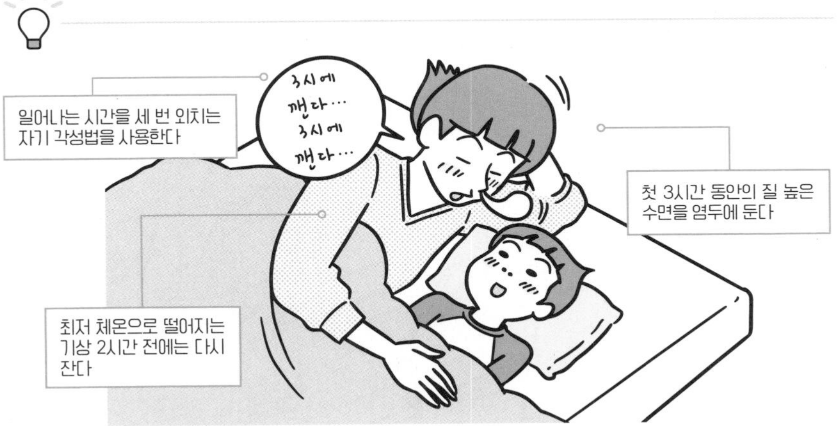

ADVICE

첫 3시간을 노린다!

의도치 않게 잠들었을 경우와 준비하고 잠든 경우 깼을 때 느끼는 개운함이 다릅니다. 잠든 뒤 첫 3시간을 깊이 자는 것이 중요해요. 아이를 재우는 시간에 맞춰 본인도 잘 준비를 하고 잠들어 보세요. "몇 시에 일어난다"처럼 일어나고 싶은 시간을 3회 외치는 자기 각성법으로 일어나 1~2시간 안에 집안일 등을 마치고 심부 체온이 최저로 떨어지는 기상 2시간 전에 다시 잠자리에 드세요.

이론 해설

수면은 평균 90분 단위로 깊고 얕아지는 사이클이 있는데, 두 번째 사이클인 3시간 안에 깊은 수면이 집중됩니다. 이 타이밍에 깊은 잠을 자면 일어났을 때 개운한 느낌이 들어요. 그 후 새벽에 체온이 가장 낮아지는 시간에 맞추어 다시 자면 심부 체온 리듬이 흐트러지는 것을 막을 수 있습니다.

82 철야는 다상성 수면으로 극복한다

업무 특성상 철야가 많아 자는 시간이 일정하지 않습니다.

12
3
6
9
30분 쪽잠
3시간 작업 후 30분 잠자기
하룻밤의 60%에 해당하는 수면을 나누어 취한다
잠이 오는 낮 12시부터 시작한다

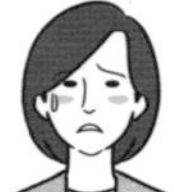

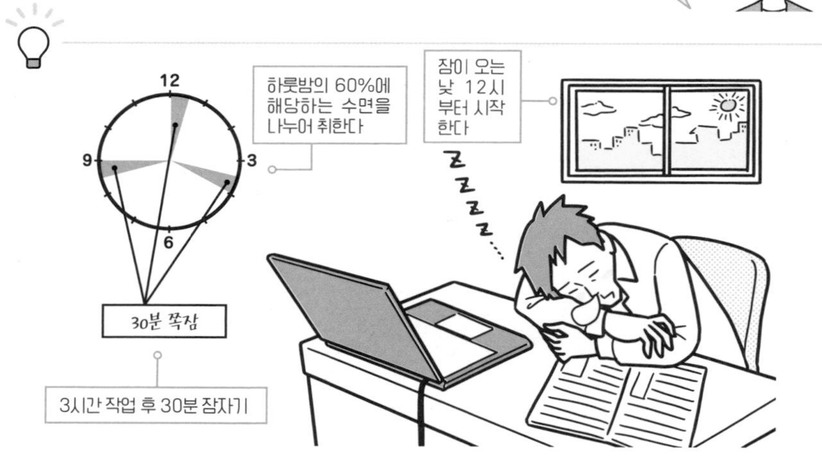

ADVICE

뇌 기능을 관리한다!

철야를 하더라도 밤을 완전히 새우는 것은 피하고, 하룻밤 수면의 60%를 나눠 쪽잠을 자세요. 철야하는 날이 정해져 있다면 당일 점심부터 시작해 3시간 작업할 때마다 30분씩 잡니다. 이를 다음 날 아침까지 반복하는 방법을 '다상성 수면'이라고 합니다. 작업 시간은 자유롭게 배분하지만, 1회 수면은 20~60분 정도로 제한하고 그 이상 오래 자는 것은 피합니다. 졸음이 오든 말든 상관없이 정해진 시간에 계획적으로 쪽잠을 자세요.

이론 해설

인간은 낮에 일어나서 밤에 잠드는 단상성 수면을 취하지만, 대부분의 동물은 하루 동안 자다 깨기를 반복하는 다상성 수면을 취합니다. 연구를 통해 다상성 수면을 취할 경우 야간 작업의 효율 저하를 최소화할 수 있다고 합니다.

TIPS

83 앵커 슬립으로 수면 불균형을 최소화한다

수면 시간이 제각각이에요.

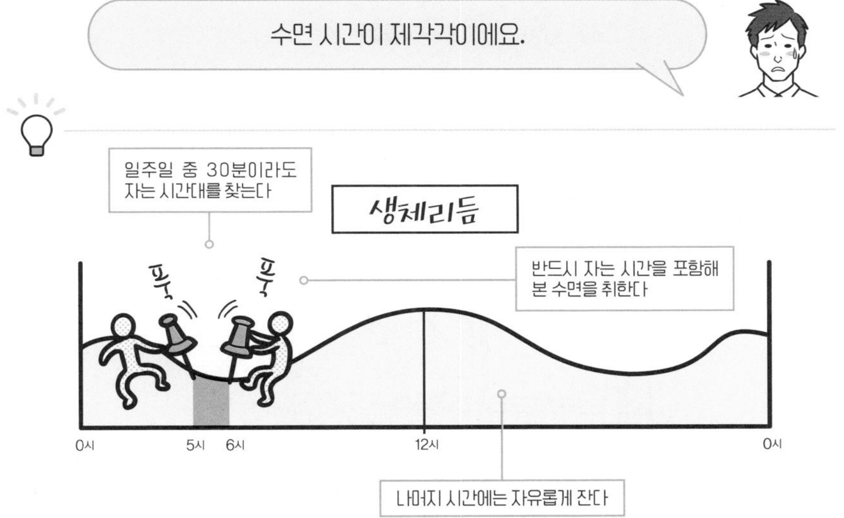

ADVICE

생체리듬에 닻을 내린다!

수면 리듬이 제각각이라 해도 기록해보면 반드시 잠자는 시간대를 찾을 수 있습니다. 불규칙한 리듬에 닻을 내려 고정하고 반드시 잠드는 시간대를 만드는 것을 '앵커 슬립'이라고 합니다. 일단 30분이라도 닻에 해당하는 시간대를 찾은 다음, 그 시간대를 포함해 잠을 자보세요. 앵커 슬립이 길수록 리듬이 흐트러지지 않습니다.

이론 해설

멜라토닌 리듬, 수면-각성 리듬이 흐트러지더라도 고정력이 강한 심부 체온 리듬이 흐트러지지만 않으면 불균형을 최소화할 수 있습니다. 특히 기상 시간 2시간 전인 최저 체온시를 기준으로 앵커 슬립을 만들면, 생체 시계가 동조하지 못하는 내적 비동조화를 막을 수 있습니다.

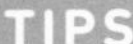

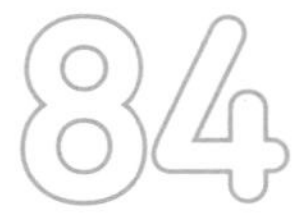

84 자는 아기를 안고 창가로 간다

아기가 밤마다 울어서 잠을 못 자요.

한밤중에 눈을 뜨더라도
방 전체를 밝히지 않는다
아침에 아기가 잠들어 있더라도
창가로 데려간다

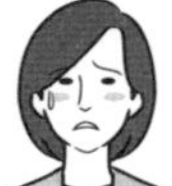

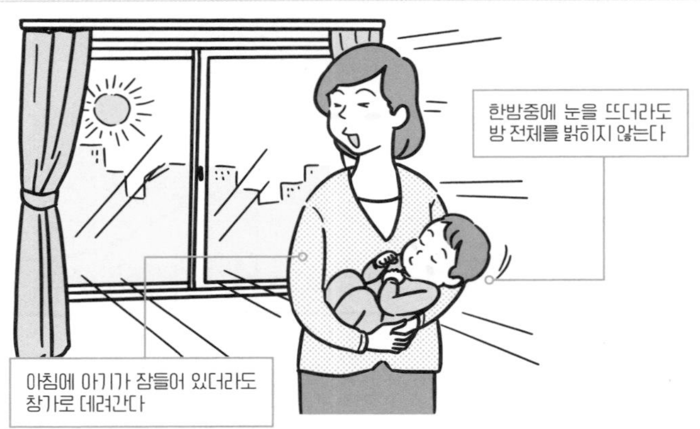

ADVICE

아기의 두뇌에 아침과 저녁을!

아기가 잠을 자지 않고 칭얼대다가 아침 무렵에 겨우 잠들면 그대로 재우고 싶어집니다. 하지만 이때 아이를 안고 창가로 데려가야 합니다. 아침 햇살을 쬐지 못하면 밤에 재우기도 어려워지고, 울거나 칭얼거리는 것이 심해집니다. 한밤중에는 방의 불을 켜지 않도록 하세요. 꼭 필요할 경우 조도가 낮은 조명을 켜 아기의 뇌가 강한 빛을 인지하지 못하도록 합니다.

이론 해설

나이가 어릴수록 빛에 대한 감수성이 높습니다. 아기는 성인이 느끼는 것보다 더 강렬하게 아침의 밝음과 밤의 어두움에 영향을 받아요. 생후 7개월 무렵부터 어머니의 리듬에 동조하기 시작하지만, 어머니가 임신했을 때부터 리듬이 일정했다면 태어난 아기의 리듬도 일정한 경향이 있습니다.

4~6세 때는 낮잠을 재우지 않는다

유치원에 다니는 아이가 밤에 좀처럼 잠을 안 자요.

낮잠을 너무 오래 자면
밤에 잠을 못 잔다
4~6세는 낮에 각성 시간을
확보하는 것이 중요
유치원 낮잠 시간에
깨어 있어야 한다고
양해를 구해보자

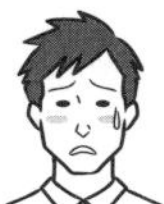

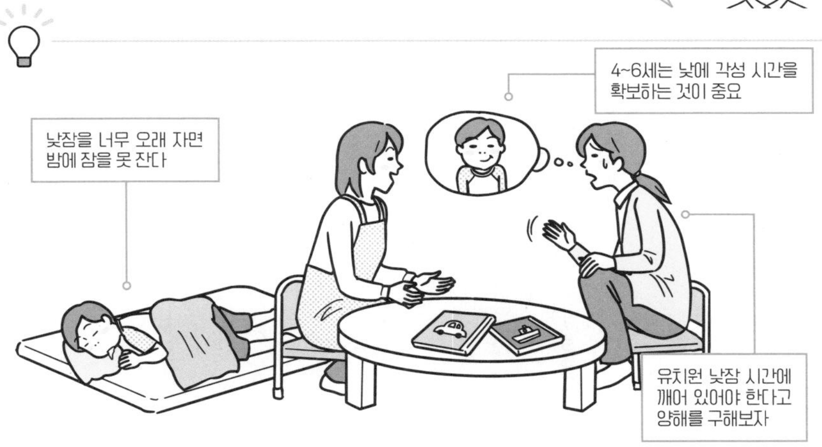

ADVICE

낮잠을 자면 밤에 잠이 안 온다!

유치원에서는 2시간 정도 낮잠을 재우는 일이 많습니다. 이렇게 낮잠을 자면 아이가 밤에 잘 못 잡니다. 휴일에 낮잠을 재우지 않으니 밤에 푹 잘 잤다면 유치원에 상담을 청하세요. "낮잠 시간에 조용히 있으라고만 하고 억지로 재우지 않으셨으면 하는데 괜찮을까요?" 하고 물어보면 됩니다. 안 된다면 휴일만이라도 낮잠을 재우지 않도록 하세요.

이론 해설

유치원에서 5~6세 유아를 대상으로 낮잠을 재우지 않는 실험을 했습니다. 그랬더니 낮잠을 자지 않은 아이들이 밤에 잘 잠들었다는 결과가 나왔습니다. 4세 유아도 같은 결과를 얻었습니다. 따라서 이 시기부터 주간의 수면압을 높여 야간 수면의 질을 높이는 것이 좋습니다.

TIPS

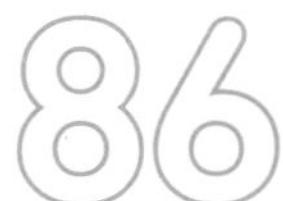

86 입원 중에도 저녁에는 몸을 일으킨다

환자인 아버지가 자꾸 밤에 깨셔서 간호 중인 저까지 수면 부족입니다.

저녁에는 몸을 일으키거나 목욕으로 체온을 높인다
아침에는 창가 1m 이내로 모신다

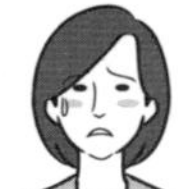

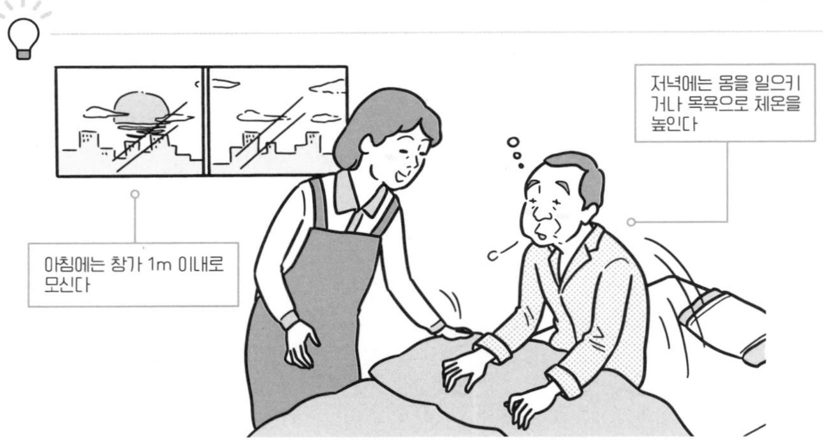

ADVICE

저녁에 주무시는 것을 막는다!

늦은 오후부터 저녁까지 침대에 누워 꾸벅꾸벅 졸기만 하면 밤중에 잠을 잘 못 자고, 자더라도 도중에 깨어나기 쉬워요. 앉아 있기만 해도 근육을 써서 체온이 오르기 쉬우니, 저녁에는 누워 있지 말고 일어나도록 하거나, 목욕 혹은 식사 등으로 몸을 따뜻하게 해드리세요. 아침에는 휠체어를 활용해서라도 창가 1m 이내로 모시고 가서 환자의 뇌에 빛이 전달되도록 합니다.

이론 해설

입원 요양 시설에서 진행한 실험에 따르면, 목욕 시간을 오전에서 저녁으로 바꾸었더니 야간에 돌아다니거나 문제 행동을 보이는 일이 줄어들었다고 합니다. 또 낮에 지내는 장소의 조명을 2배 밝게 한 실험에서도 같은 효과가 있었습니다. 이처럼 수면 개선에는 생체리듬에 맞춘 환경을 조성하는 것이 중요합니다.

87 철야 후에는 잠을 자지 않는다

3교대 근무 때문에 수면 리듬이 흐트러져요.

오후 근무 때도 주간과의 기상 시간 차이를 3시간 이내로 유지한다
야간 근무가 끝나면 자지 말고 이른 밤부터 몰아서 잔다
주간 근무 시나 휴일 밤에 수면량을 몇 분이라도 늘린다

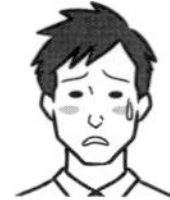

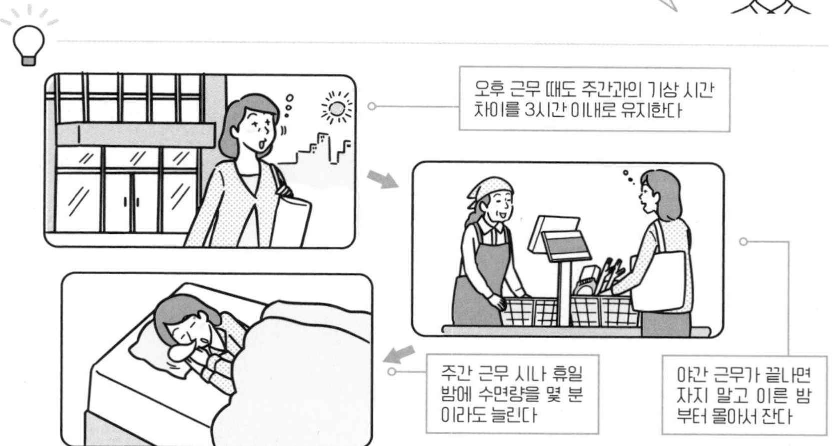

ADVICE

철야 후는 양질의 수면을 취할 기회!

24시간 이상 깨어 있으면 뇌의 각성도가 높아지므로, 야근을 마치고 나면 흥분하기 쉽습니다. 그대로 잠들지 말고 깬 채 지내면 저녁 무렵에 참기 힘들 만큼 졸음이 옵니다. 이때 자면 수면압이 풀려 밤에 깨고 다시 잠이 안 오게 돼요. 철야한 날의 최초 수면은 어느 때보다 질이 높으니, 오후나 저녁에 잠들지 말고 이른 밤부터 다음 날 아침까지 몰아서 자도록 하세요.

이론 해설

교대 근무로 컨디션이 나빠진 사람은 주간 근무일 밤의 수면 시간이 짧고, 오후 근무일 때는 출근 직전까지 자며, 야간 근무가 끝난 뒤에는 저녁부터 이른 밤까지 자다가 깨 한밤중에 잠들지 못한다는 특징이 있습니다. 낮에 잠드는 패턴이 생기면 휴일 낮에도 졸리고, 휴일 밤에는 잠이 잘 안 오게 됩니다.

더 알고 싶어요

수면이 불규칙하더라도 건강을 유지할 수 있는 네 가지 방법

① 휴일이나 주간 근무일 밤에는 30분 정도 일찍 잔다

교대 근무로 컨디션이 무너진 사람과 그렇지 않은 사람의 수면 리듬을 비교해봤더니 컨디션이 무너진 사람은 휴일이나 주간 근무일 밤의 수면이 30분에서 1시간 정도 짧은 경향이 있었습니다. 즉 교대 근무와 관계없는 일상생활에서 취하는 수면 시간이 짧다는 겁니다. 생체리듬의 기준이 되어야 할 수면 시간이 짧아지면, 그만큼 리듬 고정력이 약해집니다. 그렇게 되면 야근으로 쉽사리 리듬이 깨지며 회복에 시간이 걸려요.

취침을 늦게 하는 이유를 물었더니 자유 시간이 그 시간밖에 없기 때문에 하고 싶은 일을 하느라 그렇다는 대답이 가장 많이 나왔습니다. **자유로운 시간을 유용하게 활용하기 위해서라도 의도치 않게 늦게 자는 일은 피하세요.** 늦게 자고 싶을 때는 확실히 그 시간을 즐기도록 준비하는 겁니다.

② 오후 근무와 야간 근무 때도 주간 근무 기상 시간에서 3시간 이내에는 일어난다

기상 시간의 차이가 생체리듬의 차이로 이어져 뇌의 생산성이 떨어진다는 것은 이미 이야기한 바 있습니다. 저녁부터 근무를 시작하거나 야간 근무를 할 때는 낮에 최대한 자둬야겠다고 생각하게 됩니다. 이는 자연스러운 현상입니다. 그러나 생체리듬을 일주일 단위로 파악해보면 오후 근무 전에 늦게까지 잔 탓에 주간 근무일 밤이나 휴일 밤까지 잠이 잘 안 와 수면의 질이 떨어집니다.

늦은 시간대에 근무를 시작할 때는 일단 평소와 같은 시간에 눈을 떠 창가로 가서 뇌에 빛을 전달한 다음 늦잠을 자도록 하세요. 피곤할 때는 되도록 머리를 평평하게 두고 누워서 잠을 청하고, 졸음만 물리치고 싶다면 앉은 채로 쪽잠을 잡니다. 이렇게 하면 오후 근무나 야간 근무 시에는 수면이 부족하다는 느낌이 들 수도 있습니다. 그러나 이때의 리듬이 불규칙할 뿐, 야근을 마치고 원래 생활 리듬으로 돌아가면 수면의 질이 한층 높아집니다.

③ 휴식 시간에 계획적 쪽잠을 잔다

야근으로 컨디션이 나빠진 사람 중에는 휴식 시간이 주어져도 못 일어날 것 같아 불안하다며 쪽잠을 자지 않는 경우가 있습니다. 이는 평소에도 수면과 각성을 의도적으로 조절하지 못한다는 뜻입니다.

능동적으로 수면을 조절하다 보면 쪽잠을 잘 때도 원하는 시간에 깰 수 있고, 깨어난 뒤에도 개운합니다. 반대로 어쩌다 보니 잠이 들었다거나, 정신을 차려보니 새벽까지 깨어 있었다는 식으로 평소 의도하지 않은 리듬이 만들어진 사람도 있습니다. 이렇게 되면 쪽잠을 잘 때 너무 많이 자고, 깬 뒤에도 멍한 수면 관성이 작용합니다. 야근 중에는 부담이 너무 크니, 평소에 수면을 능동적으로 다루려고 노력해보세요.

④ 철야한 날 낮에는 잠을 자지 않는다

가장 힘들지만, 가장 확실하게 컨디션을 회복할 수 있는 방법입니다. 야근으로 연속 각성 시간이 길어진 뒤에는 수면압이 굉장히 높아지므로 그 후 수면의 질이 가장 높을 수밖에 없습니다. 그 최고의 수면 타이밍을 의도적으로 맞춰보자는 겁니다. 최고의 수면을 취하는 것은 평소 수면 시간대와 겹치도록 이른 밤부터 다음 날 아침까지로 정하세요. 낮에는 몸을 움직이거나 대화 등을 하면서 잠들지 않도록 합니다. 직접 해보면 무척 힘들겠지만, 익숙해지면 수면의 질을 더욱 높이기 위해 자연스럽게 하게 됩니다.

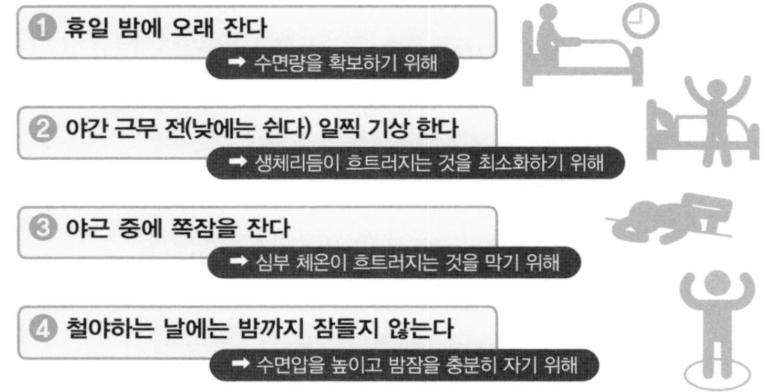

88 아이의 뇌에 수면을 학습시킨다

아이에게 얼른 자라고 해도 안 자려고 해요.

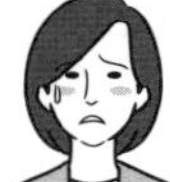

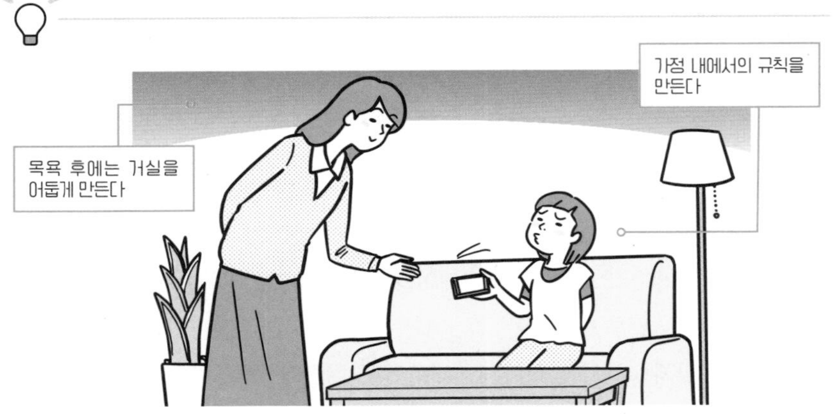

ADVICE

아이의 뇌가 졸음을 느끼도록 연출한다!

아이는 성인보다 광감수성이 높으므로 거실 조명만 밝아도 졸음이 달아나버립니다. 목욕 중에 욕실 조명을 끄거나 간접등만 켜고 거실을 어둡게 하는 등 어두운 환경을 조성하면 졸음이 쉽게 옵니다. 어두워지면 텔레비전이나 휴대폰 화면을 보지 않도록 하는 등 지켜야 할 규칙을 만들어두세요.

이론 해설

아이 뇌에 아침 햇빛이 닿으면 14시간 후에 잠이 옵니다. 밤에 어둡게 해두기만 해도 졸음이 오기 쉬우니, 목욕 후에는 집 안을 어둡게 하는 등 빛의 명암을 확실하게 만드세요. 책을 읽어주는 것은 부모와 자녀의 뇌에 좋은 효과를 주지만, 거실에서만 읽어주도록 합니다. 침실은 잠자는 곳이라고 뇌에 학습시키기기 위해서입니다.

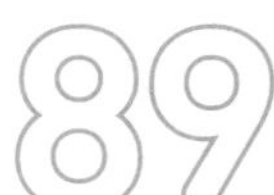

89 아이에게 짜증 내지 않으려면 일정한 시간에 일어난다

아이에게 짜증이 나서 그만 소리를 질러버립니다.

기상 시간을 일정하게 맞춘다
코르티솔은 짜증으로 인한 부담을 커버해준다
몰아 자면 일하는 중에 노르아드레날린이 증가하기 쉽다

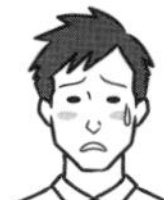

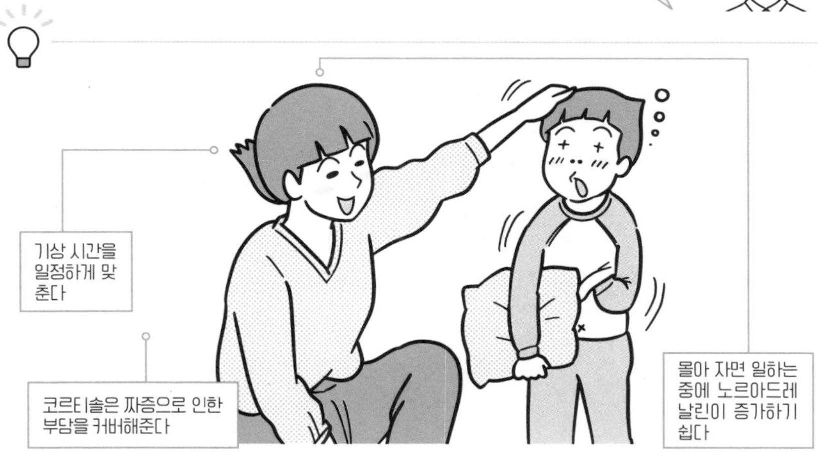

ADVICE

몰아 자면 짜증이 난다!

집에서 일을 하다가 아이에게 괜히 짜증을 낼 때가 있습니다. 이는 자극 때문에 달라진 심박이나 호흡을 조절해야 하는 부담이 생겼기 때문입니다. 이 부담을 덜어주기 위해 코르티솔이 증가합니다. 평상시 낮에는 코르티솔이 적게 분비되지만, 기상 시간이 일정하지 않으면 낮에도 분비되어 짜증 반응이 일어나기 쉽습니다.

이론 해설

일을 시작하면 ①아드레날린이 늘고 기분이 고양됩니다. 그대로 작업을 하면 계속 집중하기 위해 ②노르아드레날린이 증가합니다. 이 시점에 작업과 관계없는 자극을 받으면 ③코르티솔이 늘어나고 스스로 느낄 수 있을 정도로 짜증이 납니다. 수면 리듬이 불규칙해지면 ②와 ③이 빠르게 나타납니다.

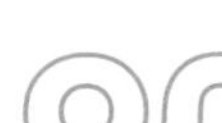

TIPS

90 잠자는 시간을 늘려 야식을 피한다

한밤중에 출출해져서 이것저것 먹어버려요.

각성 시간이 길어지면
뇌가 피곤해진다
18시간 후
이에 맞추어 식욕
자극 호르몬인 그
렐린이 늘어난다
뇌는 포만 호르몬 렙틴을
줄이라고 명령한다

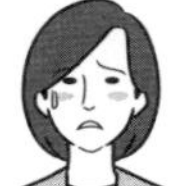

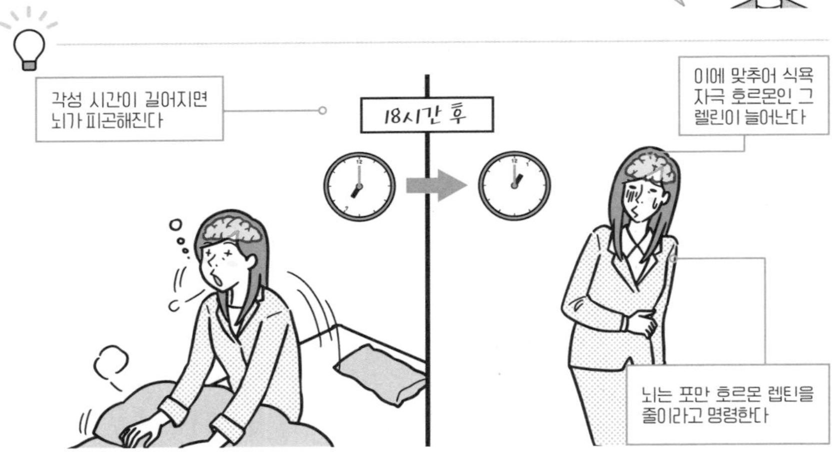

ADVICE

누적 수면량이 많으면 야식을 안 먹게 된다!

늦게까지 깨어 있으면 딱딱한 것이나 단것이 먹고 싶어져요. 이는 연속 각성 시간이 늘어나면서 뇌가 잘못된 명령을 내리는 바람에 생긴 식욕 때문입니다. 이때 야식을 먹으면 심부 체온이 올라가 수면이 얕아지고 지방을 분해하는 성장호르몬이 줄어듭니다. 분해되지 않은 지방은 다음 날 에너지원으로 사용할 중성지방으로 보관되므로 체중이 늘어납니다.

이론 해설

연속 각성 시간이 18시간을 넘으면 뇌는 에너지가 부족하다고 판단해 포만감을 느끼는 렙틴을 줄이고 식욕을 자극하는 그렐린을 늘리라는 명령을 내립니다. 그래서 출출함을 느끼지만, 누적 수면량이 많은 사람일수록 부적절한 식욕에 잘 대처할 수 있습니다.

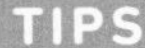

TIPS

91 아이의 철분 부족을 보충한다

아이가 다리를 주물러주지 않으면 자지를 못해요.

아이가 잘 때 다리를
주물러달라고 한다
간
시금치
철분 부족을 보충할 만한
음식을 먹인다

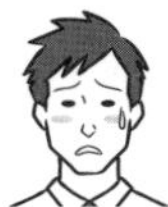

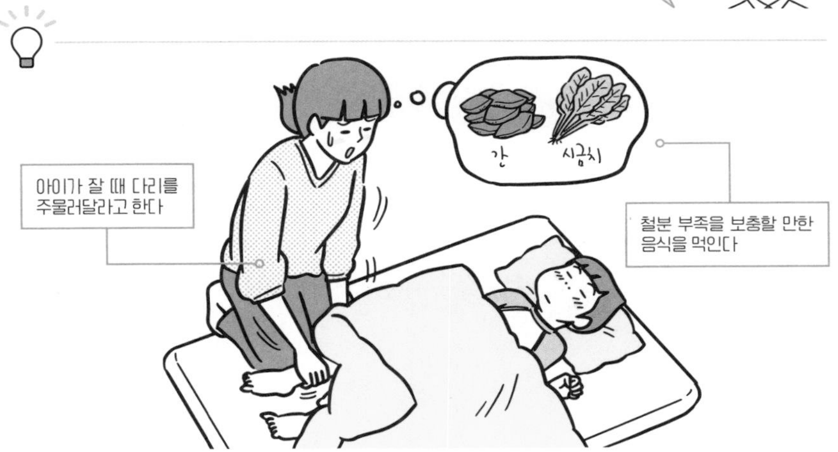

ADVICE

부산스러운 게 아니라 철분 부족!

저녁만 되면 아이가 식사 중에 돌아다니거나, 이불 틈으로 다리를 집어넣거나, 잠이 들 때는 다리를 주물러주기를 원하지 않나요? 아이가 이런 모습을 보인다면 하지불안증후군일 수 있습니다. 식사로 철분을 보충하고 코코아나 콜라 등 카페인이 함유된 음료를 피하게 하세요. 또 저녁에 과도한 운동을 피하고 취침 전 다리 스트레칭을 하면 이런 증세를 완화할 수 있습니다.

이론 해설

티로신에서 도파민이 생성되려면 철이 필요합니다. 철분이 부족해지면 도파민이 줄어들어 하지불안증후군이 생기기도 합니다. 이런 증상이 나타나더라도 아이는 단순히 부산스럽거나 버릇없는 것처럼 보일 수 있습니다. 그 원인이 철분 부족이나 근육을 이완하는 스트레칭 부족이라는 것을 알아두세요.

잠잘 때 아이의 움직임을 지켜본다

아이가 자면서 고개를 좌우로 흔들어요.

수면 중에 반복 운동이 일어나는 율동성 운동 질환
부딪쳐서 다치지 않도록 지켜본다
건강한 영아나 유아에게 나타난다

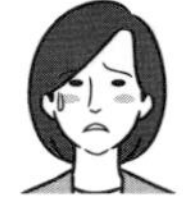

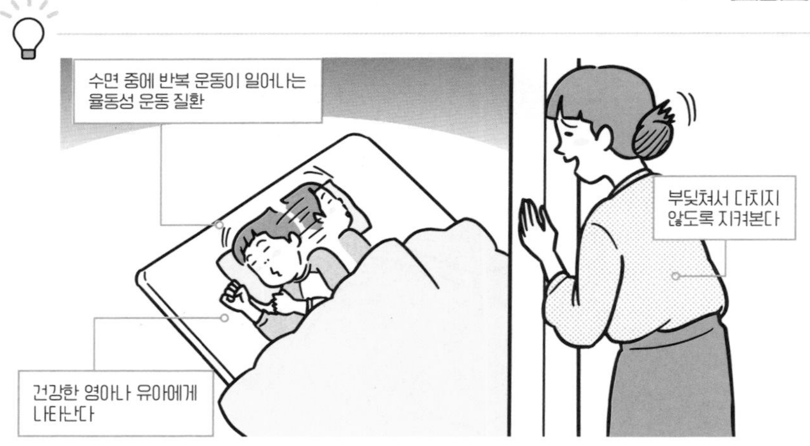

ADVICE

움직임을 무리하게 억제하지 않는다!

수면 중에 고개를 계속 좌우로 흔드는 것을 '수면 관련 율동성 운동 질환'이라고 부릅니다. 혹시 악몽이라도 꿀까 봐 걱정스럽겠지만 괜찮아요. 운동 발달 과정에서 나타나는 근육의 반복 운동이므로 자연스럽게 사라집니다. 억지로 깨우거나 움직임을 멈추게 하면 오히려 악화될 수 있어요. 주변 물건에 부딪쳐 부상을 입을 수 있으니, 주변을 잘 치워두고 아이의 움직임을 지켜보세요.

이론 해설

수면 관련 율동성 운동 질환은 9개월 영아 59%, 18개월 유아 33%, 5세 아동 5%가 겪는 질환입니다. 이 수치로 알 수 있듯, 영·유아기에 자주 나타나고 커 가면서 사라집니다. 한번 움직이는 시간은 15분 이내이며, 목이나 다리 등 큰 근육에서 나타나면 요란하게 움직이기도 합니다.

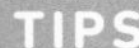

93 태아 때부터 수면 트레이닝을 한다

임신 중이라 수면이 흐트러졌어요.

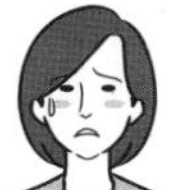

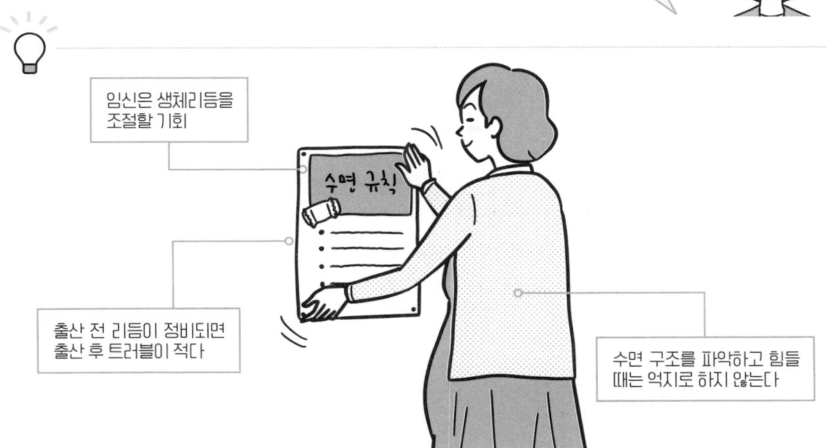

ADVICE

출산 전 리듬이 출산 후에 빛을 발한다!

임신 초기부터 졸음이 쏟아져 자다가 일어나기를 반복하면 생체리듬이 흐트러집니다. 일시적으로 불안정한 것이라면 태아의 성장에 별다른 해가 없지만, 출산 전 리듬이 일정할수록 출산 후 산후우울증과 아기의 밤 울음이 줄어들어요. 아침과 밤의 명암 차이 만들기, 저녁에 몸 일으키기, 졸리지 않으면 자지 않기 등 최소한의 리듬을 유지하세요.

이론 해설

임신 중에는 심부 체온이 떨어지지 않도록 하는 프로게스테론이 임신 후기까지 10~5000배 급증합니다. 이 때문에 잠이 안 오거나 중간에 깰 수 있습니다. 책에서 소개하는 수면 솔루션을 활용해 이러한 수면 문제에 대처하면 출산 후 아이를 돌볼 때도 큰 도움이 됩니다.

아이의 몽유병을 제지하지 말고 지켜본다

아이가 한밤중에 일어나 돌아다니는데 괜찮을까요.

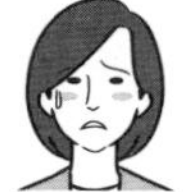

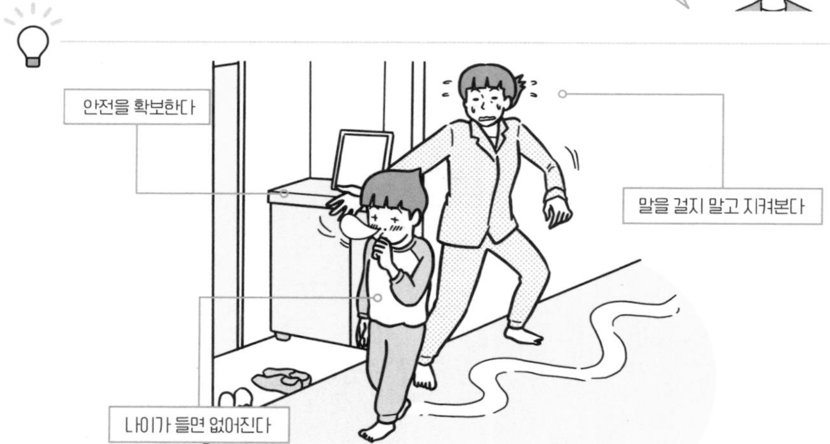

ADVICE

뇌 발달 과정에서 일어나는 현상!

아이가 자다가 일어나서 옷을 갈아입고 나갈 때가 있습니다. 이렇게 잠을 자면서 몸을 움직이는 것을 '몽유병'이라고 합니다. 뇌 발달 과정에서 자주 나타나는 현상으로, 평소 자동화된 행동이 나타나기 쉽습니다. 잠꼬대도 여기 포함됩니다. 잠꼬대 내용을 궁금해하는 사람이 많지만, 그저 소리를 내는 것일 뿐, 별다른 의미는 없습니다. 억지로 제지하면 난폭해질 수 있으니 안전을 확보한 채 지켜보세요.

이론 해설

뇌가 급속히 발달하면 대뇌가 자고 있는데도 자동화된 운동이 출력되기도 합니다. 걸음마를 시작하는 생후 11개월 무렵 나타나며, 4~8세에 절정을 이룹니다. 성인에게도 드물게 나타날 수 있어요. 나이가 들고 뇌가 발달하면 신경 활동이 억제되면서 사라집니다.

95 밤에 큰 소리로 우는 아이의 생체리듬을 조절한다

아이가 밤중에 큰 소리로 울어요.

아침
저녁
밤
아침에는 창가로 아이를 데려간다
저녁에는 몸을 움직이게 한다
목욕 후에는 방을 어둡게 만든다

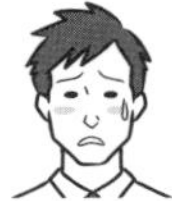

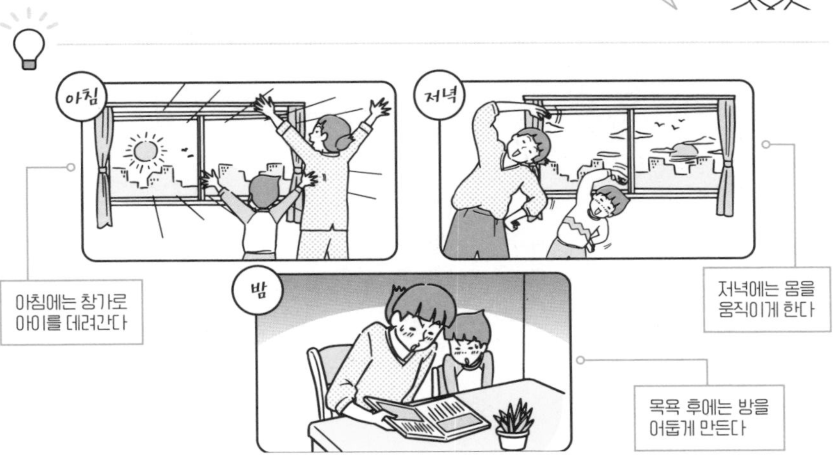

ADVICE

뇌가 발달하는 도중에 일어나는 현상!

한밤중에 아이가 겁먹은 듯 큰 소리로 우는 것을 '야경증(수면 시 경악증)'이라고 합니다. 눈을 뜨고 침대 밖으로 나가려고 할 때도 있어요. 이때 말을 걸거나 움직임을 막지 말고 그냥 지켜보는 것이 중요합니다. 생체리듬이 무너진 것이 원인이므로 아침에는 창가로 데려가고 저녁에는 몸을 움직이도록 하세요. 밤에는 목욕 후 방을 어둡게 하고 거실에서 책을 읽어주면 서서히 사라집니다.

이론 해설

야경증의 원인은 논렘수면 중에 각성하는 것입니다. 발달 과정에서 수면과 각성의 전환이 가끔 일어난다고 해요. 어린이의 15% 정도가 겪으며, 남자아이에게 많이 일어납니다. 야경증이 나타나더라도 길어도 10분 정도 안에 끝나고 그 뒤에는 잠들어요. 이 증상은 나이가 들면서 자연스럽게 사라집니다.

96 아이가 잠들기 전에 칭얼대면 밤에 빛을 피한다

아이가 잠들기 전에 매번 칭얼대요.

팟
교감신경이 지나치게 활성화 되면 가라앉힐 필요가 있다
부교감신경이 극단적으로 활동하면 크게 운다

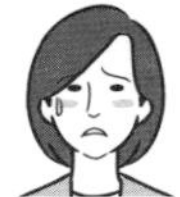

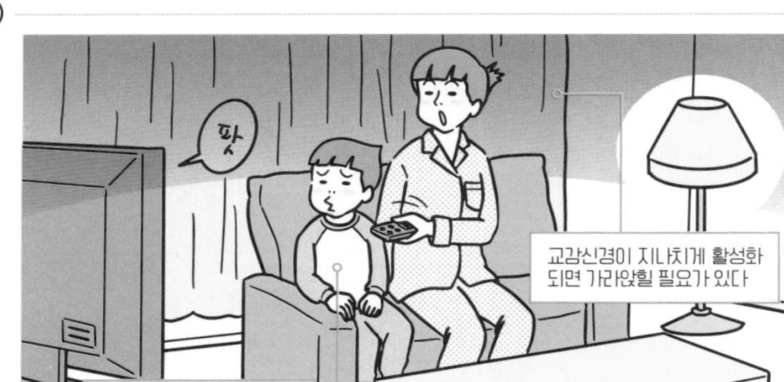

ADVICE

자율신경의 균형을 잡는다!

잠들기 전에 아이가 크게 울거나 칭얼대는 건 자극이 지나치게 많아서일 수 있습니다. 크게 우는 것은 부교감신경 활성화를 통해 교감신경 활동을 가라앉히려는 반응입니다. 눈물을 펑펑 쏟고 나면 금세 잠드는 일이 많습니다. 밤에는 거실을 어둡게 하고 TV, 스마트폰 등의 화면을 보지 않도록 하세요. 극단적으로 반응할 필요가 없음을 자율신경에 부드럽게 알리는 겁니다.

이론 해설

자연스럽게 잠들려면 교감신경 활동을 저하시킬 필요가 있습니다. 조명이 밝다거나 화면을 보는 등 교감신경이 밤늦게까지 활동하면 균형을 잡기 위해 부교감신경이 과도하게 활성화됩니다. 이러면 크게 울거나, 화장실에 자주 가거나, 토하는 등의 반응이 나타날 수 있습니다.

COLUMN

몸을 통해 마음을 가다듬는다

흐트러진 수면 리듬이 불안을 초래한다!

수면 리듬이 흐트러지면 심박 등 생리 반응과 심리 반응을 연결하는 역할을 하는 대뇌의 섬피질 기능이 저하됩니다. 그러면 몸에는 변화가 일어나지 않았는데도 심리적 불안감이 조성됩니다. 섬피질은 상대방의 아픔에도 반응하므로, 타인의 일로 과도하게 마음 아파 하게 되고, 항상 불안해할 거리를 찾습니다. 수면으로 몸의 생리적인 구조를 가다듬고 마음을 안정시키세요.

생리 반응과 심리 반응을 연결하는 섬피질

뇌 영상 연구에서 섬피질은 "지금 슬픕니까?", "지금 심박이 빠릅니까?"라는 질문에 모두 관여하는 것으로 나타났습니다. 이를 통해 심리 반응과 생리 반응을 이어주는 역할을 한다고 볼 수 있어요. 또 가까운 사람이 아픔을 느끼거나 상처받을 때도 활성화되어 타인의 일을 자기 일처럼 느끼기도 합니다. 섬피질은 자율신경의 복측미주신경계를 통해 몸을 조정하고, 복측미주신경계는 교감신경계를 억제합니다. 상대방에게 공감하고 친밀한 시간을 보내는 등 사회적 유대감을 느낄 때 섬피질은 몸과 마음을 연결하고 위험에 반응하는 교감신경계를 가라앉히며 최적의 각성 레벨과 대사 상태를 유지합니다. **수면 리듬이 흐트러져 섬피질의 기능이 저하되면 복측미주신경계가 잘 억제되지 않아 교감신경계의 활동이 두드러집니다. 이러면 남의 말에 짜증을 내거나 SNS 글에 과도하게 반응하는 등의 행동을 보입니다.** 수면 리듬이 흐트러지면 낮에 과도하게 흥분해 밤에 잠이 안 오고, 수면의 질이 떨어지며, 다시 수면 리듬이 흐트러지는 악순환이 반복됩니다. 마음을 가다듬는 건 어렵지만 수면 리듬을 가다듬는 건 이 책을 활용해 누구든 실천할 수 있습니다.

제 7 장

잠자리가 바뀌어서 생기는 수면 장애를 해결하는 수면 환경 솔루션

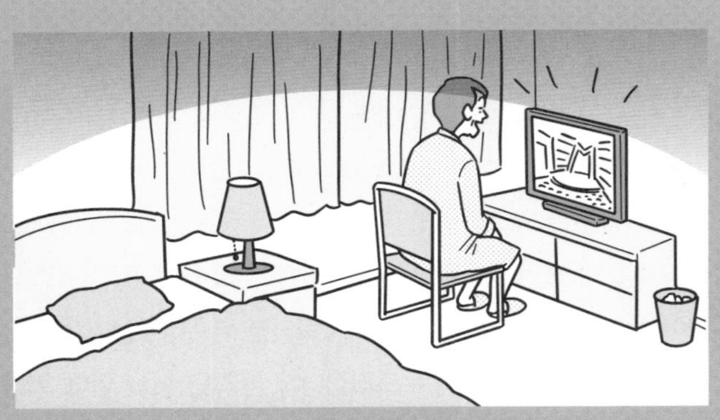

여행이나 출장으로 잠자리가 바뀌면
잠을 제대로 자지 못한다는 분들이 많습니다.
나에게 맞는 수면 환경을 조성하고 심신을 관리해
푹 자도록 해주는 수면 솔루션을 소개합니다.

호텔 룸을 어둡게 만든다

긴장했는지 출장지에서 잠이 안 옵니다.

호텔에서는 메인
조명을 꺼둔다
수면 시간 외에는 침대에
눕지 않는다
TV가 보이는 위치로
의자를 옮긴다

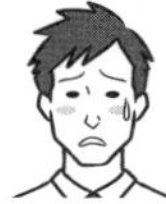

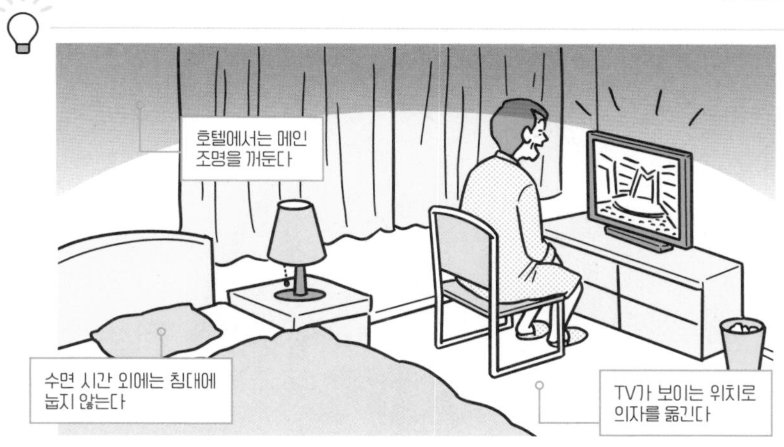

ADVICE

환경이 바뀌어도 요소는 바꾸지 않는다!

출장 때문에 오전 중에 이동할 때는 잠을 자더라도 저녁부터 밤까지 이동할 때는 잠을 자지 않도록 주의하세요. 호텔에 들어가면 우선 방의 메인 조명을 끕니다. TV를 본다면 TV가 잘 보이는 위치로 의자를 옮기세요. 침대 위에서 TV를 보지 않는 환경을 만드는 겁니다. 며칠 동안 묵을 경우, 아침 식사 전에 호텔 밖으로 나가 강한 빛을 쬡니다. 그러면 다음 날 밤에도 잠이 잘 와요.

이론 해설

환경이 바뀌었을 때는 그 환경을 요소별로 나누고 같은 요소를 충족시키는 것으로 수면에 미치는 영향을 줄일 수 있습니다. 아침의 빛과 밤의 어둠, 저녁의 최고 체온, 침대=수면이라는 기억 등의 요소를 충족시켜 '잠자리가 바뀌어서 잠을 못 잔다'는 심리적 불안을 떨쳐내세요.

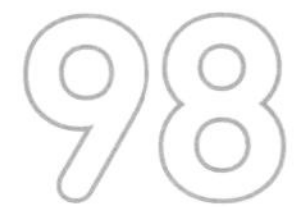

98 인공적으로 아침 햇살을 만든다

시차 때문에 잠을 잘 못 자요.

햇살을 못 받으면 대체할 수 있는 빛을 준비한다
최근에는 1만 5000룩스 정도의 조명도 판매한다
스탠드 빛 30cm 정도 안으로 다가서는 것만으로도 OK

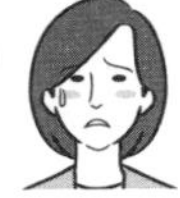

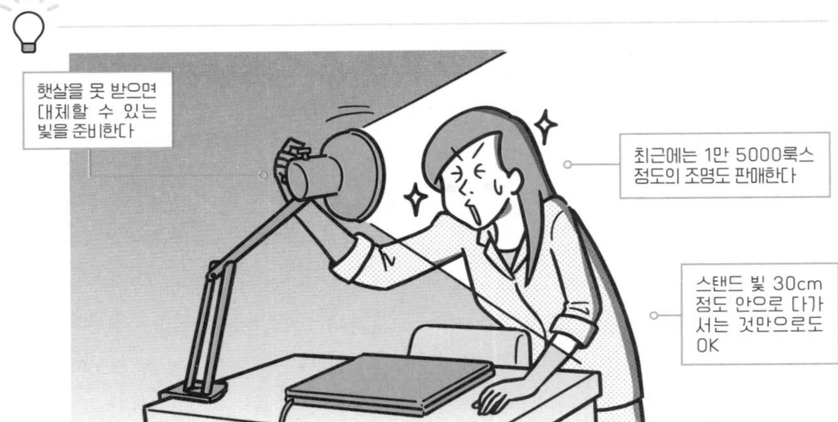

ADVICE

아침으로 만들고 싶은 시간에 태양광을 준비한다!

시차증후군을 막기 위해 2만 룩스의 인공광을 받는 '고조도 광요법'이 실시되고 있습니다. 최근에는 1만 5000룩스 정도의 조명도 판매하고 있어요. 전용 기기를 사용하지 않는다면 눈을 뜨자마자 책상 스탠드 불빛에 30cm 정도 가까이 다가서서 눈을 감고 몇 분만 머무르세요. 그러면 아침 햇살 없이도 머리를 맑게 만들 수 있습니다.

이론 해설

사람은 빛에 대한 민감성이 높아 아침 햇살을 받을 수 없는 환경, 계절, 날씨가 지속될 때 멜라토닌 리듬이 흐트러지기 쉽습니다. 반대로 인공적으로 아침 햇살이나 밤의 어둠을 만들면 계절이나 환경과 관계없이 생체리듬을 조절할 수 있어요.

99 목욕 수건으로 베개 문제를 해결한다

호텔 베개가 안 맞아서 잠을 못 자요.

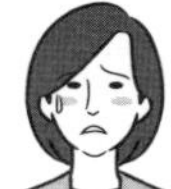

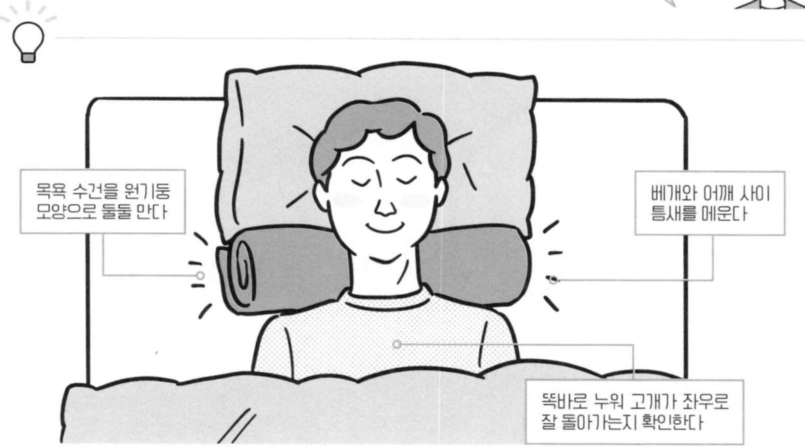

ADVICE

수건으로 근육의 긴장을 완화한다!

목욕 수건을 원기둥 모양으로 둘둘 말아 베개 아래쪽에 대고 똑바로 누워보세요. 베개와 어깨 사이 틈이 메워지기만 하면 됩니다. 턱이 너무 올라가거나 내려가지 않을 정도의 높이가 좋아요. 수건을 말 때 강약을 조절해 두께나 단단함을 조절합니다. 얼굴을 좌우로 부드럽게 움직일 수 있는 높이를 기준으로 삼으면 됩니다. 피부에 닿는 느낌이 좋은 수건을 고르면 더 편안한 기분이 듭니다.

이론 해설

근육은 몸을 지탱하는 면적이 넓을수록 긴장이 이완됩니다. 머리부터 어깨까지 틈새를 메워 지지하는 면적을 넓히면 목과 어깨 근육의 긴장이 완화돼요. 하룻밤에 20번은 반복하는 뒤척임을 방해하지 않도록 조절하세요. 움직임을 제한하지 않는 높이로 만드는 것이 중요합니다.

TIPS

100 아로마 오일을 머리맡에 한 방울 떨어뜨린다

일에 너무 지쳐서 침대에 누워도 잠이 안 와요.

향이 지속적으로 날 정도의
양은 필요 없다
취침 전 머리맡에 아로마 오일
한 방울을 떨어뜨린 티슈를 둔다
자신이 좋아하는
향을 고른다

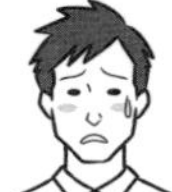

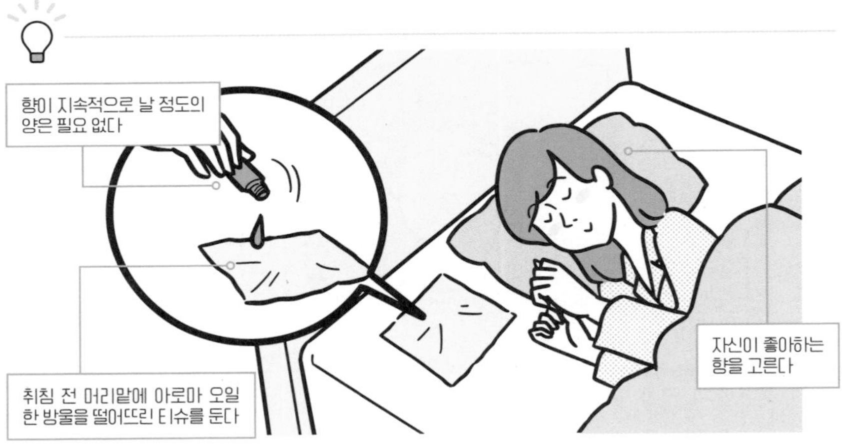

ADVICE

'침대=수면'의 기억을 보강한다!

티슈에 아로마 오일을 한 방울 떨어뜨려 머리맡에 두고 잠들어보세요. 침실이나 잠자리에 들 때 향이 강하게 나더라도 후각은 금방 적응하므로 조금 뒤에는 향이 느껴지지 않습니다. 이런 상태로 잠이 들면 기분 좋게 잠든 기억이 향기와 함께 남습니다. 향은 특별히 구애받지 말고 자신이 좋아하는 것을 고르면 됩니다. 아로마 오일은 성분이 적혀 있는 것으로 고르세요.

이론 해설

향기를 감지하는 후신경구 세포는 나이에 상관없이 늘어나며, 늘어난 만큼 향기와 해당 향기의 작용을 잘 판별할 수 있습니다. 향기는 장소와 행위의 기억에 태그를 붙이는 역할을 합니다. 향을 통해 태그가 붙은 기억은 강화되고, 다시 같은 장소에서 같은 행위를 준비하도록 만들어줍니다.

TIPS

101 근육량에 따라 매트리스를 고른다

어떤 매트리스를 고르는 게 좋을까요.

근육량이 많은 사람은 저탄성이라도 크게 불편하지 않다
근육량이 적은 사람은 고탄성을 선택하는 게 좋다
뒤척임 근육을 단련하는 것이 전제

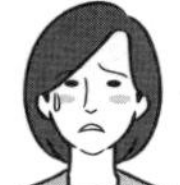

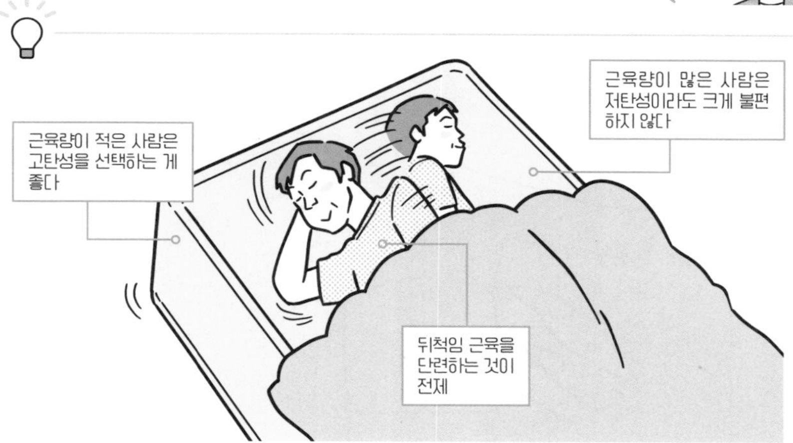

ADVICE

매트리스는 어디까지나 서포트 개념!

매트리스는 크게 저탄성과 고탄성으로 나뉩니다. 사용하자마자 금세 익숙해지는 것은 저탄성입니다. 누운 순간 몸 전체를 지지해주는 느낌이 들어요. 고탄성은 매트리스가 몸의 움직임과 같은 크기의 반동을 주므로 수면 중 몸의 움직임을 익히기까지 시간이 조금 걸립니다. 근육량이 적은 사람은 고탄성을 선택하는 것이 뒤척이기 편해요.

이론 해설

자는 동안 20번씩 뒤척이려면 몸을 들어 올리는 근육이 필요합니다. 근육량이 적은 여성이나 고령자가 저탄성 매트리스를 선택하면 몸이 파묻히듯 가라앉아 잘 뒤척일 수 없게 됩니다. 고탄성 매트리스는 뒤척임을 방해하지는 않지만 근육을 단련하는 것을 전제로 구매하는 게 좋습니다.

TIPS

102 흡수성 좋고 빨리 마르는 소재의 잠옷을 고른다

어떤 파자마를 고르는 게 좋을까요?

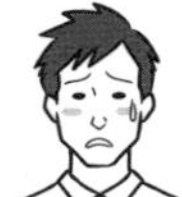

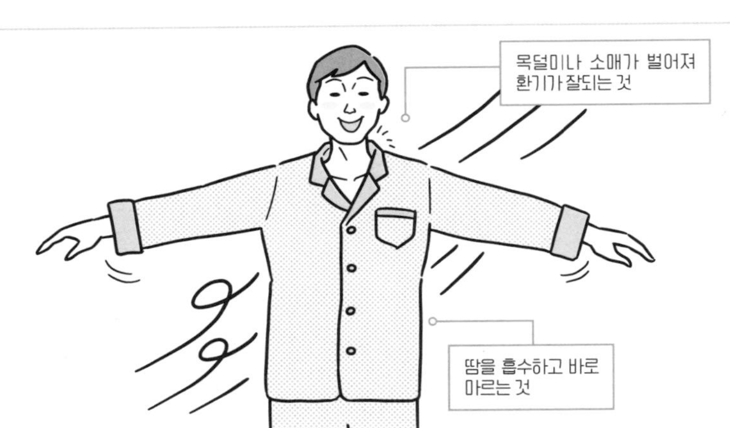

ADVICE

열 방출을 기준으로 잠옷을 고른다!

잠옷은 목덜미나 소맷부리가 벌어져 환기가 잘되는 것을 선택하세요. 땀을 빨리 흡수하고 바로 마르는 소재가 수면 중 열 방출에 적합합니다. 추운 계절이라도 열을 내는 소재는 피하세요. 남성 중에는 잠옷을 입지 않아야 잠이 잘 온다는 사람도 있습니다. 이럴 때는 흡수력이 좋고 빨리 마르는 시트나 베개 커버를 선택하세요. 뒤척임을 방해하지 않고 움직이기 편한 것도 중요합니다.

이론 해설

수면이 깊어지는 타이밍에 땀의 양이 늘어납니다. 이 땀은 몸의 열 방출을 촉진하고 심부 체온을 낮춤으로써 세포 활동을 억제해 에너지 소비를 낮추는 역할을 합니다. 땀이 증발할 때 생기는 기화열로 열을 방출하므로, 땀이 잘 마르는 소재를 고르는 것이 가장 좋습니다.

COLUMN

외도와 수면의 놀라운 관계

수면 부족은 상대를 선택하는 데 오류를 불러온다

불륜에 대한 상담이 들어오는 경우도 있는데, **사실 수면이 부족하면 상대를 고르는 데 필요한 기억력이 저하된다고 합니다.**

인간과 유전자 구조가 비슷한 초파리는 수컷이 암컷에게 구애할 때 기혼임을 알면 억제 신호를 받아 구애를 멈춥니다. 그리고 이를 7시간에 걸쳐 학습합니다. 초파리의 수면 시간을 늘리면 기억력이 좋아지고 반대로 수면이 부족하면 기억력이 떨어져 기혼인 상대에게 거부당하더라도 구애 행동을 계속하는 것이 관찰되었습니다. 인간은 일주일간 수면이 부족하면 수백 개의 유전자가 영향을 받으므로, 수면을 제대로 취하는 것은 상대를 선택하는 데에도 중요하다 할 수 있습니다.

금식을 활용해 기억력을 높인다

수면을 조절하는 데 도움이되는 금식(TIPS 10 참고)도 기억력과 관련이 있습니다. 공복 시 분비되는 식욕 자극 호르몬 그렐린을 뇌내에 주사하면 기억력이 향상된다는 연구가 있습니다. 동물에게 공복기는 자신의 영역을 벗어나는 위험을 무릅쓰고라도 먹이를 구하러 이동해야 하는 때입니다. 길을 잃지 않고 먹이를 얻는 방법을 잊지 않기 위해 기억력을 높이는 구조로 체계가 잡힌 것이 아닐까 추측됩니다. 이것저것 계속 먹으면 배고픔을 느끼지 못하게 될 뿐만 아니라 기억력도 저하됩니다. 금식을 잘 이용하면 오후 업무의 생산성은 물론 밤 수면의 질도 향상됩니다.

제 8 장

일과 학습, 생활의 능률을 높이는 숙면 솔루션

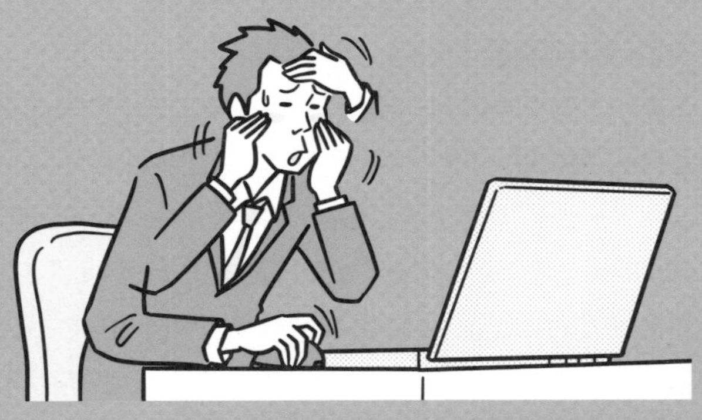

일과 공부 등으로 잠자는 시간이 모자라다는 분들이 많습니다.
최적의 수면을 통해 일의 능률을 높이고
수면 중에도 공부할 수 있게 해주는 솔루션을 소개합니다.

TIPS

103 수면이 부족할 때 얼굴을 만지면 감기에 걸린다

감기에 자주 걸려요.

수면이 부족할 경우 예민한 부분이 간지러워진다
컴퓨터 작업 중 얼굴을 만지는 횟수가 늘어난다
눈, 코, 입 점막에 균을 전달한다

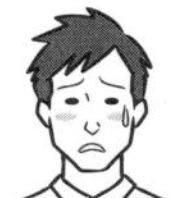

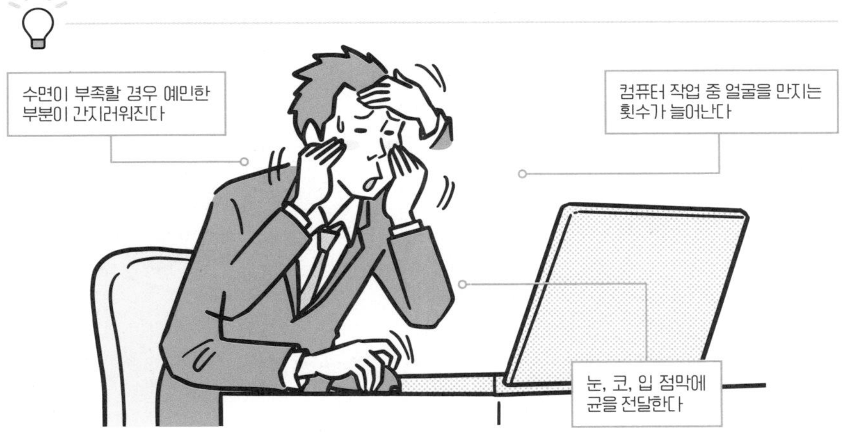

ADVICE

얼굴을 만지지 않는다!

컴퓨터 작업 중에 자신도 모르게 눈, 코, 입을 만지는 횟수가 늘어나면 점막에 균을 전달하게 됩니다. 수면이 부족하면 컴퓨터 화면을 볼 때나 대화할 때처럼 각성이 필요할 때 뇌를 깨우는 히스타민이 과도하게 분비되어 민감한 부분이 간지러워집니다. 이것이 얼굴을 만지게 되는 이유입니다. 얼굴을 만지는 버릇이 있는지 확인하고, 특히 수면이 부족할 때는 얼굴을 만지지 않도록 하세요.

이론 해설

컴퓨터 작업 중에는 얼굴을 만지는 횟수가 증가해 5분에 1~3회를 만지는 것으로 조사되었습니다. 이를 하루로 계산하면 200~600회 정도입니다. 모니터를 봄으로써 뇌가 과도하게 각성되어 히스타민이 증가하는 것이 원인이에요. 수면이 부족할 때는 더더욱 히스타민 분비량이 늘어납니다.

104 잠자는 시간도 공부에 활용한다

공부 때문에 수면 시간이 모자라요.

지식을 각인시킨 다음 망설이지 말고 잔다
암기 후 수면을 취하면 성적이 더 좋아진다
쪽잠도 기억을 정착시키는 작용을 한다

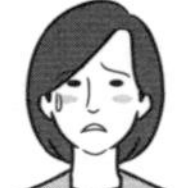

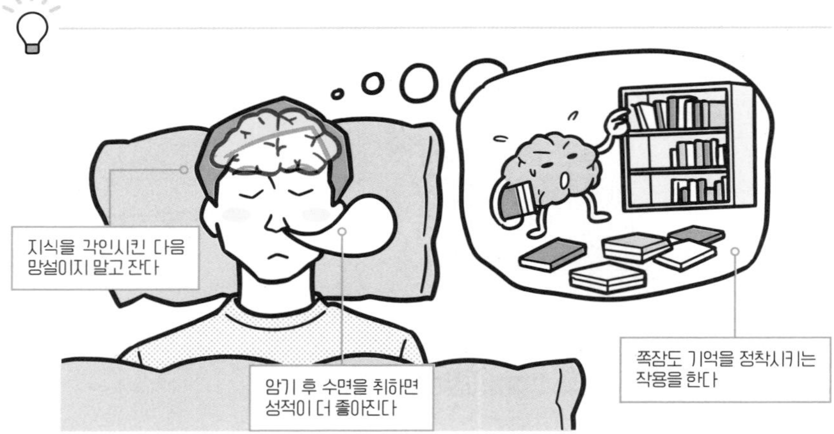

ADVICE

수면도 암기의 일부로 여긴다!

암기 학습 후 수면을 취한 그룹과 수면을 취하지 않은 그룹 중 수면을 취한 그룹이 좋은 성적을 거두었다는 사실이 연구를 통해 밝혀졌습니다. 집중해서 공부했다면 그다음에는 바로 수면을 취하세요. 낮에 쪽잠을 잘 때도 뇌에서 기억을 재편성하므로, 공부한 내용이 더 잘 보관됩니다. 공부를 오래 하는 것만이 좋은 방법이라 생각하지 말고, 수면 중의 뇌 활동도 적극 활용하세요.

이론 해설

학습 후 수면을 취하면 뇌는 학습한 내용을 요소별로 분해해 기존 기억과 연관 지어 저장합니다. 다시 떠올릴 때는 요소별로 저장된 기억을 재구성하므로 응용력이 높아집니다. 그래서 무조건 외우는 것보다 수면 중 기억의 재구성 과정을 거치는 편이 성적 향상에 도움이 된다고 합니다.

TIPS

105 향으로 학습 세포를 살린다

밤늦게까지 시험공부를 했는데 머리에 잘 안 들어와요.

책상에서 향이
나도록 한다
침실에도 같은 향을
준비해둔다

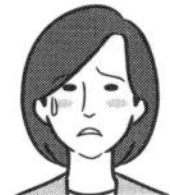

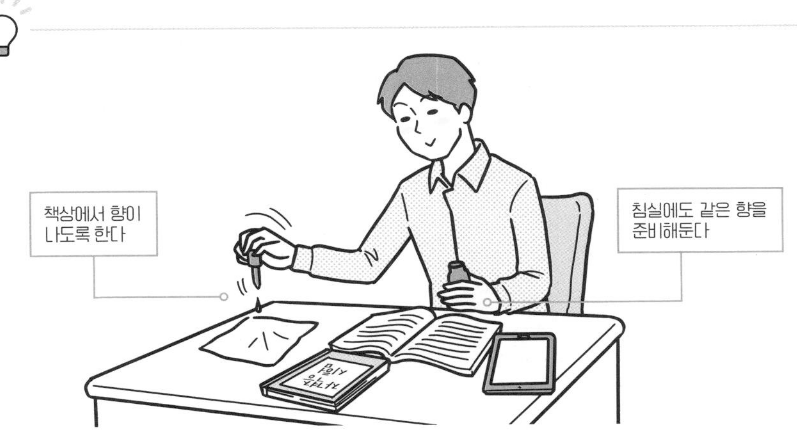

ADVICE

향과 학습을 세트로 묶는다

좋아하는 아로마 오일을 준비해 티슈에 한 방울 떨어뜨려서 공부하는 책상 위에 놓아두세요. 침실에도 같은 향기가 나도록 합니다. 공부할 때도 잘 때도 같은 향을 맡은 그룹은 그렇지 않은 그룹에 비해 기억력이 향상되었다는 실험 결과가 있습니다. 아로마 오일을 떨어뜨린 티슈를 시험장에 가지고 가서 공부할 때와 같은 환경을 만드는 것도 좋습니다.

이론 해설

뇌는 가동 효율을 높이기 위해 수면 중에 적극적으로 세포를 제거합니다. 세포가 줄어드는 프로그램을 작동하는 것인데, 이를 '세포 자연사(apoptosis)'라 합니다. 공부하는 중에 향기를 맡고 그 후 수면을 취하면, 향기로 연관 지어진 세포는 자연사하지 않습니다. 향기는 세포 선별에 관여하기 때문입니다.

TIPS

106 목욕부터 취침까지 1시간 동안 공부하기

단기간에 효율적으로 시험공부를 하고 싶습니다.

목욕으로 심부 체온을 올린다
목욕 후 1시간은 집중해서 공부한다
몸을 식히지 말고 자연스럽게 열을 방출한다

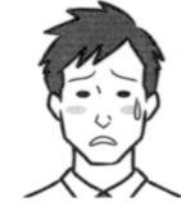

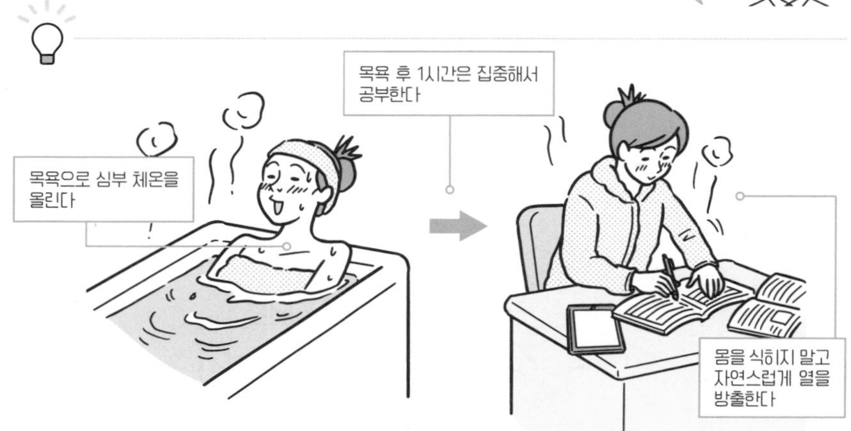

ADVICE

암기 학습은 취침 1시간 전이 최적!

효율적으로 공부하려면 수면 중 기억 저장 작업을 활용하세요. 기억을 저장하는 것은 깊은 수면인 논렘수면을 취할 때 이루어집니다. 논렘수면을 하려면 심부 체온을 급격하게 떨어뜨려야 하니, 일단 목욕으로 심부 체온을 올립니다. 목욕 후 몸을 급하게 식히지 말고, 자연스럽게 열을 방출해 심부 체온이 급격히 떨어지는 1시간 후까지 집중해서 공부하세요.

이론 해설

논렘수면 중 기억 저장 작업은 수면 직전 기억부터 리플레이하는 식으로 진행됩니다. 잠이 들기 직전 기억은 다른 기억과 섞이지 않아 선명하게 남아요. 목욕을 통해 논렘수면을 만들고 잠들기 전까지 1시간가량 암기 학습을 해보세요.

107 컴퓨터 화면을 보며 집중력을 체크한다

근무 중에 자꾸 정신이 산만해져요.

Sale!
뇌의 각성도가 떨어진다
힐끔힐끔 광고를 본다

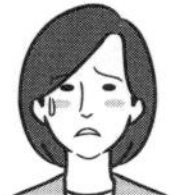

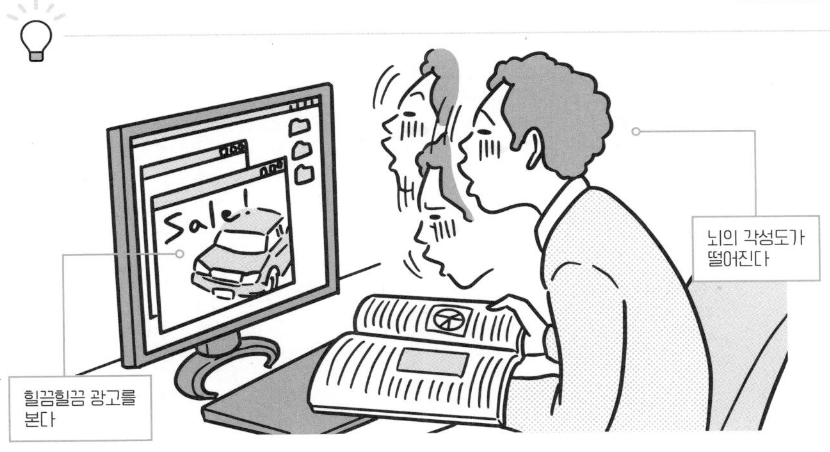

ADVICE

정신이 산만해지면 뇌가 잠들기 시작한다!

업무와 무관한 서류나 광고에 눈이 간다면 미세 도약 안구 운동, 즉 마이크로새카드(microsaccade)가 시작된 것입니다. 이는 뇌의 각성이 저하되었다는 신호예요. 이 시점에서는 졸음이 느껴지지 않고 '산만하다'는 정도의 느낌만 듭니다. 실제로 졸음이 쏟아지고 난 뒤에는 바로 집중하던 상태로 돌아가지 못하니 이 운동이 시작되었을 때 쪽잠을 자두세요.

이론 해설

무언가를 볼 때 안구는 그 윤곽을 재빠르게 덧그리듯 왔다 갔다 합니다. 이런 안구 운동을 새카드(saccade)라고 합니다. 새카드는 시각 정보를 포착하는 데 중요한 운동인데, 정신이 산만해지면 여분의 움직임이 생겨 다른 것에 눈이 가게 됩니다.

108 아침 햇살로 다이어트 능률을 높인다

많이 먹지도 않는데 자꾸 살이 쪄요.

수면 중 성장호르몬이 지방을 분해한다
거실에서 창가로 가는 시간이 늦을수록 BMI가 높다

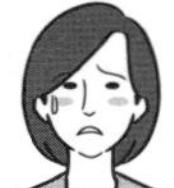

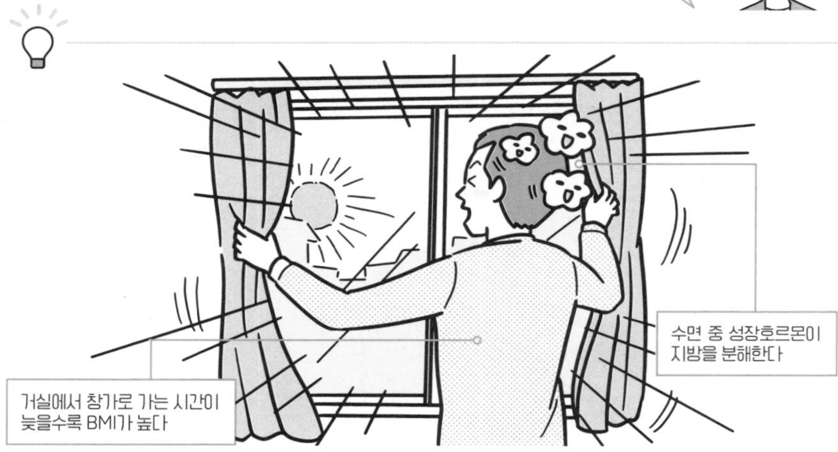

ADVICE

아침 햇살은 체중 관리에도 중요!

외출하지 않아도 수면에 문제가 없다고 느낄 수 있습니다. 그러나 아침에 창가에 가는 타이밍이 늦으면 늦을수록 비만도를 나타내는 BMI가 높다는 연구가 있어요. 수면 중 분비되는 성장호르몬은 지방을 분해하는 역할을 합니다. 따라서 수면은 적정 체중을 유지하는 데도 중요한 역할을 합니다. 기상 후 창가로 이동하는 것도 다이어트의 일부라는 것을 잊지 마세요.

이론 해설

멜라토닌 리듬이 늦춰지면 수면-각성 리듬도 늦춰집니다. 하지만 심부 체온 리듬은 바로 늦춰지지 않아요. 이 차이가 비동조를 불러와 컨디션을 나쁘게 만듭니다. 멜라토닌 리듬이 늦춰진 채 3주 정도 지나면 심부 체온 리듬까지 늦춰지고, 수면의 질이 더욱 떨어집니다.

109 취침 30분 전부터는 스마트폰을 끈다

스마트폰이 수면을 방해한다는데, 어떻게 해야 하나요?

스마트폰은 취침 30분 전부터 보지 않아야 수면의 질이 좋아진다
OFF
잠들기 30분 전부터 교감신경 활동이 저하된다
잠들기 10분 전부터 피부 교감신경이 급격하게 저하된다

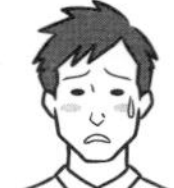

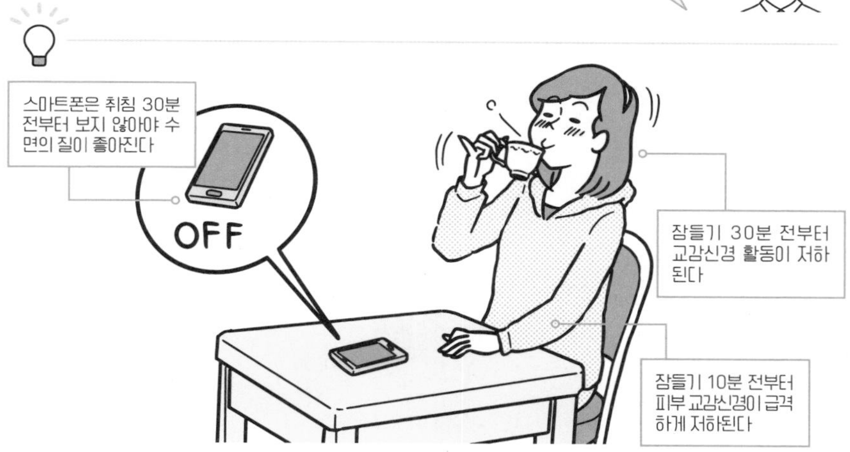

ADVICE

몸의 리듬에 맞춰 행동한다!

'스마트폰은 취침 30분 전까지'라는 말을 많이 합니다. 수면의 질을 높이기 위해서는 뇌와 몸의 리듬을 방해하지 않고 촉진하는 게 중요합니다. 뇌와 몸은 취침 30분 전부터 잠들 준비를 합니다. 이 타이밍에 스마트폰을 보지 않으면 맨 처음 수면의 질이 가장 좋아져 양질의 수면을 확보할 수 있습니다. 몸의 리듬을 거스르지 않아야 생산성을 쉽게 끌어올릴 수 있어요.

이론 해설

수면은 깊이에 따라 4단계로 나뉘는데, 자각적으로 잠이 든다고 느끼는 것은 수면 2단계입니다. 이 수면 2단계에 들어가기 10분 전부터 피부의 교감신경 활동이 급속하게 떨어집니다. 그리고 20분 전부터는 교감신경 활동이 저하되기 시작합니다. 이는 수면으로 자연스럽게 넘어가기 위한 신체의 체계입니다.

110 걷기보다 근력 운동으로 수면의 질을 높인다

하루에 1만 보씩 걷는데도 잠이 잘 안 와요.

해본 운동이 최고
걸을 때는 엉덩이를 조인다
40세 이상은 적색근
(지근)을 단련한다

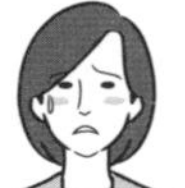

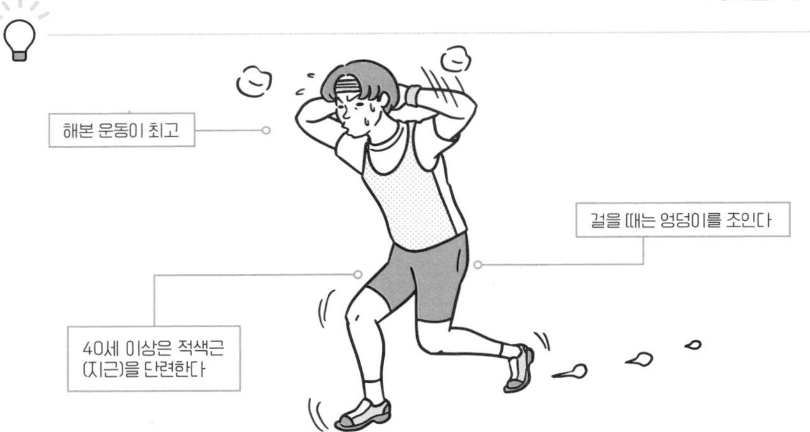

ADVICE

근력 운동으로 심부 체온 리듬을 조절한다

'피곤하면 잠이 잘 오겠지'라고 생각해 잠이 안 올 때 갑작스레 운동을 하며 몸을 피곤하게 만들려고 하기 쉽습니다. 하지만 이러면 수면의 질이 개선되지 않을 수 있어요. 피곤하다는 게 어떤 상태인지 과학적으로 정의할 필요가 있습니다. 열을 내는 기관인 근육이 증가할수록 심부 체온 리듬의 진폭 차가 커집니다. 따라서 유산소 운동보다 근력 운동을 추천합니다.

이론 해설

수면과 운동의 관계를 조사한 연구는 유산소 운동을 대상으로 한 것이 주를 이루었지만, 최근 근력 운동과의 관계를 조사하는 연구가 늘고 있습니다. 이들 연구에 따르면 근력 운동이 수면량에 영향을 주지는 않지만 수면의 질이 개선되는 것으로 밝혀졌습니다.

더 알고 싶어요

적색근을 늘려서 푹 자보자!

가장 좋은 근력 운동은 무엇일까요. 바로 예전에 해본 운동입니다. 알고 있는 운동이라 계속하기 쉽기 때문입니다. 주 1일 격한 근력 운동을 하는 것보다 주 4일 가벼운 근력 운동을 하는 것이 수면 개선에 더 도움이 됩니다.

에너지를 생산하는 방법은 나이에 따라 달라집니다. 젊을 때는 당분을 태워 순발력을 이끌어내는 당 분해 시스템이 메인이지만, 40대 이상은 근육에 들어 있는 미토콘드리아로 지속력을 높이는 시스템이 메인이 됩니다. 따라서 40대 이후에는 미토콘드리아가 많고 몸을 지탱해주는 적색근을 늘리는 게 중요해요. 요가나 필라테스, 스쿼트 등 몸의 축을 세우는 동작으로 적색근을 늘릴 수 있습니다. 평소에도 걸을 때 엉덩이를 조여보세요.

더 알고 싶어요

3METs 운동으로 뇌에 영양을 공급한다

운동은 수면 리듬뿐 아니라 뇌에도 좋은 영향을 미칩니다. 뇌에 공급되는 영양분이 운동을 통해 증가하는 것으로 밝혀졌습니다.

여기서 **3METs 운동이란 저강도 운동을 주 3회 30분씩** 하는 것입니다. METs는 운동의 강도를 나타내는 단위입니다. 3METs는 걷거나 가벼운 근력 운동을 하거나 서서 청소기를 돌리는 정도의 강도입니다. 일상에서 이 정도 운동을 하는 것만으로 뇌에 공급되는 영양분을 늘릴 수 있습니다. 저녁에 이 책에서 소개한 가벼운 근력 운동을 하는 습관을 들이면 치매나 우울증을 예방하는 데도 도움이 됩니다.

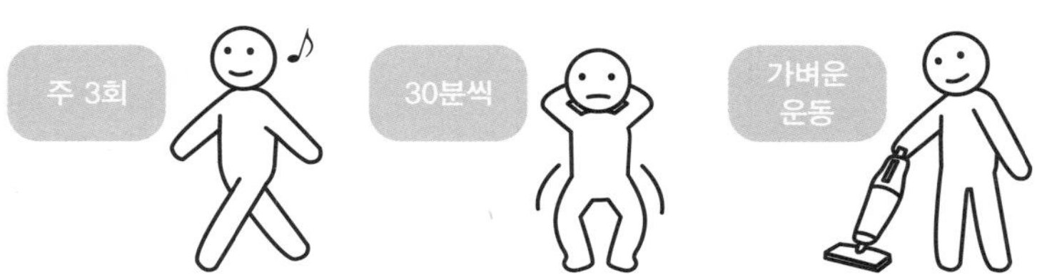

111 일기는 아침에 쓴다

밤에 일기를 쓰고 나면 마음이 울적해져요.

밤에 쓰는 일기는
항목별로 적는다
밤
체중이 2kg 늘었다
헬스장에 다니고 싶다
나만의 시간이 없다
밤에는 집중이 잘 되지 않아 부정적인 생각이 떠오른다
아침
11시에 영주 씨에게
전화한다.
그 후에…
아침에 머리에 떠오른 것을 적으면 생각이 정리된다

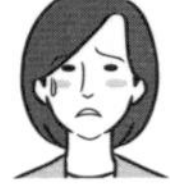

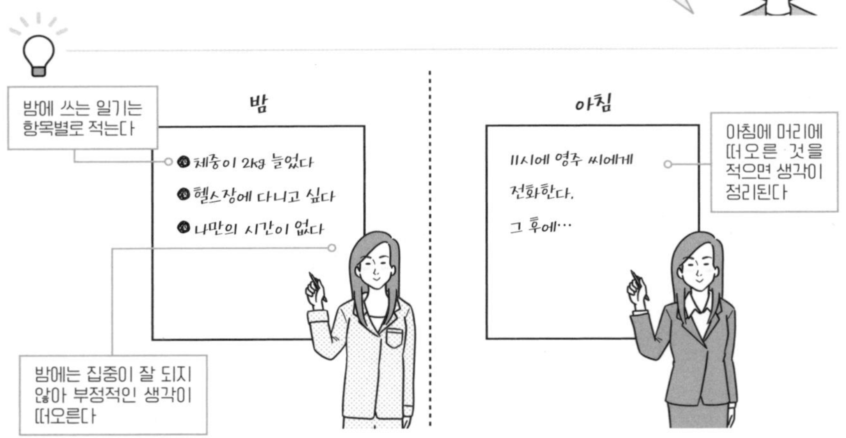

ADVICE

아침에는 중요한 기억만 남는다!

밤에는 부정적인 생각이 들기 쉬우므로 일기를 쓰면 우울해지기 쉽습니다. 생각을 외부 기억화하는 것은 꼬리에 꼬리를 무는 생각을 멈추는 데 도움이 되니, 밤에 쓰는 일기는 항목별로 간단히 적으세요. 반대로 아침에 일어난 후에는 머릿속에 떠오른 것을 문장으로 표현합니다. 잠잘 때 뇌에서는 불필요한 기억을 제거하는 작업을 합니다. 따라서 아침에 떠오른 기억은 뇌가 중요하다고 판단한 것인 셈이죠.

이론 해설

연속 각성 시간이 길어지면 신경 활동을 억제하기 어려워 집중할 수 없게 됩니다. 그러면 연상화가 일어나기 쉬워요. 부정적 사고는 심장박동이 빨라지는 등 생리 반응을 동반합니다. 이 생리 반응에 영향을 받아 더욱 부정적인 사고에 빠져들면 고민이 꼬리에 꼬리를 물고 이어집니다.

112 행동은 스스로 결정한다

새로운 것을 시작해도 계속하지 못해요.

자기 전에는 따뜻한 우유를 마시는 게 좋아.
우유 별로 안 좋아하는데.
타인이 말한 것은 실패할 경우 의욕이 떨어진다
할 일은 스스로 선택한다

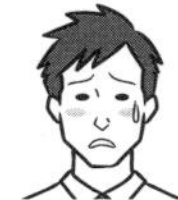

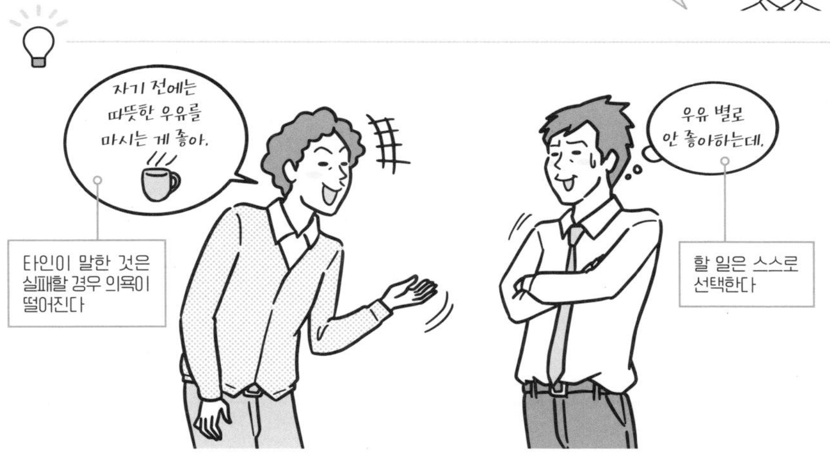

ADVICE

스스로 결정한 행동에는 의욕이 올라간다!

새로운 습관을 만들 때는 어떤 행동을 할지 스스로 선택하세요. 스스로 정한 것은 실패하더라도 의욕이 떨어지지 않습니다. 인터넷상의 정보나 의사의 지시 등, 다른 사람에게 들은 정보를 그대로 따르려 하지 마세요. 그런 것들은 흥미나 지식을 보충해주는 자료라 생각하고 자신의 행동은 스스로 선택해야 합니다. 이렇게 하면 계획대로 잘 풀리지 않더라도 더 고민해 보고 노력하게 됩니다.

이론 해설

의욕은 내측 전전두피질과 관련 있습니다. 타인에게 지시를 받는 등 외적 동기부여에 따라 움직일 경우, 실패했을 때 내측 전전두피질 활동이 저하되며 의욕을 잃습니다. 반대로 스스로 행동을 결정한 경우, 실패하더라도 내측 전전두피질 활동이 저하되지 않습니다.

TIPS

113 야식은 접시에 덜어 먹는다

수면무호흡증이 있어 의사가 다이어트를 하라고 권했어요.

수면무호흡증이
있는 사람은 살이
잘 안 빠진다
음식을 접시에 담아 먹는
양을 눈으로 확인한다
POTATO

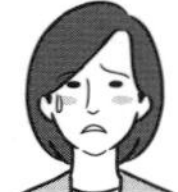

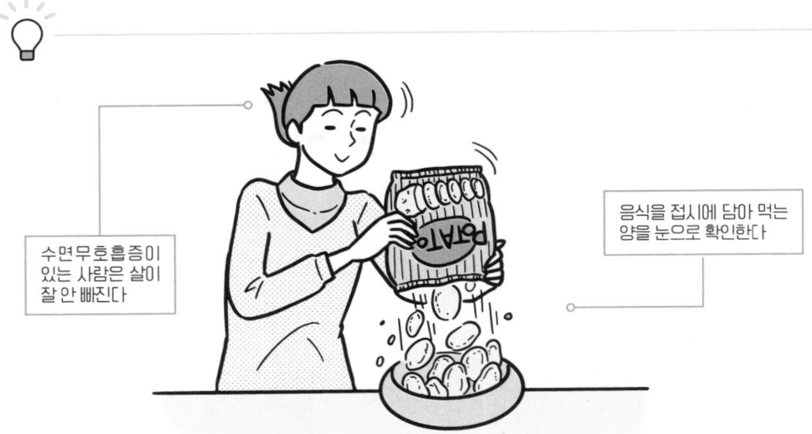

ADVICE

야식은 호르몬 탓!

코골이나 수면무호흡증이 있다면 수면의 질이 저하되는 것은 물론 살을 빼기도 어렵습니다. 수면 중 산소가 적어지면 포만감을 느끼기 어려워져 무언가를 끊임없이 먹게 됩니다. 이는 본인의 의사가 아니라 호르몬 작용에 따른 것입니다. 야식을 줄이려면 과자를 봉지째 먹지 말고 접시에 예쁘게 담아보세요. 다 먹었다는 것을 뇌에 보여주면 먹는 행동을 끝낼 수 있습니다.

이론 해설

똑바로 누워 자면 중력에 의해 혀 근육이 아래로 내려갑니다. 혀 근육으로 목이 막히면 억지로 공기를 통과시키려다 코를 골게 됩니다. 호흡이 방해받아 저산소 상태가 되면 뇌를 각성시키는 호르몬인 오렉신이 증가합니다. 오렉신은 포만감 호르몬인 렙틴을 줄이므로, 자꾸 무언가를 먹게 됩니다.

114 장내 환경을 조절해 수면의 질을 높인다

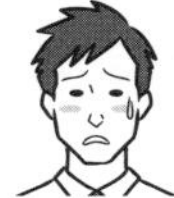

변비가 심한데 수면과 관계가 있나요?

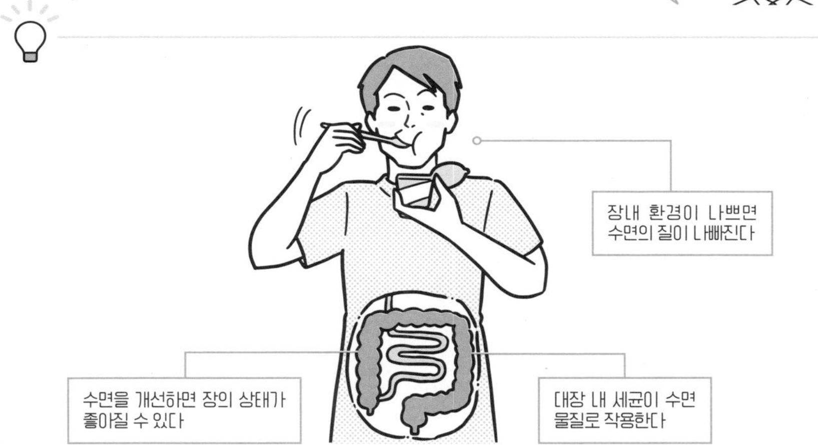

ADVICE

수면 개선으로 장내 환경도 개선!

수면이 개선되면서 장의 상태 또한 좋아졌다는 사람이 많습니다. 장의 기능은 수면과 깊이 관련되어 있습니다. 식사든 수면이든 매일 반드시 행하는 것이므로, 어느 한쪽이 개선되면 다른 쪽도 함께 개선됩니다. 수면을 개선하기 위해 계속하기 쉬운 일부터 시작해보세요. 수면을 개선해 장내 환경을 바꾸고, 양호한 장내 환경으로 수면의 질을 높이는 선순환을 만들어가세요.

이론 해설

소화기관의 활동은 수면과 마찬가지로 약 90분의 사이클에 따릅니다. 대장 내 세균에서 비롯된 무라밀펩티드류는 면역계 인터루킨-1β를 통해 수면 물질로 작용합니다. 그래서 장내 리듬이 안정되면 양질의 수면을 취할 수 있습니다.

115 하루 종일 웃는 얼굴을 유지한다

잘 자니 얼굴이 밝아졌대요. 왜일까요?

표정이 밝아지면 교감 신경이 안정된다
얼굴 근육을 사용하면 얼굴이 좌우대칭이 된다
수면 중 얼굴 움직임이 리플레이된다

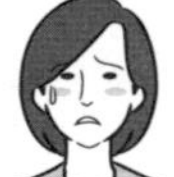

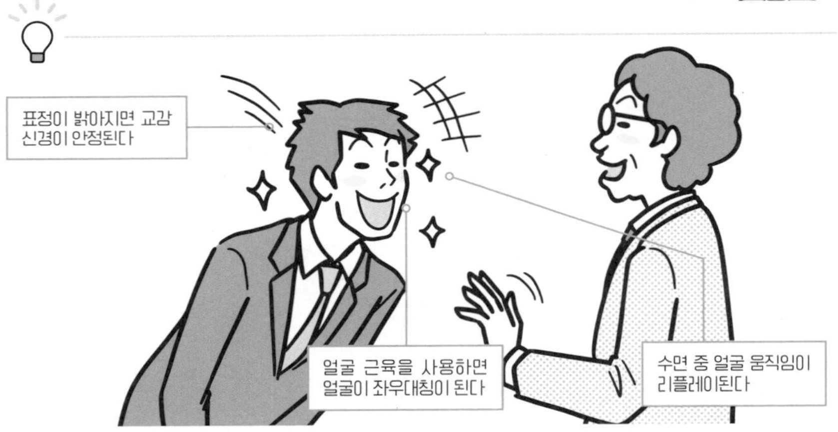

ADVICE

얼굴이 변하면 마음도 변한다!

잠을 잘 자고 기분 좋은 체험을 하면 그 감각이 전신에서 미주신경으로 모여듭니다. 그러면 미주신경이 표정을 관장하는 안면 신경이나 뇌와 안구 신경에 해당 정보를 전달해 밝은 표정을 짓게 합니다. 이런 표정으로 타인과 소통하면 미주신경을 통해 교감신경이 억제되고 수면의 질 또한 향상됩니다. 그리고 밝은 표정으로 얼굴 근육을 자극하면 좌우가 대칭을 이루는 표정을 짓게 됩니다.

이론 해설

뇌신경 중 하나인 미주신경은 사회적 교류에 의한 교감신경을 억제하는 역할을 합니다. 웃는 표정을 지으면 '타인과의 교류→자율신경의 안정→수면 질 향상→밝은 표정'이라는 흐름을 만들 수 있습니다. 좌우가 대칭이면서 개성적인 얼굴이 가장 좋은 인상을 준다고 합니다.

더 알고 싶어요

웃는 얼굴과 마음의 관계를 밝힌 실험

펜을 입에 물고 '웃는 듯한 표정'을 만드는 것만으로 읽고 있는 만화를 재미있다고 평가하게 된다는 유명한 실험이 있습니다. 이 실험에서 한 그룹은 앞니로 펜을 깨물어 웃는 듯한 표정을 만들고, 다른 그룹은 위아래 입술로 펜을 물어 웃는 표정을 짓지 않도록 했습니다. 그 상태로 만화를 본 다음 평가하게 했습니다. 즉 참가자가 웃는 표정을 지으려 마음먹지 않더라도 웃는 표정의 효과가 나타나는지 조사한 것입니다. 결과는 펜을 깨물어 웃는 표정을 만든 그룹이 만화를 더 재미있다고 평가한 것으로 드러났습니다.

최근 재택근무나 마스크 착용으로 평소보다 표정을 파악하기 어려워진 만큼, 오버해서 웃는 표정을 짓는 것이 커뮤니케이션에 도움이 된다는 사실이 주목받고 있습니다. 커뮤니케이션을 하기 어려운 환경이라면 더 적극적으로 웃는 표정을 지어보세요. 뇌가 사건을 더욱 긍정적으로 받아들이게 됩니다.

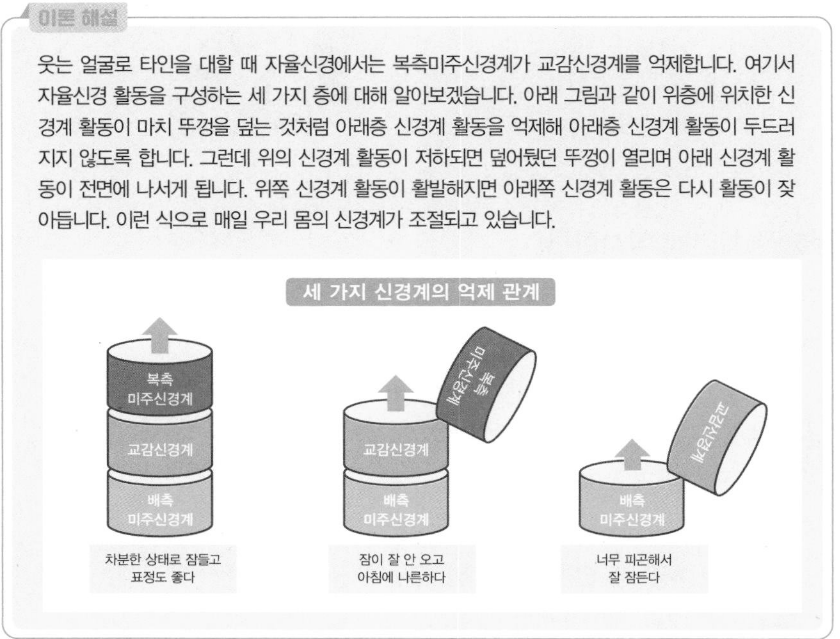

이론 해설

웃는 얼굴로 타인을 대할 때 자율신경에서는 복측미주신경계가 교감신경계를 억제합니다. 여기서 자율신경 활동을 구성하는 세 가지 층에 대해 알아보겠습니다. 아래 그림과 같이 위층에 위치한 신경계 활동이 마치 뚜껑을 덮는 것처럼 아래층 신경계 활동을 억제해 아래층 신경계 활동이 두드러지지 않도록 합니다. 그런데 위의 신경계 활동이 저하되면 덮어뒀던 뚜껑이 열리며 아래 신경계 활동이 전면에 나서게 됩니다. 위쪽 신경계 활동이 활발해지면 아래쪽 신경계 활동은 다시 활동이 잦아듭니다. 이런 식으로 매일 우리 몸의 신경계가 조절되고 있습니다.

TIPS

116 식사 시간을 고정해 시차를 예방한다

시차증후군을 줄이는 방법이 있나요?

서울
런던
12
10
12
7
4일 이상의 일정이라면 현지 식사 시간에 맞춰 식사한다
4일 미만의 일정이라면 현지에서도 한국 시간대에 맞춰 식사한다
근무 시간이 불규칙하더라도 식사 타이밍을 맞춘다

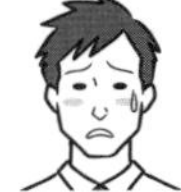

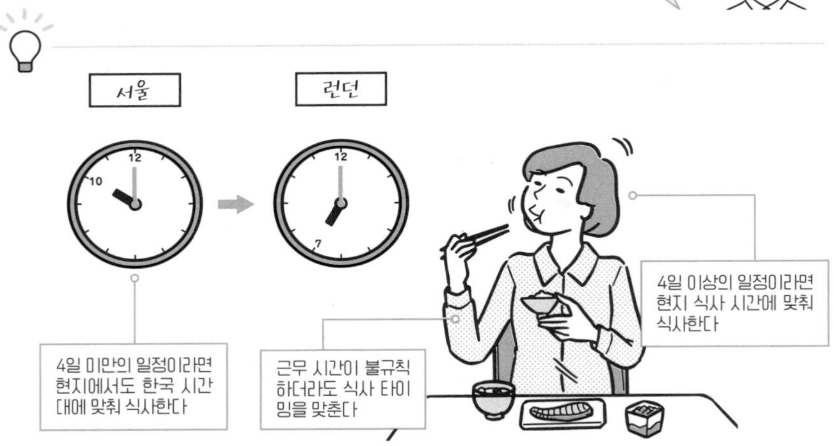

ADVICE

정해진 시간에 식사한다!

시차증후군이나 불규칙한 근무에 대처하기 위해 출국하기 전부터 현지 식사 시간에 맞추어 식사하는 앵커 식사법이 이용되고 있습니다. 외국에 4일 이상 체류할 경우 현지 시간에 맞추어 식사하고, 4일 미만의 일정일 경우 귀국 후의 시차를 줄이기 위해 현지에서도 한국 시간에 맞추어 식사하는 것이 기준입니다. 하루 중 맞추기 쉬운 타이밍을 찾고, 그때 음식을 가장 많이 먹도록 하세요.

이론 해설

TIPS 10에서 설명한 것처럼 아침 식사가 생체리듬에 가장 큰 영향을 주지만, 다른 식사 타이밍도 빛과는 별개로 독립적인 생체리듬을 만듭니다. 같은 시간에 식사를 해 생체리듬을 고정하는 것을 앵커 식사법이라고 합니다. 먹는 횟수를 줄이면 타이밍을 맞추기 더욱 쉬워집니다.

117 GI 지수가 높은 아침 식사로 무의식적 야식을 끊는다

무의식적으로 밤중에 일어나 먹는 것 같아요.

밤중에 의도치 않게 먹는 수면 관련 섭식 장애
가능한 한 저칼로리 음식을 준비해둔다
당분 제한식으로 인한 저혈당이 발단일 수 있다

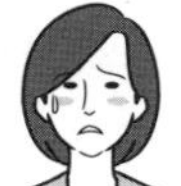

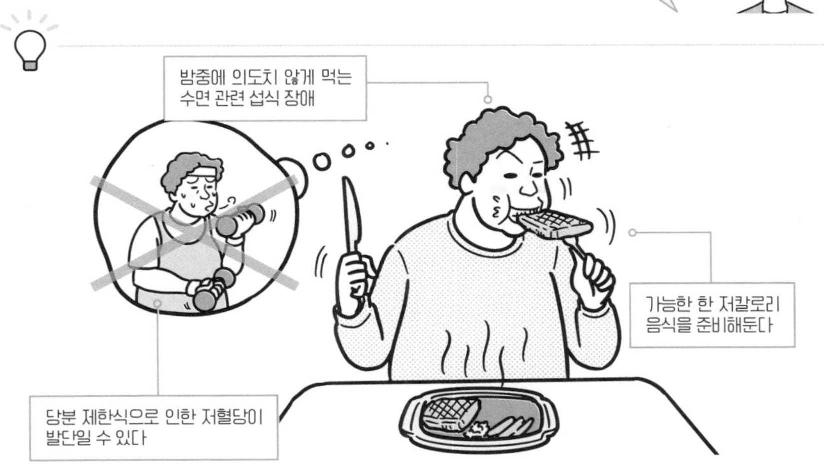

ADVICE

나도 모르게 한밤중에 먹어치운다!

한밤중에 자각하지 못한 상태에서 야식을 먹고 다음 날 아침 깜짝 놀라는 사람이 있습니다. 이를 수면 관련 섭식 장애라 부릅니다. 증상의 원인이 저혈당이기 때문에 다이어트 중인 사람에게 종종 나타납니다. 이는 TIPS 11에서 소개한 GI 지수 높은 음식을 아침에 먹는 방법으로 개선할 수 있어요. 하지만 밤늦게 자거나 과음하면 다시 야식을 먹을 수 있으니 주의하세요.

이론 해설

수면 관련 섭식 장애가 있으면 배고픈 느낌이나 갈증 등 식욕을 불러올 만한 감각이 느껴지지 않습니다. 공복일 때 눈이 떠져 음식을 먹게 되는 것과도 전혀 달라요. 음식에 관련된 꿈을 꾸고, 그것이 먹는 행동으로 이어지며, 고칼로리 음식을 고를 때가 많습니다. 본인은 인지하지 못한 사이에 체중이 불어나기 때문에, 이를 신경 쓰다가 점심 식사를 줄이거나 과도하게 운동하기도 합니다.

밤중에 먹는 것을 자각하고 있는 경우는 '야식증후군'이라 부릅니다. 충동을 억제할 수 없다는 듯이 먹지만, 먹는 동안은 확실하게 깨어 있습니다. 저녁 식사부터 자기 전까지 과도하게 먹는 경우도 있어요.

이러한 수면 관련 섭식 장애나 야식증후군과 매우 비슷한 현상이 일어날 수 있습니다. 바로 저혈당에 의한 야간 섭식 행동이에요. 당분 제한 다이어트를 할 때 한밤중에 일어나 먹곤 합니다. 당분을 제한하는 경우, 낮 동안 포도당이 줄어들며 식욕을 자극하는 호르몬인 그렐린 또한 줄어듭니다. 이러면 늦은 밤 잠들기 직전에 그렐린이 증가하는데, 낮에 적게 분비되었던 것의 반동으로 과도하게 분비됩니다. 이렇게 잠들 무렵에 그렐린이 증가하면서 먹는 행위로 이어지는 게 아닌가 추측합니다.

이에 대한 해결책으로 아침 식사 때 GI 지수가 높은 식사를 섭취하는 방법이 있습니다. GI 지수가 높은 식품은 생체리듬을 큰 폭으로 변화시키므로, 아침에 섭취하면 아침형 리듬이 만들어지기 쉬워요. 식사도 생체리듬을 만드는 원인이니, 먹는 것과 자는 것을 연계해서 생체리듬을 맞추어가다 보면 한밤에 먹는 행동이 줄어들 거예요.

더 알고 싶어요

칼로리 낮은 음식을 준비해둔다

밤중에 먹는다는 것을 깨달으면 억지로 그 행위를 제지하려 들지 말고 일단은 먹는 음식을 바꿀 수 있는지 시험해보세요. 밤중에 빵이나 초콜릿을 먹는 경우가 많은데, **다이어트 식품이나 곤약 젤리같이 칼로리가 낮고 어느 정도 포만감이 들 만한 것을 미리 준비합니다.**

먹을 때 의식이 있을 경우, 이렇게 준비해둔 음식을 먹으면 충동적으로 먹었을 때에 비해 자신의 행동을 제어하는 듯한 느낌을 받을 수 있습니다.

행동이 조금 바뀌면, 자신이 음식을 통해 무엇을 얻으려 하는지 분석해보세요. 씹는 맛인지, 삼키는 느낌인지, 달콤한 것인지, 무언가를 먹었을 때 푹 잘 수 있기 때문인지 밝혀내는 겁니다. 원인을 찾으면 그 원인을 충족시키면서도 칼로리가 낮은 음식을 준비해둡니다. 이런 식으로 서서히 바꾸어나가면, 밤에 물을 마시는 것만으로도 다시 잠들 수 있게 되기도 합니다.

118 물 흐르듯 업무가 진행되는 '플로 체험'을 만든다

오후에 멍하니 있다가 일을 망칩니다.

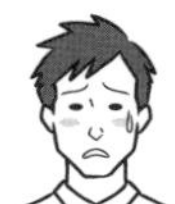

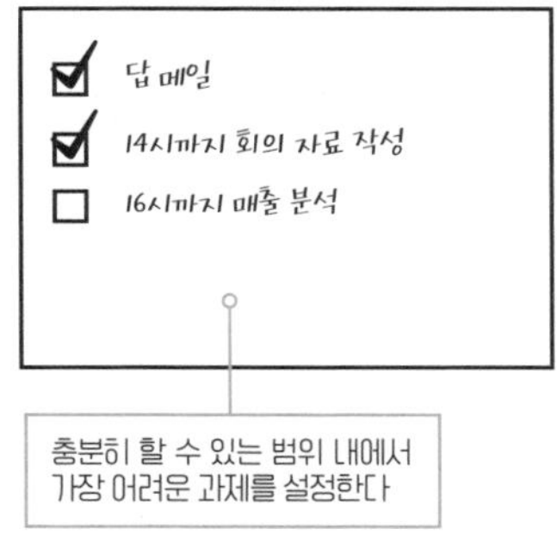

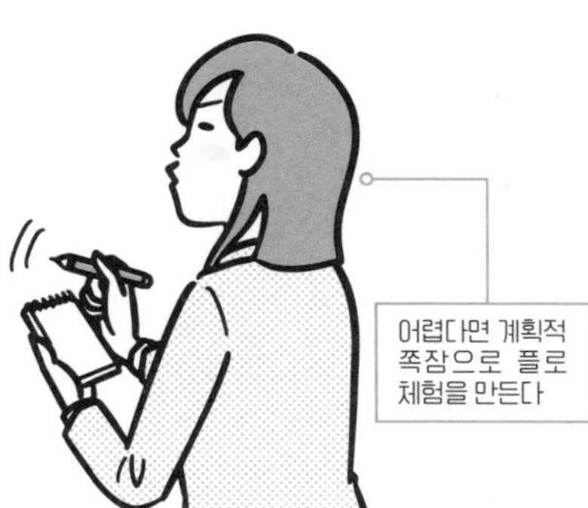

ADVICE

적절한 과제 설정으로 집중력을 높인다!

시간을 잊고 작업에 몰두하는 상태를 심리학자 칙센트미하이는 '플로 체험'이라 명명했습니다. 플로 체험은 과제의 난이도와 자신의 능력이 맞아떨어질 때 이루어집니다. 과제의 난이도가 높으면 불안을 느껴서 미루고, 낮으면 지루함을 느껴 집중하지 못합니다. 그만큼 과제 설정이 중요해요. 가장 간단하게 플로 체험을 경험하도록 도와주는 것이 바로 계획적 쪽잠입니다.

이론 해설

플로 체험 중에는 뇌의 시각 및 청각 활동이 현저하게 떨어져 쓸데없는 자극이나 잡음이 들어갈 틈이 없습니다. 플로 체험 중에는 몸이 자동으로 움직이며 시간이 순식간에 지나갔다고 느낍니다. TIPS 3에서 소개한 자기 각성법을 활용한 쪽잠 뒤에 나타나는 경우가 많다는 사실이 밝혀졌습니다.

119 운동 후에는 수면 시간의 후반이 중요하다

운동 능률이 자꾸 떨어져요.

7시간 후 알람
운동한 후에는 오래 잔다
후반 수면에는 뇌 안에서 움직임이 반복된다
전날까지의 움직임을 반복하는 것으로 연습한다

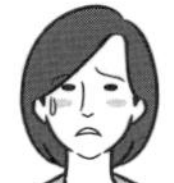

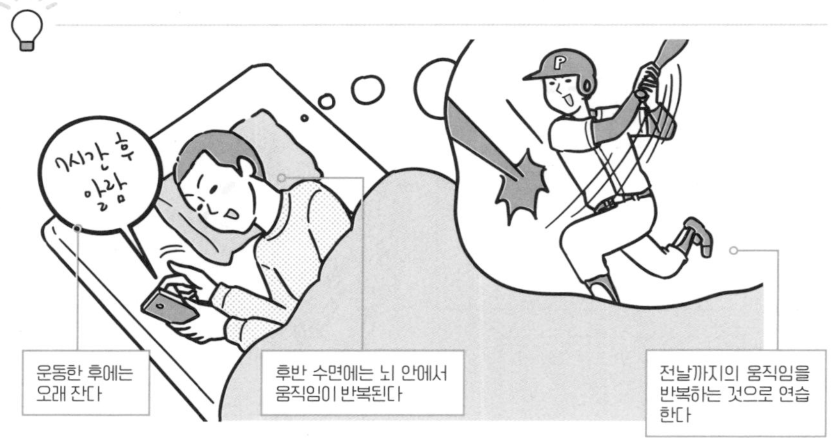

ADVICE

연습한 날 밤에는 오래 잔다!

전반에 깊은 수면이 집중되니 후반 수면은 중요하지 않다고 생각할 수 있습니다. 그러나 후반 수면에는 우리가 매일 행하는 동작을 반복해 오차를 수정하고 몸에 익히는 일을 합니다. 스포츠 종목을 연습할 때는 몸을 움직이는 방법에만 관심을 기울입니다. 하지만 그 움직임이 자신의 것이 되는 건 그날 밤 수면 후입니다. 연습한 날일수록 수면 시간을 늘려 연습 효율을 높여보세요.

이론 해설

수면과 동작 기억의 관계에 대해 조사한 실험이 있어요. 컴퓨터 타이핑 과제를 행한 뒤 3시간 수면을 취한 사람과 7시간 수면을 취한 사람 중 후자가 재시험 성적이 더 향상되었다고 합니다. 수면 후반 렘수면이 동작을 익히는 역할을 담당한다고 추측됩니다.

120 목 통증을 운동으로 해결해 수면의 질을 높인다

아침에 일어나면 목이 아픈데, 베개를 바꿔야 할까요?

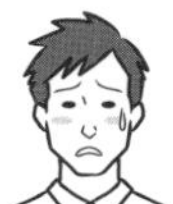

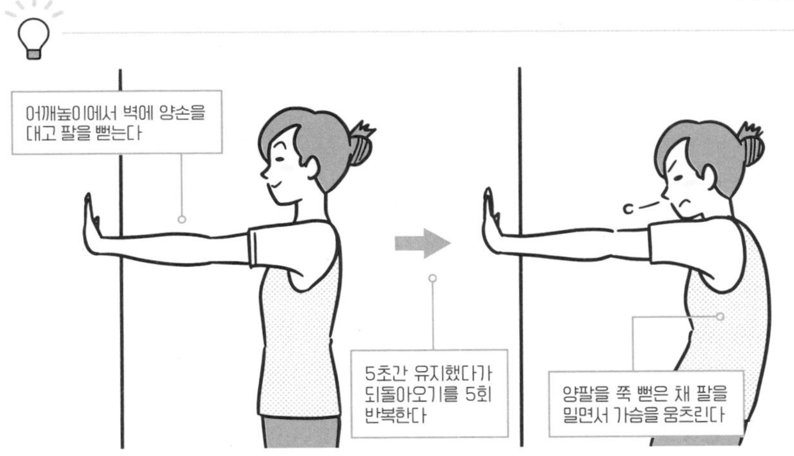

ADVICE

전거근을 강화해 목의 부담을 줄인다!

목 통증으로 숙면을 취하기 어렵다는 분들이 많습니다. 통증을 근본적으로 해결하려면 견갑골을 지탱하는 전거근을 강화하는 근력 운동을 하세요. 양손을 어깨높이로 들고 벽에 댑니다. 양팔을 쭉 뻗은 채 고개를 움직이지 말고 벽을 미세요. 가슴이 오므라들며 등이 둥글게 말릴 겁니다. 이 동작을 5초간 유지했다 되돌아오기를 5회 반복하세요.

이론 해설

톱니바퀴처럼 서로 맞물려 움직이는 어깨 관절은 견갑골 주변 근육으로 팔의 무게를 지탱하는 구조입니다. 갈비뼈 쪽에서 견갑골을 끌어당기지 않으면 팔의 무게가 목에 가해지기 때문에 통증이 느껴집니다. 견갑골을 갈비뼈 쪽으로 끌어당기는 근육이 전거근이며 이것이 약해지면 등뼈 쪽 견갑골이 도드라져 보입니다.

더 알고 싶어요

컴퓨터 작업 중 고개를 숙이는 자세에 특히 주의

목을 이루는 경추는 옆에서 봤을 때 앞을 향해 완만하게 커브를 그리는 형태입니다. 이 정상적인 C자 커브가 흐트러지면 목과 등, 허리 근육에 부담이 되고 통증이 느껴집니다. 경추는 총 7개가 있는데, 제1, 제2 경추로 구성된 상위 경추와 제3부터 제7 경추로 구성된 하위 경추로 나뉩니다. 상위 경추는 머리를 움직이는 역할을 합니다.

앉아서 똑바로 앞을 보는 자세로 컴퓨터나 스마트폰을 볼 때 목은 어떤 동작을 취할까요? 거북이같이 고개를 앞으로 내미는 자세를 취하면, 경추의 C자 커브가 무너지지므로 주의해야 합니다. 이제 컴퓨터나 휴대폰을 볼 때 취하는 자세를 새롭게 설정해보세요. 자리에 앉아 똑바로 앞을 향한 상태에서 목을 움직이지 말고 머리만 아래로 향하게 해 화면을 봅니다. 이때 제1, 제2 경추는 머리 뒤쪽의 뼈가 움푹 들어간 부근에 위치합니다. 턱보다 높은 위치, 딱 양쪽 귓구멍 정도의 위치예요. 이 위치에서 머리를 앞으로 숙일 수 있습니다. 양쪽 귀를 관통하듯 옆쪽에 가느다란 막대가 연결되어 있고, 그것을 축으로 머리가 앞뒤로 움직인다고 생각하며 머리를 움직여보세요. 이렇게 하면 목의 굴곡을 유지한 채 화면을 볼 수 있게 됩니다.

화면을 들여다보는 자세를 취하면, 낮에 공부하는 동안 목에 무리가 갈 뿐만 아니라 밤의 수면에도 영향을 미칩니다. 경추가 뒤로 구부러지면 기도가 좁아져 입을 벌리게 됩니다. 그 결과 코골이나 수면무호흡증후군이 생길 위험성이 높아집니다. **평소 양쪽 귀의 축을 의식해 머리만 움직이는 식으로 행동하면 수면 중 자세도 바뀝니다.** 낮 동안의 부담을 덜고 밤의 회복을 방해하지 않도록 양쪽 귀를 축으로 삼아 머리를 움직여보세요.

이론 해설

고개를 앞으로 내밀지 않고 자세를 바로잡는 것은 업무 생산성을 향상시키는 데도 도움이 됩니다. 이는 제1장에서도 설명한 워킹 메모리와 관련이 있습니다. 워킹 메모리를 담당하는 배외측 전전두피질과 전대상피질은 상두정 소엽이라는 부위와 긴밀하게 작용합니다. 상두정 소엽은 자세와 작업의 관계를 다룹니다. 예를 들어 손을 얼마나 움직여야 작업이 잘될지 가늠하며, 몸에서 정보를 모아 다음 행동에 반영하는 것이죠. 컴퓨터나 스마트폰 등의 디지털 매체 작업은 어떤 자세를 취하든 상관이 없으므로 자세를 바로잡는 것이 작업의 완성과 연결된다는 인식이 적을 거라 생각합니다. 그러나 뇌에는 영향을 줍니다. **자세가 흐트러진 상태로 컴퓨터를 하면 상두정 소엽에서 보내는 정보가 부족해져, 전대상피질이 쓸데없는 정보를 가려내지 못하게 됩니다.** 그 결과 전전두피질이 쓸데없는 정보에 주목해 작업 속도가 떨어지는 것입니다. 흐트러진 자세로 있으면 목적한 것 외의 정보를 보거나, 눈앞에 있는 과제와는 관계없는 일을 합니다. 컴퓨터 작업을 할 때에는 양발을 땅에 대고 항문을 조인 채 똑바로 앞을 향한 채 머리만 숙여 화면을 보세요. 이것을 의식처럼 행하면 워킹 메모리가 활성화되기 쉽고 업무 생산성도 높아집니다.

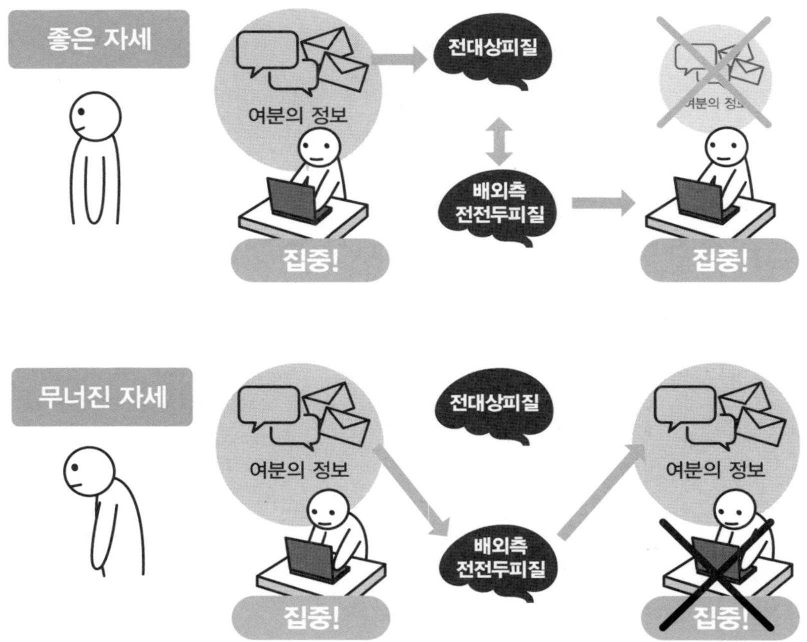

TIPS

121 아침 발기 때문에 너무 일찍 일어나지 않도록 조절한다

아침 발기 때문에 자꾸 잠이 깹니다.

12
9
6
너무 이른 시간에 깨면 취침을 30분 늦춘다
기상 11시간 후에는 심부 체온을 올린다

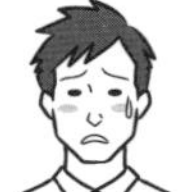

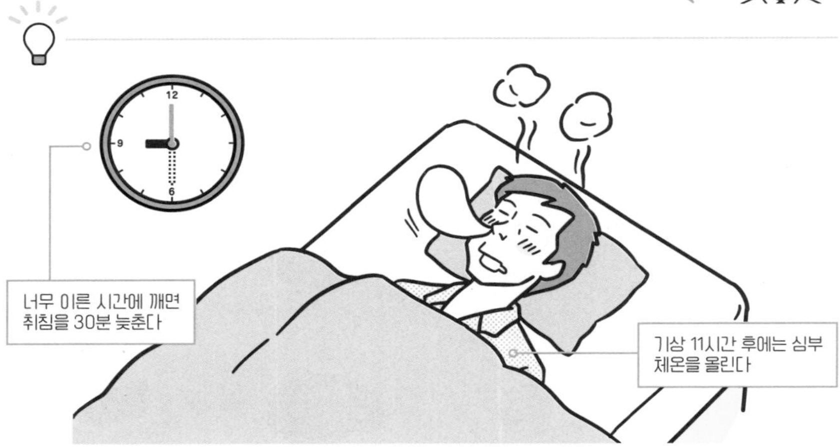

ADVICE

생리 현상의 타이밍을 바꾼다!

음경은 렘수면 초반에 발기됩니다. 수면 후반부에 많이 나타나는 렘수면은 1시간 정도 지속되는 경우도 있습니다. 음경이 지속적으로 발기되면 잠이 깨 수면이 부족할 수 있어요. 렘수면 비율이 늘어날수록 문제가 생기니, 수면 전반부에 깊은 수면을 취해 수면 리듬을 재정비하세요. 너무 일찍 일어난다면 취침 시간을 늦춰도 좋습니다.

이론 해설

음경은 렘수면이 시작될 때 발기됩니다. 음경의 동맥이 확장되고 천골 신경이 활성화되어 근육이 수축하는 것입니다. 렘수면 시 음경 발기는 꿈의 내용이나 성욕과는 무관해요. 통증과 함께 잠이 오지 않는다면 수면 관련 통증성 음경 발기로 진단하기도 합니다.

122 능률 향상의 키포인트는 쪽잠이다

능률을 높이려면 월급을 올려야 할까요?

UP
보너스
수면실 설치
월급은 반응 속도를 높이는 효과가 없다
낮에 쪽잠을 자면 능률을 유지할 수 있다

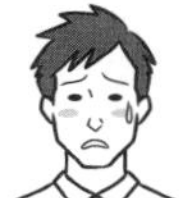

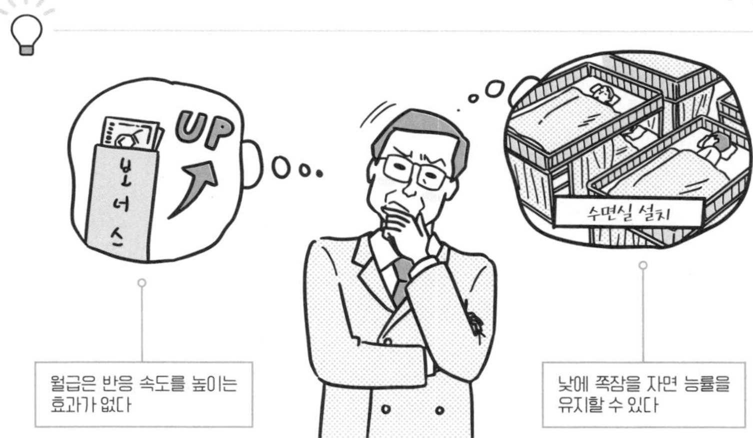

ADVICE

기분보다 생리적 해결법을 선택한다!

생산성을 향상시키기 위해 월급을 올리더라도 실제로는 쪽잠보다 효과가 약합니다. 월급을 올려도 시간이 경과하며 반응이 둔해지지만, 쪽잠을 잔 후에는 반응 속도가 유지된다는 사실이 밝혀졌습니다. 계획적 쪽잠은 어떤 것보다 더 확실하게 능률을 높이는 방법입니다.

이론 해설

하루에 4회 반응 속도를 알아보는 실험을 했습니다. 그랬더니 1회 차부터 차례로 반응 속도가 느려졌고 4회 차에서 가장 느렸습니다. 하지만 2회 차와 3회 차 사이에 쪽잠을 잔 경우, 그다음 반응 속도가 떨어지지 않았습니다. 쪽잠을 자지 않은 그룹은 월급을 올려주겠다고 약속한 뒤에도 반응 속도가 향상되지 않았습니다.

더 알고 싶어요

낮에 집중력이 떨어져 깜빡 조는 이유 중 하나는 탈수

마스크 착용이나 재택근무로 낮에 집중력이 떨어지고 깜빡 졸게 된다는 상담이 늘었습니다. 여러 원인 중 하나로 탈수를 들 수 있습니다. 직장에서 페트병이나 텀블러로 음료를 마시던 사람도 집에서 일할 때는 아무것도 마시지 않고 업무를 계속하는 경향이 있습니다. 또 직장에 출근하더라도 마스크를 착용하면 입이 마르거나 갈증을 느끼지 않아 수분을 보충하지 않게 됩니다. 탈수와 작업 중 졸음이 **직접 관계가 있는지는 확인되지 않았지만, 임상 실험에서는 수분을 보충했더니 깜빡 조는 행위가 개선된 바 있습니다.**

이론 해설

같은 자세로 작업을 계속하는 것의 폐해를 알린 연구를 통해 수분 보충의 필요성을 실감할 수 있습니다. 작업 자세와 작업 정확도를 검증한 실험에서 누운 자세보다 앉은 자세가 작업 정확성이 더 높다는 사실이 드러났습니다. 그런데 앉은 자세라도 작업을 계속하다 보면 정확성이 떨어집니다. 뇌파를 확인했더니 생각을 잘 바꾸지 못하고, 새로운 정보에 대한 반응이 떨어지는 것으로 나타났습니다. 자세가 좋더라도 계속 같은 자세로 작업하면 뇌의 활동성이 떨어집니다.
그럼 **어느 정도 지나서 자세를 바꾸는 게 좋을까요.** 30분 동안 같은 자세를 취하면 혈액순환이 저하된다고 합니다. 그러므로 혈액을 영양원으로 하는 뇌의 활동을 유지하려면 30분에 한 번씩 자세를 바꿀 필요가 있습니다. 혈액순환을 유지하려면 당연히 수분을 보충해야 합니다. 수분 보충의 기준은 60분에 1회 180ml, 즉 1컵 정도입니다.

더 알고 싶어요

적절한 휴식 타이밍은?

업무 중 휴식 시간을 끼워 넣는다면 어느 정도에 한 번씩 휴식하는 게 좋을까요? **뇌의 작용에 따라 네 가지 휴식 타이밍이 있습니다.**

우선 뇌파 상태를 일정하게 유지하는 것을 '집중하고 있다'라고 정의할 때, 일정한 상태를 유지하는 한계는 4분 30초라고 합니다. 생각에 빠져 있다가도 5분이 지난 뒤에는 같은 생각을 지속하기 어렵고, 다른 생각이 떠오르는 경험을 한 적이 있을 거예요.

그러니 생각을 할 때는 **5분을 한 단위로 잡고, 5분 안에 해결책이 나오지 않으면 일단 마무리하고 다른 작업을 하세요.** 서류 정리 등 수작업을 하면 뇌는 디폴트 모드 네트워크(DMN)로 전환됩니다. 이때 앞서 생각한 내용 정보가 통합되어 번뜩이는 아이디어가 나올 수도 있습니다. 한 가지 주제만 계속 생각하는 것보다 효율적이죠.

그다음으로 무언가에 대해 조사하는 것은 16분에 한 번씩 생각이 떠오른다는 연구가 있습니다. 예를 들어 인터넷으로 정보를 찾을 경우, 15분 이상 같은 것에 대해 조사하기란 무척 어려운 일입니다. 동영상 광고를 보거나, 갑자기 다른 것이 궁금해져서 그것을 검색하게 될 거예요. **조사를 할 때는 15분을 한 단위로 잡으세요.** 15분 동안 검색해도 원하는 정보를 얻지 못할 경우, 거기서 마무리합니다.

뇌의 활동을 유지하기 위한 영양원인 혈류가 막히기 시작하는 게 30분이고, 지적 작업의 한계가 90분이라고 합니다. 5분, 15분, 30분, 90분이라는 단위를 기준으로 삼고 작업별로 시간을 쪼개면 작업을 지속하는 것보다 좋은 성과를 낼 수 있을 거예요.

작업별 휴식 타이밍

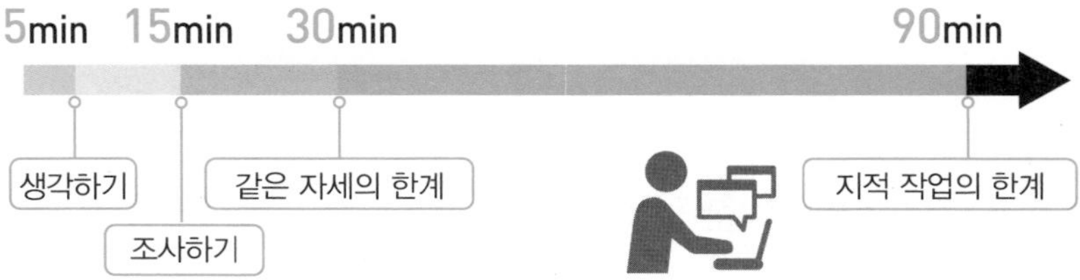

5min 15min 30min 90min

생각하기
조사하기
같은 자세의 한계
지적 작업의 한계

123 수면량을 늘려 염분 섭취를 줄인다

잠을 잘 못 잤더니 가족들이 자꾸 간이 세다고 하네요.

수면량을 늘려 고혈압 발병 위험을 줄인다
간장
염분을 과도하게 섭취하지 않으면 생체리듬이 유지된다

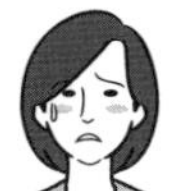

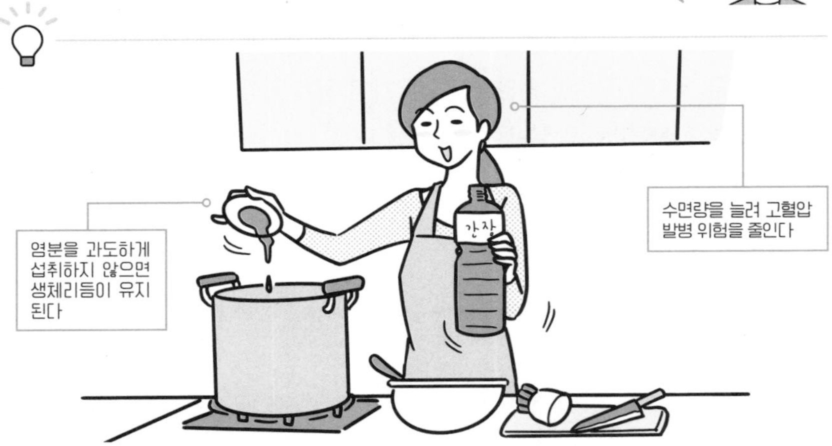

ADVICE

수면이 부족하면 담백한 맛이 잘 안 느껴진다!

염분을 많이 섭취하면 일찍 졸리는 메커니즘이 작용합니다. 일찍 자지 않으면 오히려 더 짜게 간을 하게 되고, 본인도 느낄 만큼 염분 섭취가 늘어납니다. 이는 몸에서 수면량을 늘릴 필요가 있다는 신호를 보내기 때문입니다. 밤에 늦게 자는 것만으로도 혈압이 높아질 위험성이 있습니다. 저염과 수면 개선은 같은 축에 달린 두 바퀴인 셈입니다.

이론 해설

염분이 많은 음식을 먹으면 과잉 섭취한 염분이 위장과 간의 시계 유전자에 작용해 체내 시계가 3시간 정도 빨라집니다. 이는 몸이 수면 부족을 해소하기 위해 과다 섭취한 것으로 판단해 수면 시간을 늘리려는 반응입니다. 수면 부족 때문에 짠맛을 추구하는 반응도 나타납니다.

COLUMN

수면이 부족하면 돈이 모이지 않는다

수면 부족으로 떨어지는 워킹 메모리

수면이 부족하면 기억력의 일종인 워킹 메모리가 저하됩니다. 워킹 메모리는 미래의 행동에 필요한 정보를 기억하고 불필요한 정보를 배제하는 기능입니다. 이것이 저하되면 여분의 정보를 무시하지 못하게 됩니다.

예를 들어 쇼핑 중에 '지금 잘나가요!'라고 적힌 광고를 보면 생각지도 않은 것을 사느라 정작 필요한 것을 잊어버릴 수 있습니다.

수면이 부족한 사람은 저축액이 적다는 데이터도 있습니다. 이는 수면 부족 때문에 워킹 메모리가 저하되어 정보를 선별하는 능력이 떨어져서 낭비하게 되기 때문이라고 합니다. **워킹 메모리가 제 기능을 하면 불필요한 정보를 무시하고 목적을 달성할 수 있어요.**

수면 개선으로 야근을 줄일 수 있다

일할 때 업무와 관계없는 메일이나 서류를 보다가 당장 해야 하는 작업을 잊어버릴 때가 있습니다. 현재 진행 중인 작업 효율이 떨어져, 작성하다 만 서류가 쌓이면서 책상이 엉망이 되기도 합니다. 평소 책상에 서류가 산처럼 쌓여 있는 사람은 수면을 개선해보세요. 뇌가 정보를 정리하게 되어 일을 효율적으로 처리할 수 있습니다.

앞서 말했듯이 워킹 메모리는 행동에 필요한 정보를 기억하고 쓸데없는 정보를 배제합니다. 따라서 제대로 작동하면 해야 할 일을 놓치지 않습니다. 하지만 수면이 부족하면 워킹 메모리 기능이 저하되고 일을 제대로 처리하지 못해 능률이 떨어져 야근을 하게 되는 악순환이 계속됩니다.

제 9 장

수면을 개선하기 위한 수면 기록 사용법과 팁

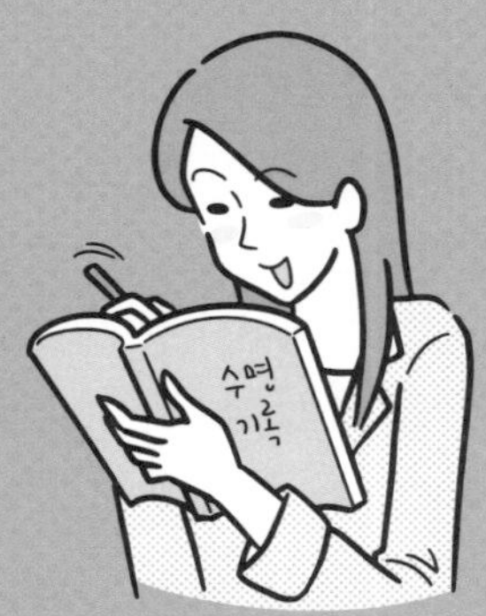

수면을 개선하기 위해서는 자신의 수면 리듬과 상태를 기록하는 것이 필수입니다.
기록을 통해 수면 상태를 객관적으로 판단하는 것이 중요하기 때문입니다.
조금 귀찮더라도 나를 위해 수면 기록을 시작해보시길 바랍니다.

1

수면 개선에는 기록이 필수

◆ 수면 기록으로 사실을 확인한다!

주관적인 수면 감각을 단련하면 실제로 수면이 개선됩니다. 인간은 2일 전 수면을 기억하지 못합니다. 기억하지 못하면 '전혀 못 잤다'고 생각하기 쉽지만, 실제로는 조금이라도 자는 경우가 많습니다. 전혀 못 잔다는 말을 하면 스스로 불안해지니, 수면을 개선할 때는 먼저 수면을 기록해 사실을 확인하는 것이 필수입니다.

◆ 주관적인 수면 감각에 주의

수면에 대해서는 주관과 객관의 차이가 있습니다. 자신은 '잠을 못 잔다'고 생각하더라도, 다른 사람이 볼 때는 충분히 자고 있거나, 문제가 없는 것처럼 느껴지는 경우가 있습니다. 주간과 객관의 차이가 클수록 불안해지고 수면에 악영향을 끼칠 수 있습니다.

2일 전 수면은 기억이 나지 않는다
그저께 잘 잤나?
항상 전혀 못 잔단 말이야.
기록해 가시화한다
'전혀 못 잔다'는 말 때문에 스스로 불안해진다

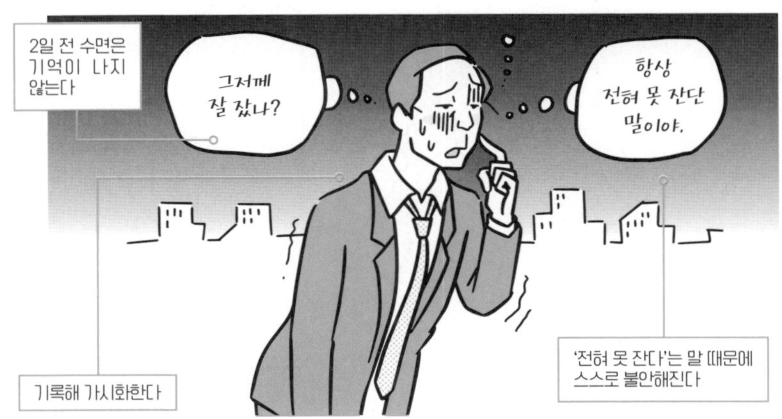

2
기록 없이는 상담할 수 없다

◆ 사실 확인 없이는 해결도 없다!

수면 상담을 받을 예정이라면 우선 어젯밤부터 오늘 아침까지의 수면을 기록해둡니다. 그것이 평균적인 하루였는지 자문해보고, 평균적이지 않을 경우 다른 패턴도 기록해봅니다. 기록을 분석해보면 왜 문제가 발생하는지, 어떻게 하면 해결할 수 있을지 알 수 있습니다. 반대로 기록 없이 상담을 받으면 문제를 해결하지 못해 불안감만 커져요.

기억하지 못하는 수면에 대해 대답하는 과정에서 타인과 비교하며 불안감을 키우거나 잘못된 정보에 휩쓸리는 경우도 있습니다. 이렇게 되지 않기 위해서라도, 애매한 상태로 대화하지 말고 상담 중에 기록을 남기도록 하세요. 그러면 문제가 있더라도 해결의 실마리를 찾아낼 수 있습니다.

상담을 받으면 그 내용을 기록한다
기록 없이는 상담도 불가능하다

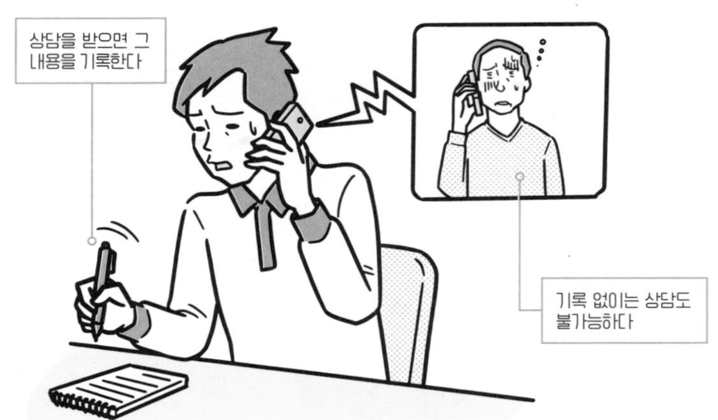

3

수면 기록의 기본 방법

◆ 수면을 가시화해 불안을 없앤다!

24시간으로 나눈 시간 그래프를 준비하고, 잠든 시간을 색칠한 다음, 침대에 있던 시간만큼 화살표를 그립니다. 졸음이 온 시간에는 빗금을 그어보고 졸음의 정도를 숫자로 표시하세요. 수면은 시간이 지나면 기억이 잘 안 나니 가능한 한 오전에 적습니다. 자신의 주관을 단련하기 위해 쓰는 것이니 한밤중에 눈을 뜨더라도 시계를 보지 말고 몸의 감각에 따라 대략적인 시간을 기록해두세요. 손으로 직접 적는 것도 중요해요. 손으로 적으면 시각뿐 아니라 촉각과 손동작의 고유감각 정보도 뇌에 전달됩니다.

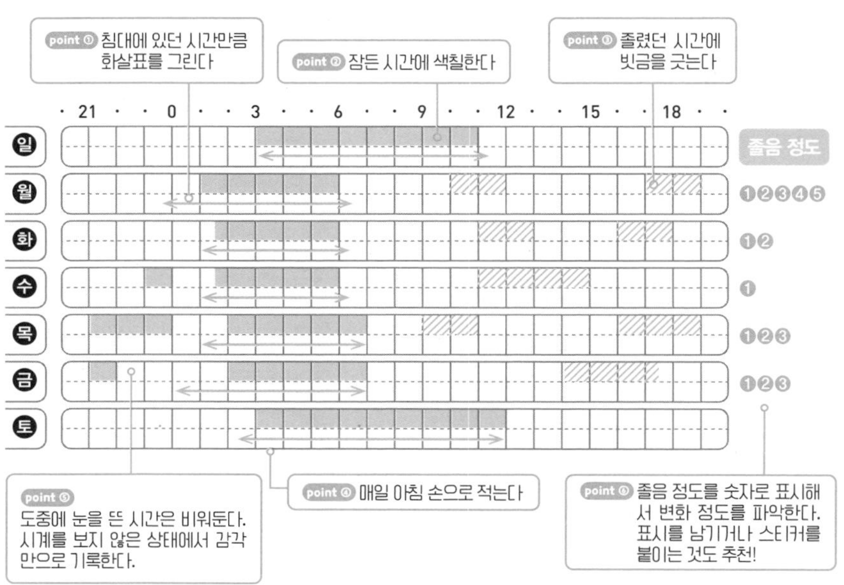

4 기록으로 해결책을 찾을 수 있다

◆ 기록으로 자신의 상태를 확인한다!

일주일 정도 자신의 수면 상태를 기록했다면 평균 취침 시간과 기상 시간에 선을 그어보세요. 취침 시간보다 전에 선이 그어져 있다면 너무 빨리 취침해 잠들 수 없었던 것이니 취침 시간을 늦춥니다. 그리고 평균 기상 시간에 선을 긋습니다. 기상 시간의 차이를 3시간 이내로 줄이기 위해서는 기상 3시간 후에 쪽잠을 자도 됩니다. 기상 11시간 후에 선을 긋고, 그 시간 후에는 자는 것을 피하세요. 스스로의 행동을 제삼자의 시선으로 관찰하는 메타 인지가 향상되면 사실을 정확하게 파악할 수 있고, 과학적인 행동을 선택할 수 있으므로 수면 문제가 있어도 불안해지지 않습니다.

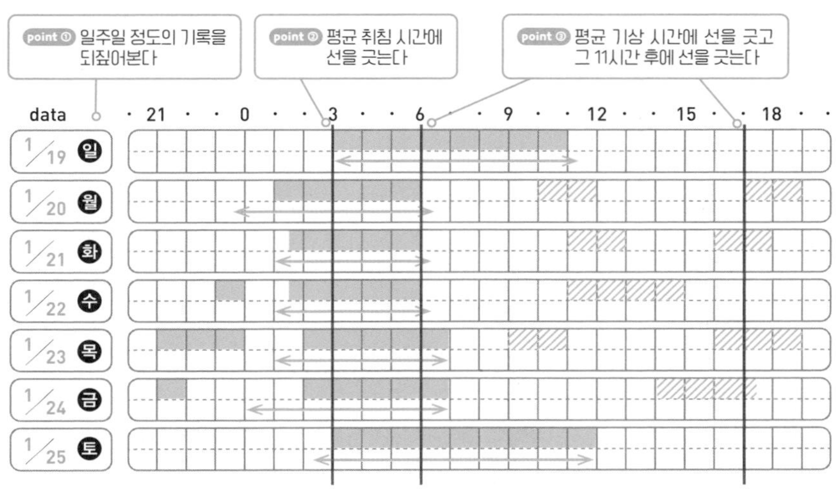

5

수면 기록 분석 예시

정신적·육체적으로 무너지기 쉬운 A씨

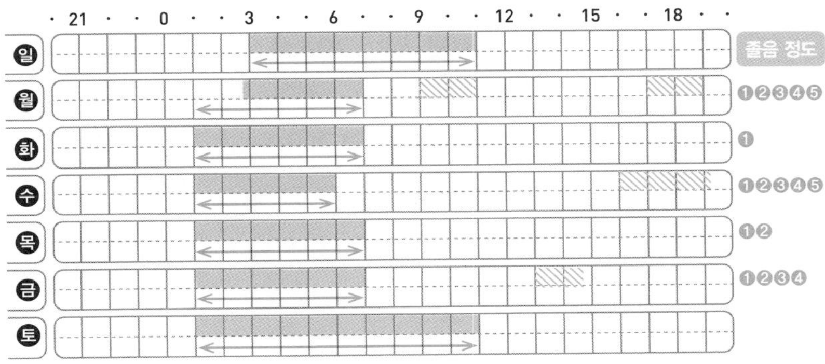

A씨는 규칙적인 생활을 하기 위해 되도록 자정쯤에 취침하려고 합니다. 주말에는 피로를 풀기 위해 충분한 수면을 취합니다. 주말에 늦게 일어나는 것으로 보아 일요일 밤에는 잘 자지 못하는 것 같습니다. 기상 시간이 일정하지 않은 상태에서 취침 시간을 일정하게 하려고 하면 뇌와 몸 전체에 부담을 줄 거예요.

바쁘지만 건강한 B씨

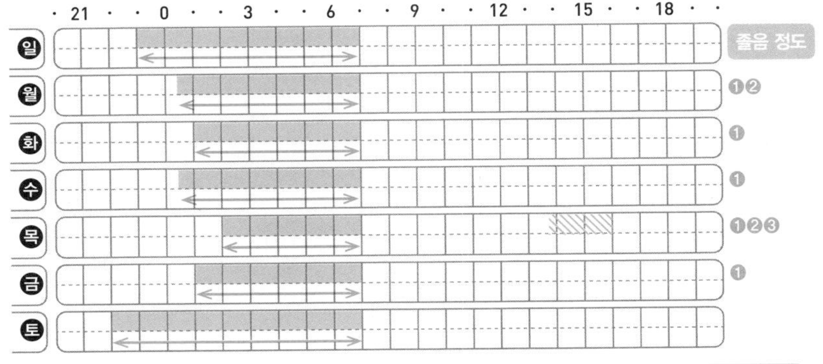

B씨는 평일과 주말의 기상 시간이 일정합니다. 평일에는 야근으로 취침이 늦어지기도 하지만 조금이라도 빨리 잘 때는 침대에 누운 후 얼마 지나지 않아 잠이 듭니다. 기상 시간이 일정하기 때문에 휴일 전날에도 쉽게 잠들고 다음 날 아침까지 긴 시간 숙면할 수 있습니다.

6
잠이 오는 신호의 예시

◆ 졸음 신호를 감지하면 방을 어둡게 해보자

자기 전에 뇌를 깨우는 물질이 많아지면 뇌는 각성 상태를 유지하려고 합니다. 반대로 잠이 오게 하는 물질이 많아지면 각성과 수면이 대립합니다. 이것이 졸음이 오는 신호입니다. 잠이 오는 주요 신호의 예시를 참고해서 귀가에서 취침까지 이와 같은 신호가 나타나는지 체크해봅시다. 이와 같은 신호가 나타났다면 바로 알아채고 방을 어둡게 하거나 자극을 줄여보세요. 2주 뒤에는 확실하게 졸음을 느끼게 될 거예요.

졸음의 주요 신호

□ 눈이 무거워진다 (시신경의 활동 저하)

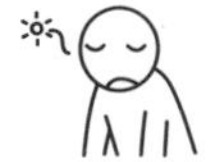

□ 소리에 예민해진다(알파파에 의한 청각 과민)

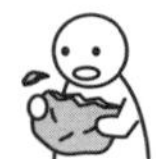

□ 딱딱한 음식이 먹고 싶어진다(저작 운동으로 인한 세로토닌 증가)

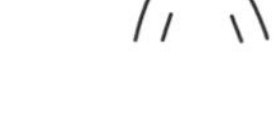

□ 몸이 가렵다 (히스타민의 증가)

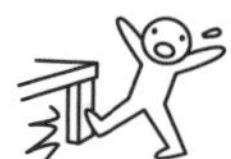

□ 침이 나온다 (타액 속 효소의 증가)

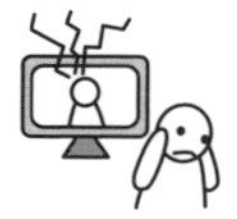

□ 어지럽다 (알파파에 의한 동요)

□ 옷장 모서리에 발을 찧는다(고유감각의 저하)

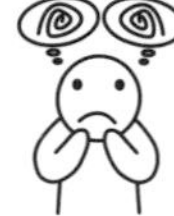

□ 같은 문장을 두 번 읽는다(마이크로 슬립micro-sleep)

7

자기 전에 체온을 조절한다

◆ 발목 온도 체크하기

자기 전에 발이 차갑다고 느낄 때가 있습니다. 특히 여자보다 근육량이 많은 남자의 경우 운동으로 발생되는 열에너지가 많기 때문에 몸이 더워지는 것을 쉽게 느끼지만 차가운 정도는 느끼기 어려운 경향이 있습니다.

발목을 따뜻하게 하는 것은 몸 전체의 열 조절을 돕는 것입니다. 손발이 차가울 때는 그 부위를 순환하는 혈액을 따뜻하게 해서 적당히 열을 내게 해 체온을 유지하도록 해야 합니다. 반대로 손발이 뜨거워 잠을 자지 못하는 경우도 있습니다. 이 경우에는 열을 과도하게 방출해 혈액 온도가 떨어지기도 합니다. **손발이 뜨거워 잠을 자지 못하는 사람을 대상으로 한 실험 결과, TIPS 56에서 소개한 뒤꿈치 들어 올리기 운동이 가장 효과적인 것으로 나타났습니다.** 열이 방출되지 않거나 과도하게 방출되는 것은 혈액순환이 원활하지 않기 때문이에요. 따라서 뜨겁다고 느끼는 부위의 근육을 움직여야 혈액을 몸의 말단까지 순환시킬 수 있습니다. 근육은 몸의 수분을 이동시키는 펌프 역할을 하기 때문이죠. 또 긴장으로 교감신경이 활성화되면 혈관이 수축해 열을 방출하기 힘들어져서 손발이 차가워지는 경우도 있습니다. 이처럼 자기 전 체온을 조절하면 하루 동안 느낀 불안과 긴장이 줄어듭니다.

이론 해설

손끝이 차가울 때는 따뜻하게 해도 바로 식는 경우가 있습니다. 그럴 때는 먼저 손목을 따뜻하게 해보세요. 혈액 온도에 의해 체온이 조절되기 때문입니다. 목, 손목, 발목, 겨드랑이 밑, 서혜부 등 몸의 가는 부분에는 두꺼운 혈관이 모여 있습니다. 이곳이 따뜻해지면 온도가 높아진 혈액이 몸 구석구석을 돌면서 말단부터 땀을 통해 열을 내보내고 체온을 일정하게 유지합니다.

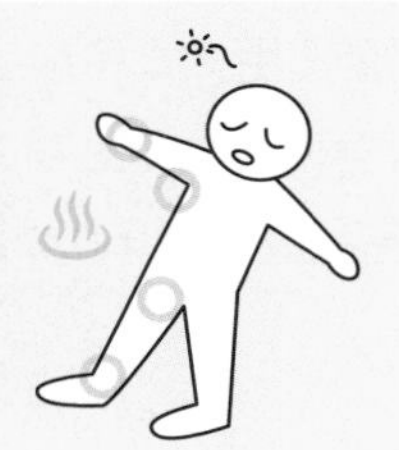

8

피곤할 때는 무리해서 버티지 않는다

◆ 정말로 낮잠을 자면 피로가 풀릴까?

많은 사람들이 하루 일과 중 잠깐 조는 순간을 상쾌하게 느낄 거예요. 길었던 연속 각성이 끝나고 처음 맞는 짧은 수면이기 때문입니다. 낮잠을 자면 조금이나마 기운을 되찾아 남은 일을 할 수 있다고 생각하죠. 그렇지만 이 때문에 정말 자야 할 때 수면의 질이 낮아지고 아침에도 피로가 남게 돼요. 결국 다음 날이 되면 같은 현상이 나타나는 악순환이 반복됩니다.

정말로 지쳐 쓰러져 자게 될 때는 어쩔 수 없겠지만 **잠이 올 때 졸거나 낮잠을 자기보다는 자고 싶은 욕구(수면압)를 쌓아두었다가 자는 연습을 해보세요.**

물론 낮잠을 자고 나서도 밤에 쉽게 잠들고 다음 날 상쾌하게 일어날 수 있다면 무리해서 습관을 바꾸지 않아도 괜찮습니다. 하지만 생활환경이 바뀌거나 나이가 들어 밤에 쉽게 잠들지 못한다면 수면압을 떠올려보세요. 수면이 흐트러졌을 때 가장 먼저 개선해야 하는 것은 밤에 이루어지는 수면입니다.

◆ 운동선수는 하루 두 번 수면을 취한다

운동량이 많은 운동선수의 경우 하루에 두 번 잠자는 패턴을 만들기도 합니다. 격한 운동을 한 후에는 다량의 성장호르몬이 분비되어 졸음을 불러오기 때문입니다. 이렇게 두 번으로 나누어 잠을 자면 자는 시간대를 가능한 한 좁히는 것이 운동 수행 능력을 높이는 데 도움이 됩니다. 운동 후 한 번, 밤에 한 번 자는 시간대와 일어나는 시간대를 나누어 계획을 세워보세요.

9

수면 패턴을 바꾸는 방법

◆ 세 가지 생체리듬의 차이점

이 책에서는 세 가지 생체리듬(멜라토닌 리듬, 수면-각성 리듬, 심부 체온 리듬)을 소개합니다. 각각 리듬이 동조하는 정도가 다르며 생체리듬을 따라가지 못하고 흐트러지는 것을 '내적 탈동조'라고 합니다.

아침에 일어난다고 해도 커튼을 걷고 햇빛을 쬐지 않으면 그것만으로 멜라토닌 리듬은 뒤로 밀립니다. 멜라토닌 리듬은 고정력이 약해 햇빛에 따라 리듬이 쉽게 흐트러집니다. 수면-각성 리듬 또한 고정력이 약합니다. 그에 반해 심부 체온 리듬은 고정력이 강해서 리듬이 며칠 늦어져도 금방 흐트러지지 않습니다.

예를 들어 평소 7시에 일어나는 사람이 휴일에는 10시까지 잔다고 가정해봅시다. 그러면 멜라토닌 리듬은 3시간 늦게 시작합니다. 수면-각성 리듬도 3시간 늦어져요. 평소대로라면 오후 3시쯤에 잠이 오기 시작하지만 생체리듬이 3시간 미뤄졌기 때문에 이 타이밍도 3시간 늦은 오후 6시가 됩니다.

심부 체온 리듬은 평소와 똑같이 7시에 기상했을 때 11시간 뒤인 오후 6시가 가장 졸린 시간이 됩니다. 방에서 빈둥거린다면 잠이 들 수도 있어요. 그러면 심부 체온이 낮아지면서 경사가 낮아지고 밤이 되어도 심부 체온이 낮아지지 않고 쉽게 잠들 수 없게 됩니다. 쉽게 잠들지 못하는 것은 휴일 아침에 빛을 충분히 쬐지 못하기 때문이에요.

세 가지 생체리듬의 관계

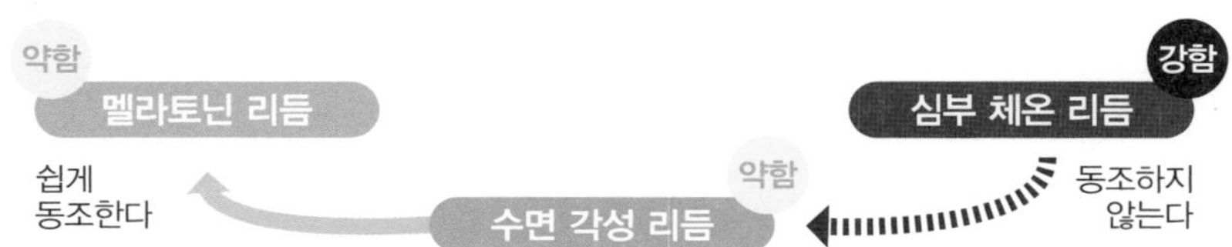

◆ 아침형 생체리듬을 만든다

만약 당신이 낮과 밤이 바뀐 생활을 하고 있다면 원래 생체리듬으로 돌아가는 데 많은 시간이 걸릴 겁니다.

그렇다면 어떻게 해야 할까요? 먼저 **자는 시간과 깨어 있는 시간을 구분해보세요. 그리고 현재의 기상 시간에 개운하게 일어난다면 목표 기상 시간 11시간 후 체온이 정상적으로 올라가는 날이 늘어날 거예요.** 그러면 밤에 잠이 오는 시간과 아침에 눈을 뜨는 시간이 조금씩 빨라집니다.

◆ 생체리듬을 고정한다

하루에 1시간씩 리듬이 늦춰지는 것을 알아차릴 수 있다면 **기상취침 시간을 그대로 두고 다시 아침형 리듬으로 돌아온 상태를 유지하는 방법도 있습니다.**

예를 들어 아침 7시에 기상하던 생활 패턴이 1시간씩 늦어져서 낮과 밤이 바뀌게 된 경우에는, 아침에 깬 상태로 하루를 보냅니다. 그리고 자정 무렵 잠들어 아침에 일어나는 거예요. 햇빛을 쬐고 저녁에 웨이트 트레이닝을 해서 체온을 높이면 이 생체리듬을 고정할 수 있습니다.

몇 개월에 한 번 낮과 밤이 바뀌는 극단적인 변화가 있을 수 있지만 그것도 서서히 개선될 거예요.

10

편안한 수면을 돕는 '따뜻한 타월'

◆ 지친 눈에도 효과적!

재택근무를 도입한 회사가 늘면서 수면의 질이 떨어졌다고 느끼는 사람 또한 늘었습니다. 자기 직전까지 업무를 보게 되는 환경에서 모니터를 보는 시간이 늘어난 것이 원인이라고 추측됩니다.

온열 안대를 사용했을 때 자율신경의 변화를 알아보는 실험을 진행했는데, 부교감신경의 움직임이 활발해져 심박수가 낮아지고, 뇌가 진정되었을 때 나타나는 알파파가 증가하는 것이 관측되었습니다. **온열 안대는 신진대사를 억제해 수면을 취할 수 있도록 유도하는 데 효과적이에요.**

그리고 시각 기능을 회복하는 데도 효과적입니다. 계속 모니터를 보면 시각 조정 기능이 저하됩니다. 온열 안대를 사용하면 눈 주위 피부의 온열 자극이 전해지면서 부교감신경이 활발해져 시각 조절 기능이 회복되는 속도가 빨라지는 것이 밝혀졌습니다.

◆ 따뜻한 타월을 준비하는 방법

온열 안대가 없어도 따뜻한 타월만으로 충분합니다. 따뜻한 타월은 전자레인지를 사용하거나 뜨거운 물을 붓는 것으로 쉽게 준비할 수 있습니다. 시간 여유가 있다면 찜기를 사용해도 됩니다. 찜기로 데운 타월은 온기가 좀 더 오래가고 천천히 식기 때문에 추천합니다. **족욕 또한 온열 안대와 마찬가지로 교감신경을 진정시키는 효과가 있습니다.**

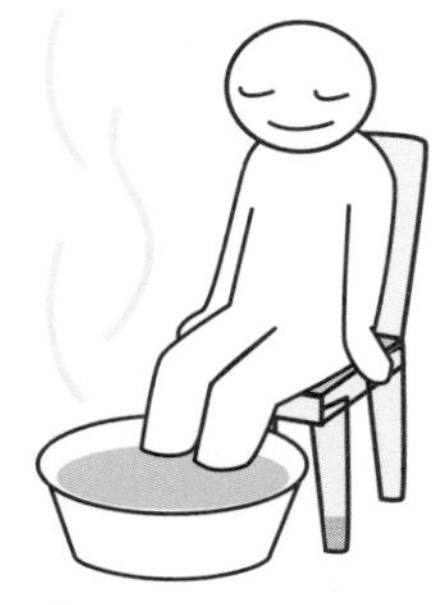

11

종아리 운동으로 코골이를 개선한다

◆ 체내 수분으로 인한 코골이를 개선하는 방법

부종과 코골이 등의 문제를 근본적으로 해결하기 위해서는 체내 수분의 배출과 섭취의 밸런스를 맞춰야 합니다. 예를 들어 강도 높은 운동을 할 수 없다면 땀을 배출하지 못하므로 체내 수분 배출은 모두 배뇨에 의존하게 돼요. 소변으로 배출되는 수분량으로는 체내 수분량을 조절하기 어렵습니다. 그래서 운동으로 땀을 흘려 수분을 배출해야 해요.

수분이 배출되면 자연스럽게 수분 섭취량이 늘어나죠. 수분을 섭취하고 다시 운동으로 수분을 순환시켜 땀으로 배출하는 거예요. 이와 같은 선순환이 이루어지면 다리 부종과 코골이를 예방할 수 있습니다.

이론 해설

수면무호흡증후군이나 코골이가 있다면 자는 동안 저산소 상태가 계속되기 때문에 아침부터 피로한 경우가 많습니다. 이 때문에 운동 자체를 부담스러워하기도 하지만 운동이 가장 효과적인 방법입니다.

종아리의 장딴지근과 비복근을 효율적으로 사용하기 위해 뒤꿈치 들어 올리기 운동에 무릎 운동을 추가해봅시다. 선 상태에서 양 무릎을 구부리고 무릎이 늘어나는 타이밍에 뒤꿈치를 드는 동작을 반복하세요. 무릎 운동을 반복하는 만큼 다리의 수분이 빠져나가기 쉬워지면서 수면 개선에 도움이 됩니다.

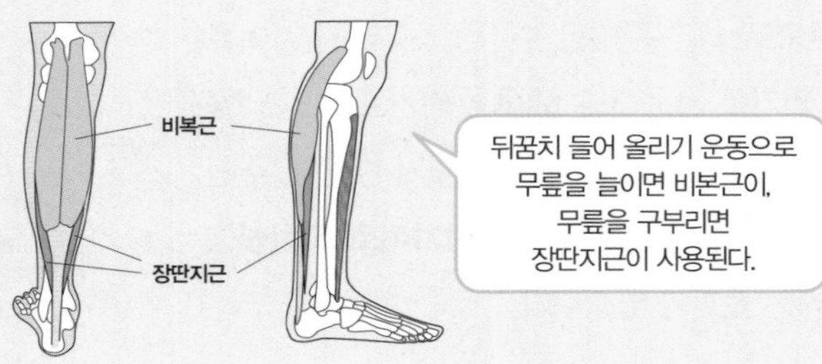

12

내장 세포와 뇌 기능의 관계

◆ 속을 편안하게 하면 수면 전 불안을 없앨 수 있다

내장에서 보내는 정보는 미주신경을 통해 전달됩니다. 우리는 자신의 배 속 상태를 알 수 없지만 장내 환경은 정신적인 면에 영향을 줍니다.
또 **우울증 환자는 그렇지 않은 사람과 비교했을 때 유산균이나 그 일종인 비피두스균이 적다고 합니다.** 낮 동안 불안을 느꼈다면 자기 전에 그 일이 떠올라 다시 불안해지기도 할 거예요. 그렇지만 속이 편안하면 자기 전 불안을 해소할 수 있습니다. 자신을 불안하게 만드는 일을 줄이기는 어려워도 불안감을 쉽게 조성하지 않도록 하기 위해 속을 편안하게 하는 데 주목해보는 것은 어떨까요?

이론 해설

한 실험으로 프로 바이오틱스(생균)를 섭취하면 불안감을 낮아져 컨디션을 개선할 수 있다는 사실이 밝혀졌습니다.
쥐에게 유산간균(길고 가는 형태를 띠는 유산균의 일종)을 먹였더니 불쾌 자극에 대한 불안이나 절망을 나타내는 행동이 감소하고, 스트레스에 의해 증가한 혈장 내 코르티코스테(부신피질 호르몬)론 농도가 낮아졌습니다. 또 이 생균은 뇌 여러 영역의 신경을 억제해 움직임을 만들어내는 수용체를 더 많이 생성합니다. 동물 실험을 통한 뇌 변화를 알아본 결과 우울증이나 신경 질환의 완화와 관계가 있다고 추정되었죠.
사람을 대상으로 한 실험도 이루어졌습니다. 여러 프로 바이오틱스를 넣은 요구르트를 먹었을 때 뇌의 활동이 어떻게 변하는지 연구했습니다. 이 실험에서는 참가자를 세 그룹으로 나누었습니다. 많은 양의 프로 바이오틱스가 포함된 요구르트를 먹은 그룹, 일반적인 요구르트를 먹은 그룹, 요구르트를 먹지 않은 그룹으로 나누었을 때, 실험 전후 4주 동안 참가자들의 뇌의 활동을 조사했습니다.
그 결과 **프로 바이오틱스를 섭취한 그룹은 다른 그룹과 비교했을 때 불안감을 불러오는 자극에 대해 뇌의 불안 관련 영역의 활동이 줄었습니다.** 즉 불안을 야기하는 일이 생겨도 불안감을 느끼지 않게 된 것이죠.

13 습관을 통해 수면을 개선한다

◆ 쉽게 잠들지 못하는 이유를 생각해보자

침대에서 동영상을 봐야 겨우 잠들 수 있는 사람에게 갑자기 습관을 바꾸라고 한다면 무리겠죠. 그럴 때는 생체리듬을 강화하는 일부터 시작해봅시다. 자기 전에 심한 졸음이 온다면 무리해서 참지 않아도 금방 푹 잘 수 있게 될 테니까 말이에요. **누군가 "잠들기 위해 침대에 누워 영상을 보거나 음악을 들어도 괜찮을까요?"라고 묻는다면 "하지 않는 게 좋겠죠"라고 대답할 겁니다.**
TIPS 26에서 소개했듯 뇌는 빠르게 수면 상태에 돌입하기 위해 외부 자극을 차단해요. 수면 중 외부 자극은 뇌의 주의를 끌어 수면의 질을 떨어뜨립니다. 주변이 시끄러워 잠이 오지 않는다면 동영상이나 음악으로 주위 소음을 차단하는 것도 도움이 될 거예요. 하지만 자기 전 충분히 졸음이 온다면 아무것도 하지 않고 자는 것이 제일 좋습니다.

◆ 자신에게 맞는 한 가지 습관 들이기

수면을 개선하기 위해 새로운 습관을 들일 때는 한 번에 한 가지 습관만 들이는 것이 좋습니다. 뇌는 전날 행동을 패턴으로 인식해 에너지를 절약합니다. 이처럼 에너지를 아끼기 위해 만드는 것이 바로 습관입니다. 새로운 습관을 들일 때는 쉬운 일부터 시작하는 것을 추천해요. 많은 사람이 가장 어려운 것을 먼저 개선하려고 합니다. 하지만 어려운 일부터 도전할수록 습관을 들이기 힘들어져요. 쉬운 습관부터 들이면 생체리듬이 갖춰지면서 수면 습관 또한 자연스럽게 개선될 겁니다.

14

강한 졸음을 만든다

◆ 소리를 이용해 자기 전에 생체리듬부터 개선한다

소리에 민감한 사람은 자는 동안에도 소리를 계속 의식하는 경향이 있습니다. 자기 전에는 수면을 방해하는 것에 주의를 기울이기 쉽고 이를 위한 물건이나 해결 방법을 찾아보게 됩니다.

방음, 백색소음 등 자기 전 소리를 이용하는 방법은 다양합니다. 하지만 **근본적인 대책은 강한 졸음을 만드는 것**이에요. 뇌가 졸음을 느끼면 뇌파에 알파파가 늘어 청각이 민감해집니다. 이때 더욱 강한 졸음이 오도록 만든다면 소리를 이용한 수면 방법이 필요 없어지죠.

생체리듬에는 개인 차가 있습니다. 예를 들면 방이 어둡고 조용해도 소리가 신경 쓰여 잠들지 못한다면 심부 체온 리듬을 조절해보세요. 저녁에 근력 운동을 하고 자기 전 심부 체온이 급격하게 떨어지면 하품이 나오거나 선잠을 자는 경우가 생깁니다.

이론 해설

누군가의 코골이나 아이들의 잠꼬대에 잠이 깬다면 렘수면에 따른 위기 관리 시스템이 작동합니다. 렘수면 상태에서는 외부에서 들려오는 소리에 바로 반응해 각성합니다. 렘수면은 한 번의 수면 중 25% 정도를 차지하고 점차 얕아지는 수면 사이클의 마지막에 드러납니다. 수면 전반보다는 후반에 집중되는 경우가 많은데, 자는 동안 소리에 깨는 경우 수면 전반에 렘수면 시간대가 길어지는 것을 알 수 있습니다. 그래서 수면 후반까지 렘수면 상태를 유지하려면 깊이 잠들어야 합니다. **깊은 잠을 자면 약 90분인 수면 사이클이 길어지고, 전반의 렘수면 비율이 줄어듭니다. 그러면 소음에 반응하는 정도도 낮아지고 깬다고 하더라도 이른 아침까지는 잘 수 있게 됩니다.**

15
계절에 따라 수면 시간이 달라진다

◆ 여름에는 짧아지고, 겨울에는 길어진다

멜라토닌 리듬에 따르면 뇌가 빛을 감지하고 평균 16시간 후에 잠을 자게 됩니다. 그런데 이는 계절에 따라 달라집니다. 여름이 되면 이른 아침에 일어난다는 사람이 늘어납니다. 이것은 일출 시간이 빨라졌기 때문입니다. **기상 4시간 후 졸음 상태를 확인하면서 계절에 맞는 리듬을 만드는 것이 중요합니다.** 여름에는 가볍고 깊게 잘 수 있는 리듬을 만들고, 겨울에는 기상 시간을 맞춰 일찍 일어나봅시다. 12~1월은 밤이 길기 때문에 이 시기 목욕 시간이나 저녁 시간이 앞당겨졌다면 계절이 바뀌어도 계절에 맞춰서 리듬을 만드는 것이 가능합니다. 수면 시간을 줄이기는 쉽지만 늘리기는 어려워요. **만성적으로 수면 시간이 부족해지는 것을 피하기 위해서는 겨울에는 저녁 일정을 앞당겨보세요.**

◆ 앱으로 분석하지 말고 스스로 해석해보기

1일 수면 결과에 집착하지 않고 일주일간 추이를 보면서 계절에 맞는 리듬을 갖춰보세요. 앱을 사용하면 수면 점수나 수면 시간에 먼저 눈이 가서 수면에 대한 실망감만 생기기 쉬워요. 자신에게 필요한 코어 타임과 현재의 계절에 최적인 기상 시간을 파악하는 것이 중요해요. **앱으로 수면 데이터를 파악하는 경우에는 수면 데이터뿐 아니라 활동이나 심박수 등의 데이터도 함께 분석하면 좋습니다.** 리듬이나 자율신경의 상태가 좋다고 점수가 반드시 좋은 것은 아닙니다. 수면 점수를 매기는 것은 점수를 높이기 위해서가 아니라 쾌적하게 잠들고 활동 능력을 높이기 위해서예요. 이러한 목적을 벗어나지 않도록 주의해야 합니다.

16

열을 배출해야 숙면이 가능하다

◆ 수면과 발한량의 관계

수면 중에 더워서 깬 적이 있을 거예요. 수면 중 자세가 바르지 않으면 열이 잘 방출되지 않아 심부 체온이 낮아지지 않기 때문에 잠에서 깨기도 하죠. 수면 중 땀이 나는 것은 얼마나 깊은 수면을 취하고 있는가에 달려 있어요. 깊이 잘수록 발한량이 많아지고 반대로 얕은 잠에 들었을 때는 줄어듭니다. 자면서 땀으로 열을 배출하면 깊은 잠을 잘 수 있다는 것이죠.

자면서 몸을 뒤척이는 행동은 깊은 수면 전후에 나타나는 수면의 2단계입니다. 몸을 뒤척이면서 **이불 속 공기를 순환시키고 열이 빠져나가도록 하는 것이죠. 그러면 다음 사이클에서 다시 깊이 잠들 수 있습니다.** 여름에는 시원한 침구를 사용해 열을 흡수하도록 하고 겨울에는 온열 침구를 쓰기보다는 열이 빠져나가는 것을 막을 수 있는 취침 환경을 만들어보세요.

이론 해설

깊은 수면을 취했다면 중간에 깨더라도 몸이 회복할 수 있을 정도의 수면을 취할 수 있습니다. 어떻게 하면 깊은 수면을 유도할 수 있을까요? 먼저 저녁에 근력 운동을 해보세요. 심부 체온이 급격하게 떨어지면 성장호르몬이 분비됩니다. 성장호르몬은 수면을 촉진하는데, 1일 분비량 중 70%가 수면 중 분비됩니다. 심부 체온이 낮아지며 성장호르몬이 분비되면 강한 졸음이 오는 것이죠.

잠이 들고 나서 3시간 후에는 멜라토닌이 가장 많이 분비됩니다. 멜라토닌이 분비되면 수면 상태를 유지할 수 있어요. 멜라토닌 분비를 촉진하는 방법은 다양합니다. 자기 전에 햇빛 쬐기, 귀가 후 방 어둡게 하기, 어두운 곳에서 목욕하기 등 멜라토닌 분비를 촉진하는 환경을 만들어보세요.

교감신경이 진정되지 않으면 지속적으로 신진대사가 활성화됩니다. 이럴 때는 잠을 잔다고 해도 중간에 깨기 쉬워요. 렘수면 상태일 때 심박수나 호흡수가 증가하고 렘수면 상태가 아닐 때 신진대사가 저하됩니다. 자기 전 따뜻한 수건을 사용하거나 골반을 따뜻하게 하는 것이 좋습니다.

17

식사와 수면의 연관성

◆ 혈당 수치로 알 수 있는 수면의 질

혈당 수치는 뇌의 각성과 깊은 관계가 있습니다. 한 가지 사례를 들어볼게요. 비만 진단을 받은 40대 남성 A씨가 있습니다. A씨의 혈당 수치를 24시간 측정한 결과, 자는 동안에 떨어져야 하는 혈당 수치가 높게 유지되고 오히려 식사 시간에 혈당 수치가 떨어지는 것으로 나타났습니다. A씨의 하루 일과를 봤을 때 식사 시간의 간격이 꽤 길었습니다.

A씨가 하루 중 가장 머리가 맑은 시간은 취침 전이었고 자기 전 졸음은 느끼지 않았습니다. 즉 점심 식사부터 저녁 식사까지 공복 시간이 길어졌기 때문에 생체리듬이 시작되는 것은 저녁 식사 타이밍이라는 의미입니다. **그래서 공복 시간을 줄이기 위해 퇴근 전에 저녁 식사를 해보았습니다.** 퇴근한 후에는 아무것도 먹지 않거나 건강한 식사를 했습니다. 그랬더니 밤에 하품이 나오면서 쉽게 잠이 들었고, 다음 날 아침에는 피로감이 해소되었습니다.

이론 해설

음식을 섭취하면 혈액에 흡수된 포도당은 췌장에서 인슐린 분비를 촉진합니다. 간에서 포도당을 비축하기 쉽도록 인슐린은 간에서 포도당을 글리코겐으로 바꾸어 간에서 당을 새로 만들어내지 않도록 억제합니다. 혈당 수치가 낮아지면 인슐린 분비가 억제됩니다. 간에 비축한 글리코겐이 분해되고 당이 새롭게 만들어지면 혈당 수치가 서서히 높아지죠. 이처럼 혈당 수치는 항상 오르내립니다. 하지만 **공복 상태에서 당분을 과도하게 섭취하면 혈당 수치가 급격하게 변화해 인슐린 분비 구조에 무리를 줍니다.** 또 당분을 지나치게 많이 섭취하면 짜증을 자주 내거나 설탕을 먹으면 일시적으로 흥분하는 슈거하이(suger-high) 현상이 나타날 수 있어요. 혈당 수치의 급격한 변화를 막으면 비만, 당뇨 같은 병에 걸릴 확률은 낮아집니다.

18
수면 개선은 '불면'과 '과면'의 반복

◆ 낮잠을 많이 자더라도 당황하지 말자

잠을 잘 수 있는 환경이 되면 낮잠을 자고 싶어질 때가 있죠. 이런 현상은 수면을 과도하게 개선하려고 했을 때 나타납니다. 수면 습관을 개선하는 동안에는 낮잠을 오래 자더라도 밤에 쉽게 잠들 수 있어요. 하지만 낮잠을 자는 것이 습관이 되면 서서히 회복되던 수면압이 분산됩니다. 그러면 어떻게 낮잠을 자는 게 좋을까요? **가능한 한 낮잠은 30분 이내로 자는 것이 좋습니다.** 이렇게 수면 개선을 시작하면 2주 동안은 밤에 잠들기가 쉽지 않을 수 있어요. 하지만 밤이 아닌 저녁에 잠드는 것은 최대한 피해보세요.

◆ '불면'과 '과면'이 격주로 반복된다

불면은 몸의 항상성이 무너졌다는 증거이기도 합니다. 항상성을 개선하는 과정에서 수면이 극단적으로 치우치기 때문에 밤낮 가리지 않고 졸음이 옵니다. 수면 개선을 시작하고 2주간은 잠이 오지 않는 날이 있을 거예요. 하지만 이전보다 그 시간이 짧아지고 폭이 작아지면서 수면 습관이 개선될 겁니다.

졸려도 되도록 낮잠은 30분까지만
점차 개선되어간다
꾸준히 기록하다 보면 수면의 변화에도 당황하지 않게 된다

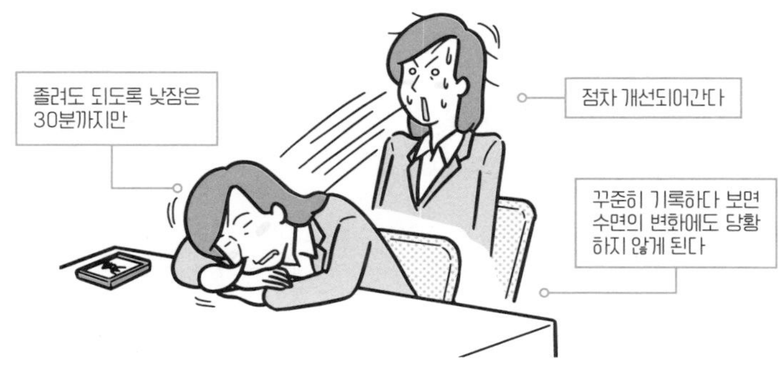

저자의 말

이 책에서 설명한 내용을 우선 본인이 직접 체험해보길 바랍니다. 수면 리듬의 주기인 2주 안에 뇌와 몸의 변화를 느낄 수 있을 거예요. 또 이 책에 다른 사람에게 전해주고 싶은 내용이 있을 수도 있습니다. 가족이나 친구에게 "이런 내용이 있었어"라고 알려주는 것만으로 당사자가 몇 년 동안 고민하던 문제를 말끔하게 해결한 예가 종종 있었습니다. 서문에도 말씀드렸듯, 우리는 수면에 대해 배우지 않았기에 문제를 해결할 방법을 몰랐던 것뿐입니다. 수면을 공부하고 나면 별문제가 아닌 경우가 많아요.

수면은 일상에서 화제로 삼기 쉬운 주제입니다. "난 5시간 자면 충분해. 너는 너무 오래 자는 거야"라거나 "항상 푹 자서 8시간 동안은 절대 안 깨" 같은 이야기를 듣고 자신의 수면 리듬과 너무 달라 충격을 받는 바람에 불면증이 생겼다는 사람도 적지 않아요. 일상에서 나누는 대화는 수면에 관한 정보를 교환하는 장이 되기도 하지만, 압박감을 느끼게 해 스트레스를 주기도 합니다.

수면이라는 현상은 실체가 없습니다. 엊그제 얼마나, 어떻게 잤는지도 기억하지 못하죠. 그 때문에 남들이 지적하거나 자신이 고민하는 문제가 다른 사람에게는 아무것도 아니라는 사실을 알게 되면 갑자기 불안해집니다. 이런 불안을 떨치기 위해 이 책에서는 수면을 기록해 객관적으로 분석하는 방법을 소개했습니다.

수면에 대해 대화하다 서로 부담을 주거나 불안을 부추기게 되는 것은 공통된 지식의 토대가 마련되지 않았기 때문이라 생각합니다. 일본에서는 2002년부터 대학 병원에 수면과가 설립되어 수면 연구가 활발히 이루어지고 있습니다. 덕분에 과학적으로 검증된 정보에 접근하기 쉬워졌습니다. 그 정보를 자신의 것으로 만들어 일상생활에서 충실하게 활용하려는 자세를 갖추도록 노력하세요. 그러면 수면과 관련된 대화를 나눠도 더는 불안감을 느끼지 않게 될 겁니다. 오히려 안전하게 업무를 수행하고 높은 성과를 내기 위한 동기부여가 될 수 있을 거예요.

2020년 코로나19 바이러스가 확산되어 사회적 생활 리듬이 깨졌습니다. 이전에는 회사나 학교 때문에 아침에 억지로라도 일어났다면, 이제는 스스로 리듬을 만들 수밖에 없습니다. 사회의 흐름 또한 다양한 라이프스타일을 인정하는 추세라 모두가 같은 시간대에 같은 일을 해야 한다는 압박에서 벗어나게 되었습니다.

생활 리듬을 자유롭게 구축할수록 적절한 리듬을 만드는 난이도는 높아지고, 이를 쉽게 해내는 사람과 그렇지 못한 사람 사이의 격차가 커집니다. 이 책에서 설명한 생체리듬은 누구나 갖추고 있는 것입니다. 하지만 그것만으로는 제대로 기능하지 못합니다. 미래는 자신의 인생을 스스로 선택해나가는 시대입니다. 우선 자신이 몇 시에 무엇을 할지 선택해야 한다는 것을 자각하고, 본인의 생체리듬을 능숙하게 활용하는 방법을 익힐 필요가 있습니다.

마지막으로 이 책을 통해 수면뿐 아니라 자신의 뇌나 몸의 구조에 관심을 가진다면 감사하겠습니다. 자기 자신을 알면 스스로와 잘 지내게 됩니다. 그러면 자신이 마음먹은 대로 삶을 살 수 있을 거라 생각합니다. 부디 수면 리듬을 돌아보는 것을 계기로 자신에게 능동적인 관심을 가졌으면 합니다. 여러분의 눈부신 활약을 진심으로 바랍니다.

2021년 2월 스가와라 요헤이

제발 잠 좀 잡시다!
수면 처방전 123
기적의 수면법

초판 발행·2022년 4월 28일

지은이·스가와라 요헤이
옮긴이·허슬기
발행인·이종원
발행처·(주) 도서출판 길벗
출판사 등록일·1990년 12월 24일
주소·서울시 마포구 월드컵로 10길 56(서교동)
대표전화·02)332-0931 | **팩스**·02)323-0586
홈페이지·www.gilbut.co.kr | **이메일**·gilbut@gilbut.co.kr

편집팀장·민보람 | **기획 및 책임편집**·방혜수(hyesu@gilbut.co.kr) | **제작**·이준호, 손일순, 이진혁
영업마케팅·한준희 | **웹마케팅**·김선영, 류호정 | **영업관리**·김명자 | **독자지원**·윤정아
디자인·김영주 | **교정교열**·이정현 | **본문 일러스트**·hiranonsa 히라논사
CTP 출력 · 인쇄·천일문화사 | **제본**·경문제책

ISBN 979-11-6521-941-3(03510)
(길벗 도서번호 020204)

정가 14,000원